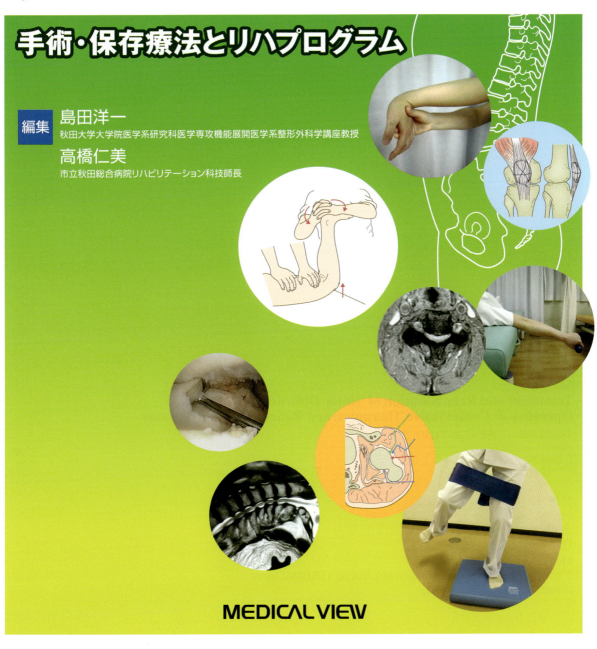

運動器疾患の治療とリハビリテーション

手術・保存療法とリハプログラム

編集
島田洋一
秋田大学大学院医学系研究科医学専攻機能展開医学系整形外科学講座教授

高橋仁美
市立秋田総合病院リハビリテーション科技師長

MEDICAL VIEW

Treatment and Rehabilitation of Motor Disorders:
Operative & Conservative Therapies, and Rehabilitation Programs
(ISBN 978-4-7583-1720-7 C3047)

Editor: Youichi Shimada
　　　　Hitomi Takahashi

2016. 10. 1　1st ed

ⓒMEDICAL VIEW, 2016
Printed and Bound in Japan

Medical View Co., Ltd.
2-30 Ichigayahonmuracho, Shinjyukuku, Tokyo, 162-0845, Japan
E-mail　ed@medicalview.co.jp

編集の序

　わが国の高齢化は，歴史に類をみない状態で進んでいる．高齢者の急激な増加，介護者の不足は，国の命運を左右する大きな社会問題である．このような中で，従来の薬物，手術による医療は限界を迎え，予防医学とリハビリテーションの重要性が強く認識されている．国は，制度上の改革だけでなく，介護者不足を補うため，介護・リハビリテーションロボットの本格的採用に舵を切っている．わが国の高齢者対策は，間もなくこの問題に否応なく突入する中国，韓国，インドなど，多くの国々のモデルになると推察される．そのため，リハビリテーション医学の重要性が明らかとなり，2018年開始予定の新専門医制度では，リハビリテーション科は内科，外科などと同等の基本領域のひとつとして運用されることになっている．

　本書は，既刊『改訂第2版　整形外科・術後理学療法プログラム』の長所を生かし，さらに近年の進歩を取り入れ，運動器リハビリテーションについて一通り網羅できるようにした．既刊が整形外科手術とそのリハビリに焦点を絞っていたのに対し，本書は保存療法の内容も含んでいるので，総合的な観点から実臨床に役立つように工夫した．なお，手術の詳細は既刊を参照していただきたい．

　既刊同様に，現場で指示を出す医師と，リハビリプログラムを遂行する理学療法士・作業療法士が共同執筆することで，臨床で求められる最新の知見をわかりやすく収載した．本書の大きな特徴は，時系列をまとめられるものについてはプログラム表とし，直感的に理解できるようにしたことである．また，手術所見や画像などはすべてカラーで掲載しているので，現実感が掴める．

　さらに，運動器リハビリで導入が進んでいるエコー検査や，摩耗の観点から見送られてきたものが積極的なスポーツ活動へと大きく変革を遂げている人工関節についても記載した．エコー検査の併用は，障害の把握，治療経過をリアルタイムに知ることができ，今や必須である．本書では，リハビリプログラムに直結したものとして扱っており，その実際を掲載したので参考にしてほしい．

　本書が，運動器疾患に携わる医師，理学療法士，作業療法士，看護師，医療系学生にとって最新の運動器疾患の治療とリハビリテーションを理解するのに役立ち，さらなる発展に寄与できれば幸いである．なお，本書の出版にあたっては，メジカルビュー社の間宮卓治氏の多大なご尽力をいただき，深甚なる謝意を表する．

2016年8月

島田洋一，高橋仁美

CONTENTS

1章 総論 …… 高橋仁美，島田洋一 2

2章 超音波検査（エコー） …… 木島泰明，柴田和幸
- 超音波診療総論 …… 12
- 超音波診療のポイント …… 20

3章 肩関節，上腕 …… 畠山雄二，熊谷真理子
- 反復性肩関節脱臼 …… 26
- 腱板断裂 …… 31
- 肩関節周囲炎（凍結肩） …… 36
- 投球障害肩 …… 41
- 鎖骨骨折 …… 46
- 上腕骨近位端骨折 …… 49
- 胸郭出口症候群 …… 54

4章 肘関節，前腕 …… 成田裕一郎，伽羅谷 恵
- 上腕骨顆部・顆上骨折 …… 60
- 肘頭骨折 …… 66
- 肘関節内外側側副靱帯損傷 …… 71
- 肘関節複合不安定症 …… 77
- テニス肘（肘関節外側上顆炎） …… 82

5章 手関節，手指 …… 千馬誠悦，佐藤 保
- 手指屈筋腱損傷 …… 88
- 橈骨遠位端骨折 …… 94
- 指骨骨折 …… 100
- 末梢神経損傷（橈骨神経麻痺，正中神経麻痺，尺骨神経麻痺） …… 106
- 舟状骨骨折 …… 110
- 手根管症候群 …… 116

6章 股関節，大腿 …… 山田 晋，渡邉基起
- 変形性股関節症 …… 124
- 人工股関節置換術 …… 132
- 骨盤骨折 …… 139
- 大腿骨頸部骨折 …… 146
- 大腿骨転子間骨折 …… 152
- 大腿骨骨幹部骨折 …… 158
- 大腿四頭筋断裂 …… 166

7章　膝関節，下腿　　　　齊藤英知，畠山和利

- 変形性膝関節症（保存療法） ………………………………………………………… 172
- 人工膝関節全置換術後（変形性関節症，関節リウマチ） …………………………… 178
- 前十字靭帯損傷（保存療法，再建術後） ……………………………………………… 183
- 半月板損傷 ……………………………………………………………………………… 192
- 膝蓋骨骨折 ……………………………………………………………………………… 201
- 大腿骨顆部骨折・顆上骨折（観血的整復固定術後） ………………………………… 205
- 脛骨プラトー骨折 ……………………………………………………………………… 209
- 脛骨骨幹部骨折（保存療法・観血的整復固定術後） ………………………………… 214

8章　足関節，足趾　　　　柏倉　剛，柴田和幸

- 足関節外側靭帯損傷 …………………………………………………………………… 220
- 扁平足 …………………………………………………………………………………… 226
- 踵骨骨折 ………………………………………………………………………………… 233
- 中足部骨折 ……………………………………………………………………………… 240
- アキレス腱断裂 ………………………………………………………………………… 246
- アキレス腱炎・周囲炎 ………………………………………………………………… 251
- 足関節捻挫 ……………………………………………………………………………… 256

9章　関節リウマチ　　　　小林　志，渡辺　典子・捧　浩明　266

10章　脊椎

- 頸椎症性疾患　（1）頸椎症　　　　　　　　　　　　　　　　　　　　　　　　 282
- 頸椎症性疾患　（2）頸肩腕症候群　　　　　　　小林　孝，山浅　勉　　　　　 293
- 脊椎骨折 ………………………………………………………………………………… 298
- 骨粗鬆症　　　　　　　　　　　　　　　　　　阿部利樹，嶋田誠司　　　　　 304
- 成人脊柱変形 …………………………………………………………………………… 309
- サルコペニア …………………………………………………………………………… 316
- 腰部脊柱管狭窄症　　　　　　　　　　　　　　鈴木哲哉，菅原智美　　　　　 321
- 腰椎椎間板ヘルニア …………………………………………………………………… 327
- 脊髄損傷 　　　　　　　　　　　　　　　　　　奥山幸一郎，金野　税　333
- 脊柱側彎症　　　　　　　　　　　　　　　　　　本郷道生，髙橋裕介　342

- 人工関節とスポーツ活動 一覧表 ……………………………………………………… 350
- 文　献 …………………………………………………………………………………… 351
- 索　引 …………………………………………………………………………………… 359

執筆者一覧

編　集

島田洋一	秋田大学大学院 医学系研究科医学専攻 機能展開医学系 整形外科学講座 教授
髙橋仁美	市立秋田総合病院 リハビリテーション科 技師長

執筆者

髙橋仁美	市立秋田総合病院 リハビリテーション科 技師長
島田洋一	秋田大学大学院 医学系研究科医学専攻 機能展開医学系 整形外科学講座 教授
木島泰明	秋田大学医学部附属病院 整形外科
柴田和幸	市立秋田総合病院 リハビリテーション科
畠山雄二	中通総合病院 整形外科 科長
熊谷真理子	中通総合病院 リハビリテーション部 作業療法室
成田裕一郎	中通総合病院 整形外科 科長
伽羅谷　恵	中通総合病院 リハビリテーション部 作業療法室
千馬誠悦	中通総合病院 整形外科 統括科長・診療部長
佐藤　保	中通総合病院 リハビリテーション部 作業療法室
山田　晋	秋田大学医学部附属病院 整形外科 講師
渡邉基起	秋田大学医学部附属病院 リハビリテーション部
齊藤英知	秋田大学医学部附属病院 リハビリテーション科
畠山和利	秋田大学医学部附属病院 リハビリテーション部
柏倉　剛	市立秋田総合病院 整形外科 科長
小林　志	平鹿総合病院 整形外科 科長
渡辺典子	中通総合病院 リハビリテーション部 理学療法室
捧　浩明	中通総合病院 リハビリテーション部 理学療法室
小林　孝	秋田厚生医療センター 整形外科 診療部長
山浅　勉	秋田厚生医療センター リハビリテーション科 副技師長
阿部利樹	秋田厚生医療センター 整形外科 診療部長
嶋田誠司	北秋田市民病院 リハビリテーション科
鈴木哲哉	秋田赤十字病院 第二整形外科 部長
菅原智美	秋田厚生医療センター リハビリテーション科
奥山幸一郎	秋田労災病院 整形外科 部長
金野　税	秋田労災病院 中央リハビリテーション部
本郷道生	秋田大学医学部附属病院 整形外科 講師
髙橋裕介	秋田大学医学部附属病院 リハビリテーション部

1章　総論

1 総論

運動器疾患のリハビリテーション

　身体活動を担う筋・骨格・神経系を総称して運動器という。運動器は，筋肉，腱，靱帯，骨，軟骨，関節，神経（運動・感覚），脈管系などの身体運動に関わるいろいろな組織・器官の機能的連合である。運動器疾患とは，これらの骨，関節，靱帯などの骨格系器官や神経・筋に関する疾患や外傷による疾患で，一般的には整形外科で対象となる。

　運動器疾患に対するリハビリテーション（リハ）では，機能障害に対しての治療的なアプローチはもちろん，関連する活動制限や参加制約に対してのアプローチも必要とされる。特に高齢者や障害者が活動性を高め，自立した日常生活活動（activities of daily living；ADL）を送るためには，生活期のリハが必要となる。これの基本的な考え方となっているのは，2001年に世界保健機関（World Health Organization；WHO）が策定した国際生活機能分類（International Classification of Functioning, Disability and Health；ICF）の生活機能モデルである[1]（図1）。ICFの生活機能モデルからは，機能障害は活動制限や参加制約に繋がるだけでなく，参加制約が活動制限から機能障害に結びつくという，双方向の関係を読み取ることができる。よって，運動器リハビリテーションにおいては「心身機能・構造」の改善のみをめざすのではなく，「活動」と「参加」を含めた包括的な「生活機能」全体の向上を目的にバランスよく働きかける必要がある。

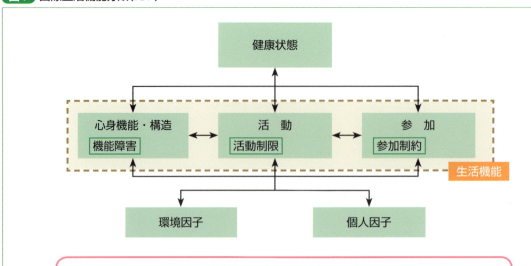

図1　国際生活機能分類（ICF）

文献1）より引用

健康長寿と運動器疾患

「健康寿命」とは，健康上の問題でADLが制限されることなく生活できる期間のことである。2010年の統計によると，平均寿命が男性79.55歳，女性86.30歳に対して，健康寿命は男性70.42歳，女性73.62歳であった。平均寿命と健康寿命との差は，男性で9.13歳，女性で12.68歳となるが，つまり，この差がADLに制限があり介護を受けたり，寝たきりで暮らしたりしている期間を意味することになる[2]（図2）。

介護保険における要支援，要介護の主な原因をみると，要支援者では関節疾患が19.4％，骨折・転倒が12.7％，これらを合わせると32.1％であった。要介護者では関節疾患7.4％，骨折・転倒9.3％，合わせて16.7％であった。要支援者と要介護者の総数では，関節疾患が10.9％，骨折・転倒が10.2％であり，これらを合わせると21.1％となり，運動器疾患は大きな割合を占めている[3]（図3）。厚生労働省では，「健康寿命を延ばしましょう」をスローガンに啓発活動を行っているが，健康寿命には運動器疾患の有無が大きな影響を与えていることがわかる。

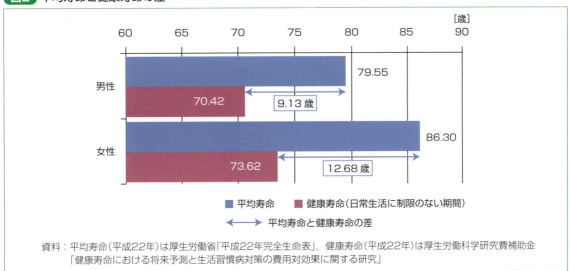

図2 平均寿命と健康寿命の差

資料：平均寿命（平成22年）は厚生労働省「平成22年完全生命表」，健康寿命（平成22年）は厚生労働科学研究費補助金「健康寿命における将来予測と生活習慣病対策の費用対効果に関する研究」

文献2）より引用

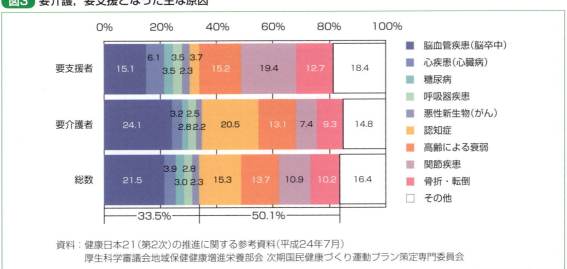

図3 要介護，要支援となった主な原因

資料：健康日本21（第2次）の推進に関する参考資料（平成24年7月）
厚生科学審議会地域保健健康増進栄養部会 次期国民健康づくり運動プラン策定専門委員会

文献3）より引用

運動器疾患のリハビリテーションの重要性

運動器疾患は，変形性関節症，脊椎変性疾患，関節リウマチ，スポーツ外傷・障害，脊髄損傷など，非常に多岐にわたる疾患である。年齢層も小児から高齢者まで広範囲に及び，リハのゴールは個人によって大きく異なることになる。たとえば，スポーツ年齢層では受傷前のスポーツレベルへの復帰が，高齢者ではADLへの復帰がゴールになることが多く，運動器疾患に対してリハを担当する医師や療法士は，患者一人ひとりの背景に応じた個別的アプローチが必要となる。特に高齢者では，運動能力の低下は直接にADLに影響を及ぼす[4]（図4）。よって，それぞれの運動器疾患に対するリハは，機能障害はもちろん，それに引き続いて起こる活動制限や参加制約の改善と予防に大きな役割を果たしている。

厚生労働省の「運動器の機能向上マニュアル」に示された，これからの取り組みがめざす基本的な考え方を以下に簡単に述べる[5]。

■「長寿」から「元気で長生き」へ

単に長寿をめざすだけでなく，元気で長生き，いわゆる健康寿命を伸ばすことを目標とする必要がある。

■元気で長生きのために生活機能低下を予防する

健康寿命を伸ばすためには，自立した生活を妨げる要因に着目した生活機能の低下を予防していかなくてはならない。

■個別の評価に基づく包括的な介入をめざす

高齢期の運動機能の特徴は個人差の増大にある。したがって，集団の運動であったとしても，内容・頻度などに個別の要素を多く取り入れる必要がある。

■地域での高齢者の生活を支える

運動器の機能向上においては，身体機能の向上にとどまらず，高齢者の住みなれた地域での生活を支えるという観点が必要である。

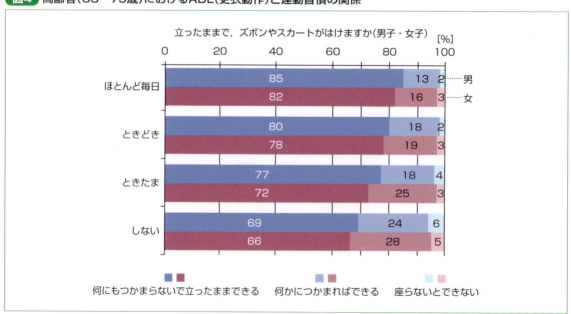

図4 高齢者（65～79歳）におけるADL（更衣動作）と運動習慣の関係

注）1. ほとんど毎日：週3～4日以上，ときどき：週1～2日程度，ときたま：月1～3日程度
　　2. 数値は整数で表記しているため，必ずしも合計100%にはならない。
週3～4日以上の運動を実施している高齢者は，そうでない高齢者に比べ，ADLの能力が高い。

文献4)より引用

筋力低下と筋力強化

　筋力は「起き上がりや立ち上がりなどの起居動作，歩行や階段昇降などの移動動作」などの基本動作に深く関係している。自立したADLを送るためには，筋力の維持・向上が必要であり，筋力トレーニングは運動器疾患に対するリハとして重要な役割をもつ。筋力は，ADLを中心に身体活動で使わない筋ほど低下するが，身体不活動による筋線維の萎縮などの影響は，上肢よりも下肢に現れやすい。また加齢に伴う筋力低下も上肢の筋よりも下肢の筋に起こりやすい。よって，高齢者では，活動量低下による廃用性筋萎縮と加齢による筋力低下とが混在し，症状は上肢よりも下肢に現れやすいことになる。

　筋は組織生化学的染色による分類からtypeⅠとtypeⅡに大きく分類され，筋の機能には，瞬発力（strength），持久力（endurance），および巧緻性（skill）がある。typeⅠは筋線維の直径が小さく，色調からは赤筋，収縮速度からは遅筋といわれ，typeⅡは直径が大きく，色調からは白筋，収縮速度からは速筋といわれる。typeⅠは姿勢保持筋など持続的な収縮が必要なときに働き，疲労しにくく，typeⅡは瞬発的に大きな力を発揮するときに働くという収縮特性をもっている（表1）。不活動に伴う筋の萎縮はtypeⅠに，加齢に伴う筋の萎縮はtypeⅡに現れる。

表1　筋線維の特徴

筋線維の種類	type-Ⅰ 赤筋・遅筋線維	type-Ⅱa 白筋（ピンク）・速筋線維	type-Ⅱb 白筋・速筋線維
筋線維の直径	小さい	中間	大きい
収縮速度	遅い	速い	非常に速い
収縮タイプ	持久型	パワー型	瞬発型
疲労耐性	優れる	中間	劣る
酸化系酵素活性	高い	高い	低い
解糖系酵素活性	低い	高い	高い

　100％の最大筋力で1回のみ行える運動を1RM（repetition maximum）という。ちなみに10RMとは10回の運動を反復することが可能な負荷で，11回は反復できない負荷となる。表2に1987年にFleck Kraemerにより発表された負荷強度とRMの関係に基づいて作成されたトレーニング効果を示す[6]。生理学的な根拠は現在のところ不十分であるが，目安として十分活用できると考える。一般的には，協調性の改善には1RMの40〜50％，持久力には50〜60％，筋力には60〜65％以上の強度が効果的とされ，筋力トレーニングをする際には，10〜15RMを3回/週程度を行うのが適当と考える。なお，運動と運動の間は48時間以上空けるようにすることが推奨されている[7]。ただし，高齢者ではさまざまな合併症を有していることが多いので，負荷量を強くするよりも，なるべく低い負荷で運動を行うほうが安全である。大腿四頭筋，殿筋群，

表2　筋トレの負荷強度・RM・トレーニング効果

負荷強度（％1 RM）	RM	主たる効果
100	1	筋力
95	2	筋力
93	3	筋力
90	4	筋力
87	5	
85	6	
83	7	
80	8	筋肥大
77	9	筋肥大
75	10〜12	筋肥大
70	12〜15	筋肥大
67	15〜18	
65	18〜20	
60	20〜25	
50	25〜	筋持久力

ハムストリングスなどの下肢の主要な筋群に対して，負荷を軽くして，回数を増やすことが現実的な対応となることが多い．

筋力強化の際の注意点としては，強い負荷での息こらえをしてのトレーニングは，バルサルバ効果にて血圧が上昇するのでリスク面での問題があることである．また，負荷が強すぎると，鍛えたい筋肉以外が働き，代償運動が生じたり，痛みが出現したりするので注意が必要である．なお，トレーニング中は，鍛える筋を意識して，ゆっくり息を吐きながら行うのがよい．筋を意識することにより，安全に行え，より筋力が増強される効果が期待できるとされている．

筋の収縮様式と運動方法

筋の収縮様式による分類とその特徴を表3に示す．臨床で活用されるトレーニングには，静的収縮である等尺性収縮運動と動的収縮である等張性収縮運動や等速性収縮運動がある．等尺性収縮運動による筋力増強の効果は高く，毎日運動してもよい[8]．また，等尺性運動は関節の動きを伴わないため，ギプス固定中のケースや疼痛などのため動きを制限したほうがよい場合などに有効である．しかし，筋力の増強効果は運動を行った肢位に限られ，また等尺性筋収縮によって筋への血流量は減少し，末梢抵抗が増加し，血圧の上昇をきたすため，心疾患のある患者には注意しなければならない．

等張性収縮運動には短縮性収縮と伸張性収縮がある．伸張性収縮は短縮性収縮に比べ，筋肉に対する負荷が大きくなるが，疼痛や筋損傷が起きやすいので注意が必要である．等速性運動は一定の角速度で全可動域を通じて行うトレーニングで，特殊な機器が必要となるが，全可動域において最大の筋力を発揮させることが可能となる．

運動方法には，フリーウエイトを用いたトレーニングや特殊な機器を用いる方法がある．フリーウエイトとは，重錘バンドや鉄アレイ（ダンベル）など各種重錘の総称である．等速性収縮運動は，等速性機器（トルクマシーン）を用いて，収縮すべき筋肉を限定して抵抗を与える方法である．それぞれの運動方法の特徴を表4に示した．

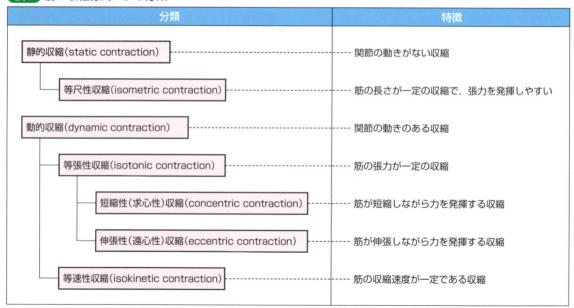

表3 筋の収縮様式による分類

分類	特徴
静的収縮（static contraction）	関節の動きがない収縮
等尺性収縮（isometric contraction）	筋の長さが一定の収縮で，張力を発揮しやすい
動的収縮（dynamic contraction）	関節の動きのある収縮
等張性収縮（isotonic contraction）	筋の張力が一定の収縮
短縮性（求心性）収縮（concentric contraction）	筋が短縮しながら力を発揮する収縮
伸張性（遠心性）収縮（eccentric contraction）	筋が伸張しながら力を発揮する収縮
等速性収縮（isokinetic contraction）	筋の収縮速度が一定である収縮

表4 フリーウェイトとマシーンの特徴

	長所	短所
フリーウェイト	・多種目のトレーニングが可能 ・多くの筋肉を鍛えることが可能 ・動きの変化をつけやすい ・自宅など狭いスペースで可能	・器具を落とす危険性がある ・転倒の危険性がある ・重量負荷の切り替えが面倒 ・フォームの習得が難しい
マシーン	・器具を落とす事故がない ・転倒の危険性が少ない ・重量負荷の切り替えが簡単 ・正しいフォームで行える	・トレーニングの種目が少ない ・鍛える筋肉が限定される ・動作に変化をつけられない ・特殊なマシーンがないとできない

運動処方の適応範囲とトレーニングの原則

実際の運動処方においては，運動の効用と障害の両面性から考える必要がある．身体活動量，運動強度や頻度が高いと運動障害を起こす危険性があるが，逆に低いと効用は低くなるため，運動処方の適応範囲としては，中等度が望ましいとされる[9]（図5）．以下に運動の際のトレーニングの原則について述べる．

図5 運動処方の適応範囲

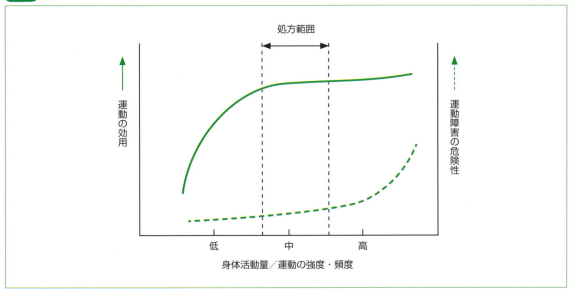

文献9）より引用

◨過負荷の原則(オーバーロードの原則)

　筋力を増強させるには，普段行っている運動強度よりも強い負荷をかける必要がある。トレーニングで筋力が増強したら，これまで行っていた負荷より強度を上げないとさらなる筋力増強は期待できない。筋力増強には規則的な繰り返しの過負荷が重要であり，この過負荷の原則は，持久力トレーニングにもいえることで，一定時間以上の運動を継続していくことが必要となる。

◨特異性の原則

　耐久性や最大筋力などの目的を明確にして適切なトレーニングで行う。上肢のトレーニングをすれば上肢が鍛えられるが，下肢の筋力は増強しない。等尺性収縮運動を行って筋力が増強しても，短縮性や伸張性の等張性収縮ではその効果が発揮されない。トレーニングの効果は，運動方法，使用する筋，収縮様式などに依存する。したがって，目的とする動作やそれに関与する筋を明確にして，特異的にトレーニングすることが重要となる。

◨反復性(継続性，可逆性)の原則

　トレーニングは長期にわたって習慣的に行う。トレーニングによって得られた効果はトレーニングを継続している間は維持されるが，中断すると徐々に消失していく。ただし，トレーニングした期間が長ければ得られた効果が元に戻るまでは緩徐で，トレーニング期間が短ければ効果の消失は速くなる。

◨漸進性の原則

　トレーニングの強度や量は段階的に増加させ，また難易度もアップさせる。急激な負荷量や運動量の増加は，ケガや障害を起こす原因となる。また技術的なレベルを急激に上げることで意欲低下にも繋がることがある。

◨個別性の原則

　年齢・性別・運動歴などを考慮し，個人差に応じたトレーニングを行う。人間の運動能力は，人それぞれに違いがある。年齢や性差はもちろん，各個人の運動目的，運動能力レベル，技術的レベルなどによって運動メニューを考える必要がある。

◨全面性の原則

　トレーニング部位や種目に偏りがないようバランスをとる。体力はさまざまな要素で構成されているので，できる限りすべての要素を取り入れるべきである。この全面性の原則がベースとなり，先に述べた個別性の原則が上乗せされる。

◨自覚性(意識性)の原則

　トレーニングの目的を理解し，使用する筋肉を意識する。トレーニング目的をよく理解し，何が改善するのかを意識することが，十分な効果に繋がる。

保存療法とリハビリテーション

運動器疾患の慢性疾患においては，リハを含めた保存療法にて経過を観察することが多い．また，手術が適応となったケースでは，術前，術後のリハが体系的に実施されるが，ここでは，変形性膝関節症を例に保存療法とリハについて述べる．

患者教育と生活指導では，講義や討議形式での運動教室の開催や運動を含んだ自己管理プログラムの指導が行われる．患者の個別性を考慮してパンフレットの内容（疾患の説明，筋力トレーニングの方法，日常生活の注意点）の説明や日記を記載してもらうことも有用である．また，膝関節にかかる負担を減らすため，杖の使用の指導や，食事や栄養指導も重要である．減量による体重コントロールは，膝痛軽減に効果的である．

運動療法では，大腿四頭筋の筋力増強運動が中心に行われる．等張性もしくは等速性収縮運動で膝の疼痛の増悪が予想される場合は，等尺性収縮運動を指導する．また，拮抗筋であるハムストリングス，股関節や足関節周囲筋の筋力増強も同時に行うと効果的である．これらのトレーニングは一般的には開放運動連鎖（open kinetic chain；OKC）による運動で行われるが，軽症の症例では，ハーフスクワットによる閉鎖運動連鎖（closed kinetic chain；CKC）による運動も有効である．OKCとCKCのそれぞれの特徴を捉えて運動処方するとよい（表5）．セラピストによる関節可動域運動やストレッチングも行われるが，大腿四頭筋やハムストリングスのセルフストレッチングも指導しておくとよい．この他，バランス練習や歩行練習も実施される．

物理療法では，超音波療法，TENS（transcutaneous electrical nerve stimulation）療法，レーザー療法，干渉波治療，ホットパック，水治療法などが行われる．装具療法では，膝サポーターや膝装具，外側ウェッジ足底板などが処方される．

表5 開放運動連鎖と閉鎖運動連鎖の比較

	開放運動連鎖（open kinetic chain；OKC）	閉鎖運動連鎖（closed kinetic chain；CKC）
運動方法	四肢遠位端が固定されず，自由に動く運動	地面に足底を接触させるなど，四肢の遠位端を固定して行う運動
運動の例	レッグエクステンション，ダンベルカール	スクワット，プッシュアップ
特徴	ADL上では，下肢ではほとんどみられないが，上肢動作ではみられる	ADL上では，下肢では実際の動作と近いが，上肢動作ではあまりみられない
	四肢の遠位端が動く	四肢の遠位端が固定される
	単独の関節が動く	多関節が動くことが多い
	抵抗は動く関節の遠位にかかる	抵抗は他の部位に同時にかかる
	目的とする筋が収縮する	多数の筋群が収縮する
	免荷肢位で行われる	一般的に荷重肢位で行われる
	神経の賦活や多関節の複合的な動きは学習できない	関節の受容器を刺激し，筋肉だけでなく関連する神経の賦活も促す

リハビリテーション評価

リハ評価では，問診が必要となる。氏名・性別・年齢・生年月日・診断名・職業などの一般的情報，主訴・ニーズ・現病歴・既往歴・家族歴・血液検査などの検査所見，生活歴・家族構成などの環境的情報，などについては，既にカルテに記載されていることが多い。しかし，これらの情報だけでは，リハにおける問題点を把握するには限界があるため問診が行われる。

理学的所見では，視診，触診，疼痛の評価，身長・体重・肢長・周径などの形態計測，関節可動域（range of motion；ROM），徒手筋力検査（manual muscle testing；MMT）などによる筋力評価，姿勢・動作分析，Barthel index（BI）やFunctional Independence Measure（FIM）などのADL評価，MOS 36-Item Short-Form Health Survey（SF-36®）などの健康関連QOL（Health Related Quality of Life；HRQoL）などが行われる。表6に変形性膝関節症を例としてリハ特有の評価のポイントを挙げた。

画像検査については，単純X線検査，コンピュータ断層撮影（computed tomography；CT），磁気共鳴画像検査（magnetic resonance imaging；MRI）などが有用であるが，2000年以降の超音波診断装置のフルデジタル化によって，現在の超音波画像の鮮明度は飛躍的に進歩した。超音波検査（運動器エコー）は，多くの運動器疾患や軟部組織病変に対しての臨床応用が可能となった。セラピストにとっては，非侵襲的にリアルタイムで動態を画像で確認できることは，可動域の改善を中心として運動器疾患の機能障害に対して，非常に有力なツールとなる。

（髙橋仁美，島田洋一）

表6 リハ特有の評価のポイント（変形性膝関節症を例に）

	評価項目	よくみられる症状など
視診	発赤や腫脹の有無やその程度，変形の程度（Q角やFTA）など	ほとんどが内反変形で，進行に伴い股関節や脛骨が外旋位となる
触診	膝蓋跳動（関節水腫），圧痛，筋緊張の有無とその程度，徒手検査（内外反ストレステスト，前方・後方引き出しテスト）など	高度な変形では大腿筋膜張筋などの外側支持組織の緊張が高まっている
疼痛	痛みの部位・性質・程度，ADLへの支障，VAS（Visual Analogue Scale）など	初期は動作開始時の痛みを，病期が進むと動作中の痛みを訴える
形態計測	身長，体重，棘果長・転子果長（脚長差），大腿・下腿周径（筋萎縮や腫脹）	膝伸展制限や内反変形による脚長差，大腿四頭筋内側広筋の萎縮が認められる
関節可動域	膝関節の屈曲伸展の他，股関節・足関節も測定	膝の制限の他，進行に伴い股関節の内旋制限，足関節の背屈制限がみられる
筋力	大腿四頭筋のMMTやハンドヘルドダイナモメータなどによる測定の他，股関節・足関節に関連する筋も測定	膝最終伸展域で働く内側広筋が低下，進行すると中殿筋の低下も認められる
姿勢・動作	臥位・座位・立位での姿勢，立ち上がり・歩行・階段昇降などの動作	歩行時の立脚初期より急速に膝が外側へ動揺するlateral thrustが特徴で，進行するとトレンデレンブルグ徴候・デュシェンヌ徴候がみられるようになる
ADL	BIやFIMによる評価のほか，手段的ADLの活動遂行能力も評価	単にできる，できない，している，していない，だけでなくどうすれば問題解決するか等の詳細な状態把握が必要である
HRQoL	包括的尺度のSF-36®，疾患特異的尺度の日本版膝関節症機能評価尺度（Japanese Knee Osteoarthritis Measure；JKOM）など	包括的尺度よりも，疾患特異的尺度のほうが疾患特有の症状を把握できる

2章　超音波検査(エコー)

超音波診療総論

超音波診療のポイント

1 超音波検査（エコー）
超音波診療総論

エコーの利点と運動器リハビリテーションへの活かし方

　運動器リハビリテーションにおいて，医師，理学療法士，作業療法士など，リハビリテーションスタッフは，まず患者の現在の状態を把握し，それに応じたリハビリテーションを行い，その効果判定のために再び患者の状態を捉えようとしているはずである．

　そのようなフィードバックを1カ月，1週間などという長いスパンで行うだけでなく，1回20分のリハビリテーションのなかで，あるいは一瞬一瞬の状態を捉えては，すぐにそれに対応して，力の入れ具合や動かす方向を変えるなど，瞬間ごとのフィードバックを五感を使って行っていく．

　特に運動器リハビリテーションにおいては，外からは見えない筋肉，筋膜や脂肪組織，靱帯や腱，神経や血管，骨や軟骨，さらには整形外科術後の患者などでは手術で設置された内固定材料や人工関節などの金属の状態を，見るだけでなく聞いて触って評価しながら，その患者に最もよいと思われるリハビリテーションをリアルタイムに施行している．そして，五感だけでは捉えきれない患者の状態把握に優れているのが超音波検査（エコー）である．

　当然，X線写真やCT，MRIといったエコー以外の画像診断装置や，血液検査などの臨床検査法も患者の状態把握に有用なため，運動器リハビリテーションを受ける患者にも多く用いられているが，それらと比較したときのエコーの利点がいくつか挙げられる．

　ひとつは侵襲が少ないことである．痛みは通常伴わず，放射線被ばくもなく，時間も場所も選ばないため，リハビリテーションルームで短時間で施行可能である．次に，他の画像診断装置と比較すると多方向からの観察が可能である．そして1画面で描出できる範囲は狭いものの，プローブを動かせばどこまでも観察できるうえ，解像度はMRIを超えている点も挙げられる．

　しかし，何といってもエコーの最大の強みは，患者を動かしながらリアルタイムに観察できる点であろう．これが，運動器リハビリテーションの現場において，エコーが患者の状態把握のための補助的診断ツールとして適している最大の理由であると考える．

　本稿では，運動器リハビリテーションを行うにあたり，状態を把握したい運動器構成体のエコーでの見え方について総論的に解説する．高価な機材でなく，ローエンドの機種でもこれだけ見える！ということが伝われば幸いである（本稿ではSIEMENS社製ACUSON P300を使用）．この正常像を理解したうえで，各論で述べられる解剖に基づいた疾患とリハビリテーションの知識があれば，どの部位，どの疾患のリハビリテーションにもエコーによる状態把握を活かすことができるであろう．

筋

　筋は，筋細胞(筋線維)の束である筋束を筋周膜が包んでいる。筋束自体はエコーでは黒く見え，筋周膜は白い線に見える(図1)。正常の筋では，ほぼ規則的に筋束が配列されているので，筋周膜の白い線も規則的に並んで見えるが，その配列が乱れて見えれば，筋挫傷や肉離れ，あるいは筋断裂や手術に伴う筋損傷や損傷部位の血腫などが考えられる。

　また，筋をエコーで観察しながら近傍の関節を動かすことで，筋の動きが見える。すなわち，その関節を他動的に，あるいは自動的に動かしたときに，どの筋がどの方向に動くのかを直接的に捉えることができるということである。他動運動と自動運動の筋に対する影響の違いもリアルタイムに捉えることができる。

　さらには，術後などで等尺性運動が主体のリハビリテーションを行うような場合にも，エコーで当該筋を観察しながら行うと，関節運動が起こらなくてもエコー像上，筋収縮は捉えられ，筋の厚さの変化などをみることで，どの筋にどの程度の力が入っているのかを定量的に評価することも可能である(図2)。

　ハイエンド超音波診断装置のエラストグラフィー機能を用いると，筋の固さも評価でき，それが痛みなどとも関連することも報告されている[1]。

図1　正常の筋のエコー像

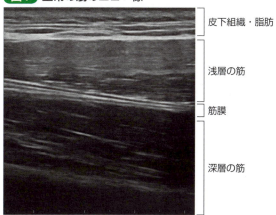

皮下組織・脂肪
浅層の筋
筋膜
深層の筋

図2　筋収縮による筋厚の増大

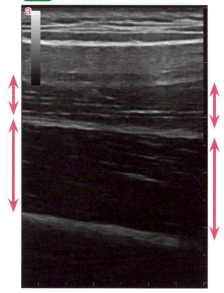
a．弛緩時

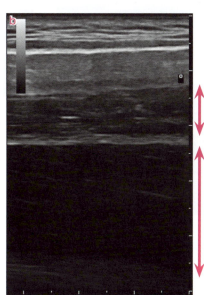
b．収縮時

浅層の筋が収縮して厚さが増している

深層の筋はより強く収縮しているため，厚さの増大も大きい

腱

　腱はコラーゲン線維が同一方向に規則正しく並んでいるため，腱の走行に沿ってプローブを当てると，複数の線状高エコー像が層状配列している画像（fibrillar pattern）が見える（図3）。痛みの部位に一致した腱の局所の肥大（横径の拡大），fibrillar patternを示す線維束間の開大，腱内の低エコー像（黒く見える部分の存在）などがあれば，腱炎の所見と考えられる。ドップラーモードで健側より明らかに血流の増大があれば，炎症を表している可能性が高い[2]。

　腱炎と同時に腱鞘炎も存在することが多い。腱鞘はエコー上では，腱の周囲に非常に薄い低エコー領域（黒くて薄い組織）として見える（図4）。健側と比較して，腱や腱鞘が肥厚していれば腱炎・腱鞘炎を疑う。

　筋を骨に結び付けている組織が腱であるので，筋と同様に腱をエコーで観察しながら近傍の関節を動かすことで腱の動きが見える。fibrillar patternが完全に途絶しており，途絶部の一方を他動的，あるいは自動的に動かしても他方が動かず，途絶部に明らかな低エコー領域（血腫）があれば腱の断裂と診断できる。

　運動器リハビリテーションでは，たとえば可動域制限があった場合，実際にエコー下に腱を動かしてみることで，どの部位にどのような原因があるかを推定でき，それに対応できるであろう。また，腱断裂受傷後や術後のリハビリでは，腱断端同士の接触具合を確認しながら安心して可動域運動などを行うことができる。

図3 正常腱のエコー像

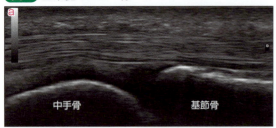

a．指屈筋腱

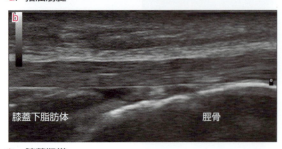

b．膝蓋靱帯

図4 正常の腱鞘のエコー像

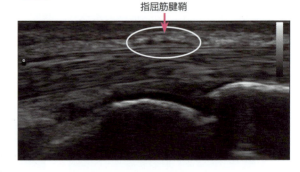

靱帯

　靱帯も腱と同様，コラーゲン線維が同一方向に規則正しく並んでいるため，靱帯の走行に沿ってプローブを当てると，複数の線状高エコー像が層状配列している画像(fibrillar pattern)が見える(図5)。
　靱帯は通常，骨と骨を結んでいるので，靱帯が付着する骨の部分を靱帯の両側で描出すれば，自ずとその間にfibrillar patternを示す靱帯が描出される。一方の付着部である骨性隆起をまず描出し，そこを支点にプローブを扇状に回転させていくと，靱帯の走行とプローブが一致したときに靱帯のfibrillar patternが見える。図5では上腕骨内側上顆や腓骨外果を支点にしながら靱帯を探した。靱帯の断端が見え，同部に血腫があれば明らかに靱帯断裂である。fibrillar patternが見えず，靱帯が腫大して低エコーに(黒く)見えても，靱帯損傷の所見と考えられる[3]。
　靱帯損傷で問題になるのは，靱帯が切れたことで起こる不安定性(異常可動性)である。靱帯がはっきり見えず，靱帯が「張る」方向へのストレスをかけたときに異常可動性があれば(健側と比較するとわかりやすい)，靱帯断裂や機能不全をみることができる。
　運動器リハビリテーションでは，どちらの方向への異常可動性(不安定性)があるかがわかれば，それを抑えるためにどの筋肉のエクササイズが必要か，あるいはどういう装具やテーピングが有効かを考える際に非常に役立つ。

図5　正常靱帯のエコー像

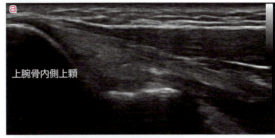

a．肘内側側副靱帯(前斜走線維)

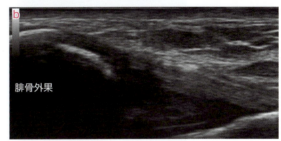

b．足関節前距腓靱帯

神経や血管

運動器エコーでよく観察されるのは，末梢の神経や血管である．神経も血管も索状構造であり，血液は超音波をほとんど反射しないので血管の内腔は黒一色に見えるが（図6a），神経は神経線維束が黒，神経周膜や神経上膜が白に見える（筋束自体がエコーで黒く見え，筋周膜が白い線に見える筋と同様）．ただし，筋よりは密度が高いため，短軸像（輪切り）で見るとブドウの房状などと表現される見え方になる（図6b）．長軸像では細いまっすぐな線状組織に見える（図6c）．

血管内の血流はカラードップラー法でその方向もわかり，血管が見えなくても血流があればパワードップラー法で血流の有無を確認できる（図7）．血管を観察する場合に注意が必要な点は，プロー

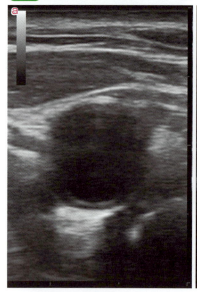

図6 正常な神経や血管のエコー像

a．頸動脈断面（短軸像）　　b．正中神経断面（短軸像）（→）

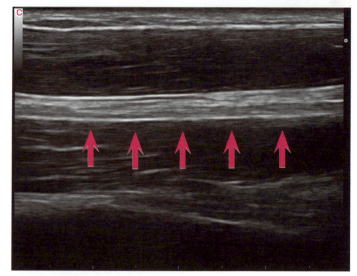

c．正中神経長軸像（→）

ブによる静脈の圧迫である。動脈は壁が厚く，多少の圧迫ではつぶれないが，静脈は圧迫するとすぐに見えなくなってしまうため，静脈を描出したい場合にはプローブを当てる力を緩めるのがコツである。

整形外科診療においては，神経障害が疑われる症状や所見があれば，外傷の部位や手根管，肘部管など神経が絞扼されやすい部位のエコー検査を行う。外傷性神経損傷では神経そのものが高エコーに（白く）観察される。絞扼性神経障害ではガングリオンや骨棘などによる圧迫や，絞扼部より近位の神経の腫大（偽神経腫）がないかなどを確認する。

運動器リハビリテーションでも，神経や血管の走行を知ることで，それらに影響を与えないリハビリテーション手技や装具療法を行ったり，肢位に伴う神経・血管障害の予防に役立つ。

さらに，エコーで神経が見えるとエコーガイド下に神経ブロックを行うことができ，痛みを抑えて可動域運動をすることもできる[4]。また，血流増生の有無をみることで炎症の程度を推察できるだけでなく，骨端線など成長軟骨周囲の血流を評価することで，成長期スポーツ選手などの成長発達段階やGrowth spurt時期を予測でき，成長期のスポーツ障害予防に役立てることも可能である[5]。

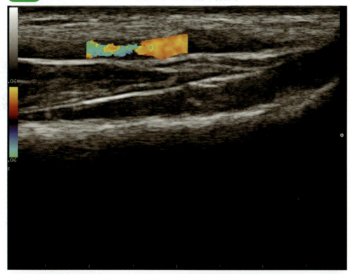

図7 カラードップラー法による血流の描出

橈骨動脈（長軸像）のカラードップラー像。プローブに近づく血流は赤色，プローブから遠ざかる血流は青色で表示される。通常は画像全体のカラードップラー像は表示できないため，ROI（region of interest；関心領域）を設定し，その範囲の血流を視覚化する

骨

　骨は超音波をほとんど通さないため，超音波では骨の内部の観察はできない。しかし，骨の表面に当たった超音波のほとんどは反射してプローブまで戻ってくるため，骨の表面の輪郭は非常に明瞭な線状高エコー像，すなわち白いラインとしてはっきり観察できる（図8）。

　したがって整形外科外来など診断を求められる場面では，X線写真でも確認しづらいような骨折，またリウマチや腫瘍などによる骨破壊などが，エコー像上の骨表面の輪郭の途切れによって明らかとなる。

　運動器リハビリテーションでは，先に述べた筋や，筋と骨を結ぶ腱，骨と骨を結ぶ靱帯の観察のほうが利用される頻度は高い。腱や靱帯を超音波で描出するためには，まずそれらが付着している（はずの）骨の特定の部位を描出し，そこに付着しているfibrillar patternを示す構造が観察したい腱や靱帯である，と判断する。したがって，腱や靱帯が付着する骨の特定部位を描出できたにもかかわらず，そこに付着しているはずのfibrillar patternを示す構造がなければ，そこにあるはずの腱や靱帯の断裂などによる欠損，と診断することもできる。

　前述したように，運動器リハビリテーションを行うにあたっては，筋，腱，靱帯の動的な情報は非常に有用であり，その情報がエコーによって非常に簡便かつリアルタイムに得られる。筋，腱，靱帯がどの骨のどこに付着するのかという正しい知識は，エコー像が正確に描出できるだけでなく，そこにストレスをかける，あるいはストレスをかけないリハビリを行うために役立つ。また，一度エコーで同部の動きを確認しておくだけで，超音波を再度当てなくても視診や触診だけで，関心組織へのリハビリの影響を実感できるようになるであろう。

図8　正常な骨や軟骨のエコー像

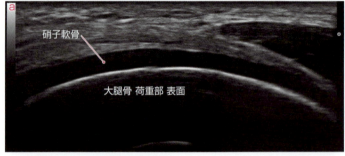

a．膝関節における大腿骨内顆荷重面

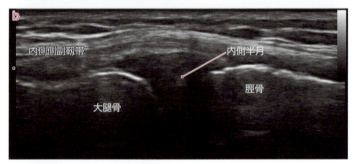

b．膝関節における内側関節裂隙

軟骨

　関節軟骨（硝子軟骨）は均質な構造体であり，超音波をほとんど反射しないため低エコー（黒色）に見える（図8a）。膝の半月のような線維軟骨は均質な構造体ではないため高エコー（白色）に見える（図8b）。どちらの軟骨もプローブの方向を調節し，その輪郭がはっきり見える方向から観察する。
　関節軟骨を観察することで，変形性関節症などによる硝子軟骨の摩耗の程度も把握できる。また，膝半月に代表される線維軟骨組織の損傷や変位を，エコー像で確認することもできる。
　たとえば，内側半月の変位の程度が変形性膝関節症の痛みと関連していることがわかっているが[6]，リハビリテーションや装具によって姿勢や膝の荷重アライメントが変わることで，荷重時の内側半月変位量が軽減し痛みの軽減に繋がる可能性もある。それをめざした運動器リハビリテーションの実施を考える際には，エコー像による荷重時の内側半月変位量評価なども非常に有用である。

金属

　整形外科術後の患者の場合，体内に金属が存在するケースがある。金属も骨と同じで超音波をほとんど通さず，金属の表面に当たった超音波のほとんどは反射してプローブまで戻ってくるため，金属表面の輪郭は非常に明瞭な線状高エコー像，すなわち白いラインとしてはっきり観察できる。
　術後の患者で金属突出部に痛みがある場合，痛みを訴える部位をエコーで観察して痛みの原因が明らかになれば，その対策を立てることで痛みの少ないリハビリテーションを施行できる可能性が広がる。
　骨折の手術の場合，骨折が治れば，骨折部を止めていた金属を抜去できる可能性もある。

筋膜

　それぞれの筋の走行は少しずつ異なり，接している筋であっても通常は，その境界の筋膜の部分で筋の滑走が起こる。しかし癒着のような滑走不全が起こると痛みを伴うことが近年報告されており，同部に生理食塩水を注射し剥離することで痛みが取れる現象がある。この注射の効果が永続的に続くことはまれだが，リハビリテーション手技で同部の筋の滑走を回復できれば，痛みに対するリハビリテーション効果も大きいということが明らかとなりつつある。
　上記の現象を利用したリハビリテーションをめざす際にもエコーが有用になる可能性があり，今後，運動器リハビリテーションの場面でのエコーの有用性はますます広がっていくと考えられる。

（木島泰明）

2 超音波検査（エコー）
超音波診療のポイント

運動器リハビリテーションへの臨床応用

　超音波診断（エコー）装置は機器の発達とともに小型化が進み，手軽に持ち運び，その場で迅速に使用することができるようになった。理学療法士や作業療法士などがエコーを用いて運動器リハビリテーションに応用するために見るべきポイントは，筋をはじめとする軟部組織が中心になる。ここでは臨床でリハビリテーションスタッフが使用するエコーのポイントについて述べる。

■フィードバック

　まず一つは前項で述べられているフィードバックとして使用することである。エコーによって実際にリアルタイムで筋や腱の動きを患者に見せることでその筋の使い方，力の入れ方などを捉えることができ，リハビリテーションの場面では運動指導に有用である。
　たとえば変形性膝関節症などに対して大腿四頭筋の等尺性収縮運動を指導する際や，腓骨神経麻痺による下垂足の患者に対して前脛骨筋の収縮を促したりする際に有用である。患者にフィードバックする方法としては，他にも筋電図を使用した場合でも同様に行うことができるが，筋電図では表層の筋に対してのみ適応となるため，深層の筋の動きを確認するのにはエコーが非常に優れている（図1）。

■動きの評価

　医学的知識をほとんどもたない患者に対して説明できることは，どこが動くか動かないか程度であると実際の臨床の場面では思うことがあるが，医学的知識をもつ医療職であればどこが「どのように」動くか動かないか，というところまで捉える必要があり，この「どのように」動くかどうかを評価できるかどうかで臨床の場面で治療に生かせるかどうかが決まると思われる。
　例を挙げると，膝関節近位の膝蓋上包の動きがある。一般的に膝蓋上包は膝屈曲位では単膜構造となっており，膝伸展位になるにつれて二重膜構造になる（図2）。これを実際にエコーで見てみると図3のようになり変形性膝関節症と比較すると，変形性膝関節症では膝蓋上包内部に低エコーが確認でき，関節水腫の存在が疑われる。この水腫が増大すると，膝蓋上包の動きが阻害され，関節可動域や筋出力にまで影響を及ぼす。動きとしては

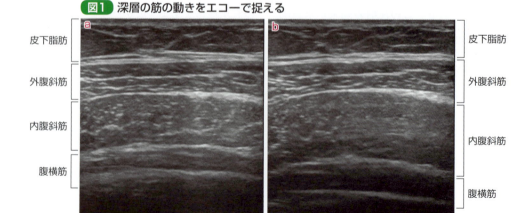

図1　深層の筋の動きをエコーで捉える
a. 弛緩時　　b. 収縮時
深層にある内腹斜筋や腹横筋が収縮しているのがエコーではわかる

図2 膝蓋上包の膜構造変化

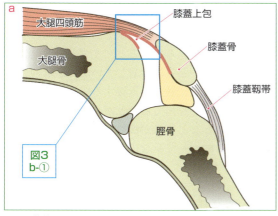

a. 屈曲位
膝蓋上包は膝屈曲位では単膜，伸展位では二重膜構造となる

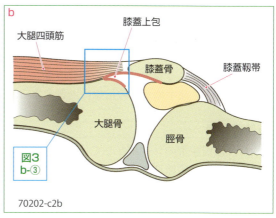

b. 伸展位

図3 膝蓋上包の動き

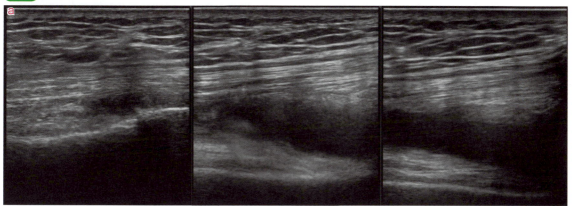

a. 変形性膝関節症

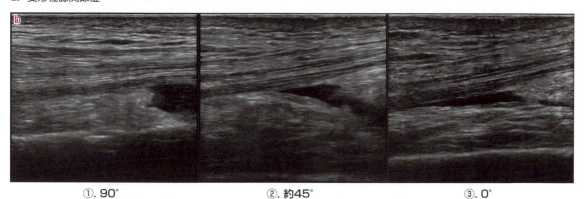

①. 90°　　　　②. 約45°　　　　③. 0°

b. 健常膝，左が膝屈曲90°から右が最終伸展時
変形性膝関節症では関節水腫が確認できる

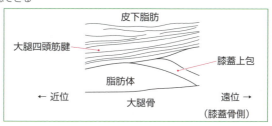

健常膝と比べると膝蓋上包の動きは低下しているように見え，またその深部に存在する大腿骨前脂肪体の動きも低下しており，これらの動きが低下することで関節拘縮に繋がるとも考えられる。膝蓋上包の癒着が生じている場合，これらの動きがエコーでは見られず，徒手療法での治療は困難となる。

■原因探索

次に，原因探索のツールとしてエコーが使用できる。たとえば関節可動域制限があり，その原因を探索しようとすると，視診，触診，患者の訴えなどからその原因を評価していくが，そこにさらにエコーによる周辺組織の画像診断を行うことで，より確実な評価が可能となる。確実な評価をすることは適切な治療やピンポイントの治療へと繋がるため，リハビリテーションの質をより高めることができる。

同様に疼痛の原因探索にも使用でき，たとえば下腿骨折の患者で，長期のギプス固定を外した後に下腿三頭筋の腓腹筋の筋腱移行部に圧痛を認めた症例がおり，エコーで見てみるとヒラメ筋内部に低エコーを認めた（図4）。ギプス固定で覆われていた箇所であり，どの時期でこのような低エコーが生じたのかは不明だが，これが疼痛の原因となっていたことがわかった。おそらく血腫であると思われるが，もう少し早期に発見することが可能であれば，圧迫や冷却といった治療も適応となっていたと考えられた。

■プローブの操作

エコーを扱ううえで重要になってくることは，解剖の知識と正確な触診技術である。標的となる筋，腱や靱帯を見るとなると，まずどの部位に存在するものか，どこに付着しているのか解剖の知識とともに実際に触れ，近接する組織との鑑別を行い，プローブを当てることが必要となる。さらにその標的となる組織が浅層か深層か，実際に動かしながら観察してみなければわかりづらい部分もある。

また，プローブを当てる技術も同様に獲得する必要がある。同じ組織を観察する際，プローブの傾きによって組織の見え方が異なる場合がある（図5）。プローブの大きさから，一度に画面に収まる範囲が決まっており，組織の全体像を捉えることが困難な場合もある。同様に同じ組織でもプローブを当てる箇所によって見え方が異なるので，その組織のどこを観察するのかによってもプローブの当て方は異なる（図6）。実際にエコーを使う際には正確な解剖の知識と触診技術とプローブを扱う技術が要求される。

●

これらの例はほんの一部であり，エコーは他にもさまざまな臨床応用として使えるツールである。解剖の知識と触診術があれば誰でも簡単に使用できるのがエコーの魅力である。

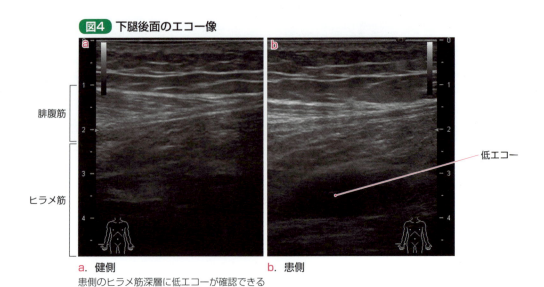

図4　下腿後面のエコー像

a. 健側
b. 患側

患側のヒラメ筋深層に低エコーが確認できる

図5 プローブの当て方

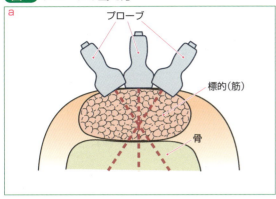

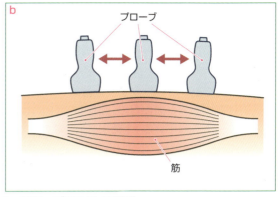

a. プローブの傾き
超音波は直線的に進むため，プローブの傾きによって見えてくる画像は異なる

b. プローブのスライド移動
プローブで見える範囲は決まっているため，標的をすべて捉えるためにはプローブを動かして見る必要がある

超音波検査（エコー）超音波診療のポイント

図6 内側半月板の（部位別の）見え方の違い

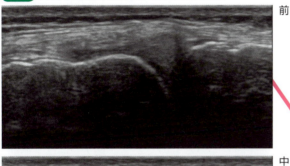

前

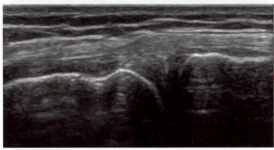

中

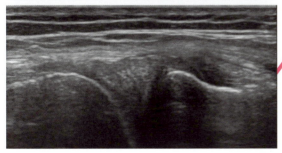

後

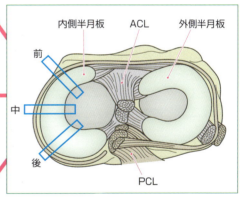

同じ内側半月板だが，プローブを当てる場所によって見え方も違って見えるため，どこを見るのか解剖学的な知識が必要となる

臨床研究のツールとしての超音波診断装置

近年，リハビリテーション領域において超音波診断装置を用いた研究報告や論文が散見されている。エコーの特徴として前述したように組織の「動き」が評価できるため，今まで定量的に評価することが困難であった筋などの「動き」の評価のツールとして使用されている。「動き」は，筋でいえば弛緩時と収縮時の厚さの変化から，移動した距離などさまざまである。

他にも筋の形態の評価方法として前述したエラストグラフィーや横断面積（cross sectional area）やエコー輝度（echo intensity）などといった方法で評価することもある。

スポーツ検診での利用

前述したように，エコー装置はCTやMRIとは異なり，持ち運びが可能なため，病院などの専門施設だけではなく，電源さえあれば屋外でも使用が可能である。また，プローブを標的に当てるだけで迅速に診断が可能なため，スポーツ検診などで使用されることがある。

筆者らは地域の野球のスポーツ少年団のチームを集めて，スローモーションビデオを用いたピッチングフォームの指導やストレッチングの指導，そしてエコーを用いて離断性骨軟骨損傷を始めとするリトルリーグの野球肘障害に対しての検診を行っている。

エラストグラフィー

超音波診断機器の進化に伴い，組織の弾性評価が可能となった。超音波エラストグラフィーは主に腫瘍診断の領域で用いられているが，近年は筋をはじめとする軟部組織の弾性評価として，多くの研究がなされている。

エラストグラフィーはプローブで組織を圧迫・弛緩することにより組織の歪みの変化を求め，その歪みを他の組織などと比較することで組織弾性を評価しているものである。図7では皮下脂肪，膝蓋腱，膝蓋下脂肪体で弾性が異なっていることがわかる。こういった組織弾性を定量化して評価できるのがエラストグラフィーの強みである。

（柴田和幸）

図7 エラストグラフィー

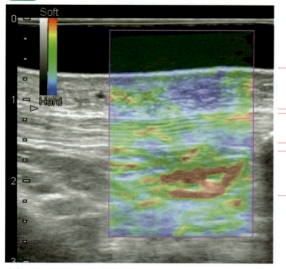

赤色や青色で組織弾性の違いを示している

3章　肩関節，上腕

反復性肩関節脱臼

腱板断裂

肩関節周囲炎（凍結肩）

投球障害肩

鎖骨骨折

上腕骨近位端骨折

胸郭出口症候群

1 肩関節，上腕
反復性肩関節脱臼

リハビリテーションに必要な解剖・疾患の知識

■解剖および原因

　肩関節は人体の関節のなかで"最も脱臼しやすい関節"であり[1]，直達および介達外力による"外傷性脱臼"と，靱帯弛緩（関節が緩い）による"非外傷性脱臼（先天性）"とに大別される。前方脱臼が98％と圧倒的に多く，後方脱臼（2％），上方脱臼，下方（垂直）脱臼はきわめてまれである[2]。

　肩関節の前方安定化機構（すなわち前方への脱臼を防ぐための働き）として，下関節上腕靱帯（inferior glenohumeral ligament；IGHL）のanterior bandが，後方安定化機構（後方への脱臼を防ぐための働き）としてposterior bandが知られている[3〜5]。前方脱臼は外転外旋位で緊張するanterior bandが破綻することにより引き起こされる。後方脱臼は屈曲内旋位で緊張するposterior bandが破綻することにより生じる。

　IGHLの破綻は多くの場合，肩甲骨関節窩側で起こり，"Bankart損傷"とよばれる（図1）。また，損傷が靱帯の実質で起こる関節包断裂，上腕骨側で起こるHAGL（humeral avulsion of glenohumeral ligaments）損傷，両端で起こるfloating IGHLなどさまざまな損傷形態が報告されている。

　初回脱臼に限ってみると，Bankart損傷が94％から97％と非常に多い[6〜8]。肩関節脱臼の最大の問題点は，初回脱臼後に再発を繰り返す反復性肩関節脱臼に移行しやすいということである。初回脱臼の年齢が若いほど再脱臼率が高く，若年者での再脱臼率は66％〜94％である[9〜11]。

■検査

単純X線像：肩関節正面（前後方向）像と肩甲骨-Y像。特に後方脱臼の見逃しなどを防ぐためには肩甲骨-Y撮影は必ず必要である（図2・3）。
MRIおよびMR関節造影：腱板断裂の有無や，Bankart損傷の評価を行う（図4・5）。
CT：肩甲骨関節窩の骨欠損の有無，骨性Bankart損傷やHill-Sachs損傷（脱臼時に肩甲骨関節窩を乗り越える際に生じる上腕骨骨頭後外側部の骨欠損）の有無などを評価する（図6・7）。

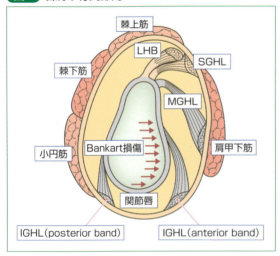

図1　右肩甲骨関節窩

図2 左肩関節前方脱臼正面像

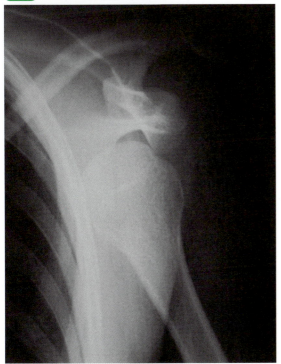

図3 肩甲骨-Y像

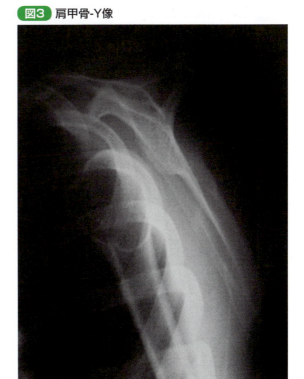

図4 左肩関節脱臼後腱板断裂

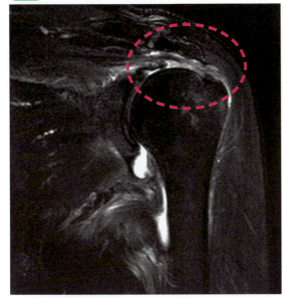

図5 右肩Bankart損傷

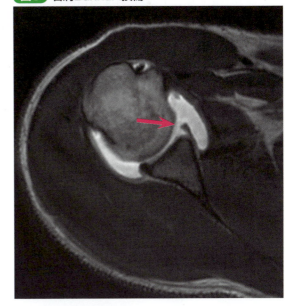

肩関節 上腕　反復性肩関節脱臼

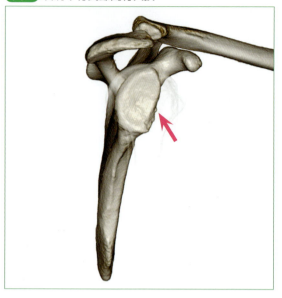

図6 右肩甲骨関節窩骨欠損

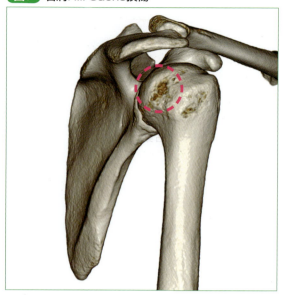

図7 右肩Hill-Sachs損傷

リハビリテーションの知識

◼治療

　反復性肩関節脱臼（前方脱臼がほとんどであるため前方不安定症とする）に対する治療は，破綻したIGHLを修復することである。すなわち，肩甲骨前下方にスーチャーアンカーを打ち込んで，Bankart損傷部を直視下または鏡視下に修復する（Bankart修復術，図8・9）。まれに肩甲骨関節窩の骨欠損が大きく，Bankart修復では十分でないと判断されれば，骨欠損部に自家骨移植をして制動効果を期待するLatarjet法[12]が行われることもある。

◼禁忌事項

　修復部が生着するまでの術後6週間は外旋運動，特にanterior bandが緊張する外転位での外旋運動は禁忌である。

（畠山雄二）

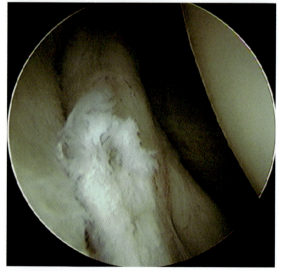

図8 右反復性肩関節脱臼症例

肩甲骨関節窩から剥離した前下方関節唇

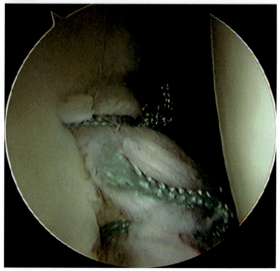

図9 Bankart修復術後

スーチャーアンカーで関節唇を修復

評価

問診・カルテ情報

受傷機転・時期・経過や神経損傷の有無，疼痛の有無・性状について確認する。受傷からの期間によっては，拘縮が生じている可能性もあるため，術前の関節可動域（ROM）制限と日常生活動作（ADL）・スポーツ活動への影響について情報収集する。また，手術記録・画像情報から，損傷程度や関節窩骨欠損の有無，術中ROMを確認する。

視診・触診

前後・側方あるいは上方から，肩甲骨のアライメント，筋緊張異常を観察する。通常肩甲骨は，胸郭上で第2～7肋骨の間に位置し，肩甲棘内縁は第3胸椎，下角は第7～8胸椎棘突起の高さで，胸椎棘突起と肩甲骨内側縁との間は5～6cmとされている[13]。また，肩甲骨は前額面に対して30°，肩甲骨と鎖骨は60°の角度をなす[13]。

体幹・骨盤帯も，肩甲骨の安定・可動性に影響するため，全身的な評価を行う。

腱板・肩甲胸郭関節機能

肩甲上腕関節の安定性は関節唇や関節包，靱帯による静的安定化機構と，腱板機能による動的安定化機構によって保たれている[14, 15]。また，腱板機能が十分に発揮されるためには，前鋸筋や僧帽筋，菱形筋等の肩甲骨周囲筋の作用により，肩甲骨が胸郭上で安定していることが重要である[14]。よって，腱板機能と肩甲胸郭関節機能について，肩甲上腕リズムを含めた肩甲骨の可動性や，自他動運動・抵抗運動等を統合して評価する必要がある。

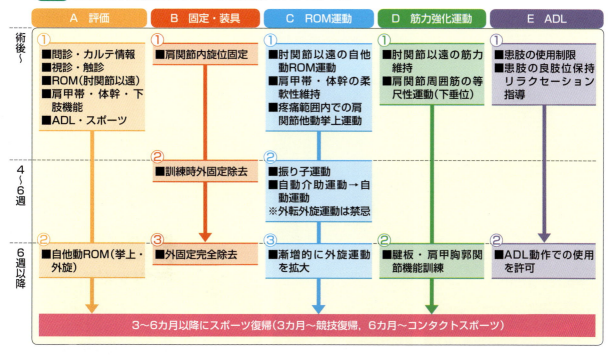

表1 反復性肩関節脱臼（Bankart修復術後）リハプログラム

リハビリテーションの進め方

術後は，修復部に緩みをきたさないように十分に注意しながら，肩関節の拘縮予防と安定性獲得を図る。

◾️術後1日〜

装具にて内旋位固定とし，良肢位を保持して修復部へのストレスを避ける（B-①）。術後の炎症症状・疼痛に対しては，アイシングやリラクセーションを行う。また，肘関節以遠や肩甲胸郭関節，体幹のROM・柔軟性等の機能維持を図る（C-①）。

2週からは，過剰な筋収縮・代償動作に注意しながら，肩関節周囲筋の等尺性運動，他動挙上運動を漸増的に実施していく（D-①）。同時に，前方関節包の緊張緩和のために，周囲筋の肩甲下筋や上腕二頭筋，大胸筋，小胸筋のリラクセーションを図る[16]。

◾️4〜6週

術後4週で外固定を除去し（B-②），振り子運動や仰臥位での自動介助・自動運動を開始し，肩甲上腕関節のROM維持・拡大，後方組織の伸張を図る（C-②）。修復靱帯の癒合が得られる6週までは，修復部に直接負荷をかけるストレッチングは行わず，挙上角度は150°，下垂位での外旋は30°までに制限する。肩甲骨面を越えての水平伸展，外転外旋位は禁忌とする。

◾️6週〜

外固定を完全に除去し，術中角度を参考にしながら，漸増的に外旋運動を拡大していく（B-③）。

8週からは，肩甲骨周囲筋の積極的な筋力訓練，チューブ等を使った腱板機能訓練（図10）を開始する。さらに，下肢・体幹を含めた全身運動の協調性を獲得し，肩関節の安定性向上を図る。徐々に荷重下での運動や，積極的な筋力訓練へと移行し，回復状況に合わせて，3〜6カ月以降にスポーツ復帰とする。

（熊谷真理子）

図10 腱板機能訓練

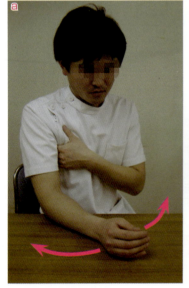
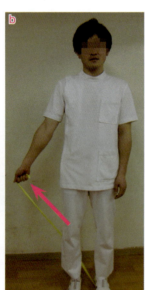
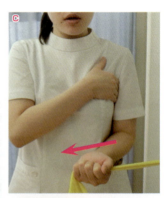
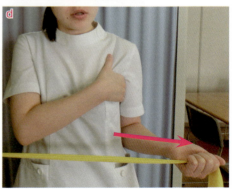

a．机上での内外旋運動
b〜d．セラバンドを使った外転・内外旋運動

アウターマッスルの過剰収縮に注意しながら，低負荷で均一に力が入るようにする

2 肩関節，上腕
腱板断裂

■ リハビリテーションに必要な解剖・疾患の知識

●解剖および原因

腱板は肩甲骨と上腕骨を繋ぐ4つの筋(肩甲下筋, 棘上筋, 棘下筋, 小円筋)から構成される集合体であり, 上腕骨頭を肩甲骨関節窩に引き付け, 求心位を保ち回旋させる働きをもつ。

腱板断裂は肩痛と挙上困難の原因疾患として最も頻度が高く[1,2], 4つの腱のなかで棘上筋腱断裂が最も多い。腱板断裂は加齢とともに増加するが[3], 40歳未満では転倒, 転落などによる外傷性断裂が変性断裂よりも多く, 40歳以上では逆に変性断裂が多い[1]。また, 自覚症状を有しない無症候性断裂もある[3]。

断裂形態には部分断裂と完全(全層)断裂があり, 図1のように分類される。

自然経過として腱板断裂は自然治癒することはなく[4], 部分断裂の80%は1.5年で大きさが拡大するとされており[5], 完全(全層)断裂も40%は大きさが拡大するとされている。また, 広範囲断裂の50%は4年で修復不能になるとされている[6]。

●検査

理学所見：視診において筋萎縮の有無を調べる。断裂が長期に及ぶと棘上筋や棘下筋の筋萎縮を認める。また, 肩関節の可動域と筋力を評価する。屈曲や外転, 外旋, 内旋筋力を健側と比較して測定する。棘上筋腱断裂では外転筋力が低下し, 棘下筋腱断裂では下垂位での外旋筋力が低下する。さらに, 小円筋腱断裂では90°外転位での外旋筋力が低下し, 肩甲下筋腱断裂では内旋筋力が低下する。

画像所見：単純X線像で肩峰骨頭間距離(AHI)が低下(7mm以下)し, 広範囲断裂に進行するとAHIはさらに低下し(6mm以下), 肩峰下が臼蓋化して上腕骨大結節が摩耗する[7](図2)。

MRIで断裂の部位, 程度, 脂肪変性の有無を評価する(図3)。断裂径とともに, 脂肪変性の程度が重要である。脂肪変性の程度については表1のように, 5型に分類されている[8]。特に棘下筋の脂肪変性が重要でstage 2(筋>脂肪)までの段階で修復したほうが, 術後成績が明らかによい。

図1 腱板断裂の形態

- 部分断裂
  - 滑液包面断裂
  - 関節面断裂
  - 腱内断裂
  - 混合型断裂
- 完全(全層)断裂
  - 小断裂(<1cm)
  - 中断裂(1～3cm)
  - 大断裂(3～5cm)
  - 広範囲断裂(>5cm)

図2 広範囲腱板断裂症例

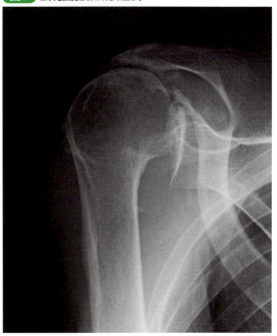

肩峰骨頭間が狭小化し, 肩峰下が臼蓋化し, 大結節が摩耗している。

表1 腱板断裂 脂肪変性の分類(Goutallier分類)

stage 0	筋内に脂肪なし
stage 1	若干の脂肪
stage 2	筋>脂肪
stage 3	筋=脂肪
stage 4	筋<脂肪

文献8)をもとに作成

図3 棘上筋腱全層断裂例

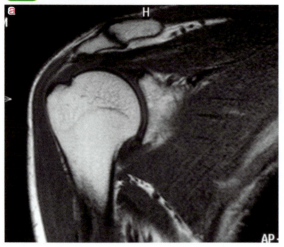

a. MRI T1
棘上筋腱には脂肪変性を認めない

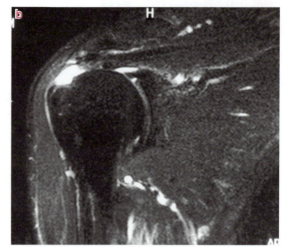

b. MRI T2
断裂部位が高信号域として描出されている

リハビリテーションの知識

治療

●保存的治療

疼痛に対して非ステロイド性抗炎症薬の内服薬，ヒアルロン酸製剤やステロイドの関節内注射が行われる。筋力低下や可動域制限を改善させるため，腱板機能訓練や可動域運動が行われる。

●手術治療

60歳以下で外傷性断裂，重労働従事者，筋萎縮（脂肪変性）が少ない症例には早期の手術が勧められる。60歳以上で変性断裂，無職，2腱以上の断裂で筋萎縮が進行した症例（脂肪変性がstage 3以上）では保存的治療を優先して，症例により手術を行う。

手術方法としては一次修復可能な症例には直視下または鏡視下腱板修復術を行う（図4）。一次修復不能な広範囲断裂の症例や著明な挙上障害（偽性麻痺肩）を呈する症例には，筋腱移行術や人工骨頭置換術，反転型人工肩関節全置換術を行う。

禁忌事項

断裂径が大きく，脂肪変性が進行しているため下垂位での腱板修復が困難で，外転位での修復を要した症例では修復腱への緊張を軽減するため，術後は外転位で保持する必要がある。早期に下垂位にすると修復部への緊張が高くなり，再断裂の危険がある。

（畠山雄二）

図4 右肩腱板断裂

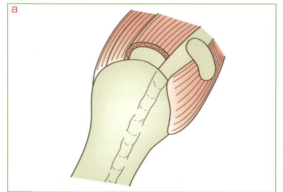

a. 術前

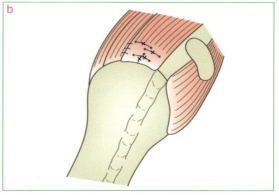

b. 術後

評価

■ 問診・カルテ情報

　術前の経過について，発生機序や痛みの有無・程度・種類，ADLへの影響を聴取する。腱板断裂では特に夜間痛，結髪・結帯動作制限が特徴的である。カルテ・手術記録からは，術前ROMや断裂の程度・部位と，術式・縫合部の緊張状態を確認する。

■ 視診・触診

　左右を比較しながら，肩甲骨の可動性やアライメント異常，損傷筋の萎縮や短縮の有無，アウターマッスルの緊張状態や伸張性についても評価する。また，肩甲骨の位置は姿勢の影響も受けるため，円背（肩甲骨は前傾・外転・下方回旋位）などの姿勢異常の有無も評価する[9]。

■ ROM

　術直後は，炎症性疼痛による制限なのか，関節構成組織の癒着や筋の短縮によるものなのか判断しにくい。術後の炎症症状と疼痛が落ち着いたら，運動許可に合わせて，ROM制限因子を特定していく。

■ 腱板・肩甲胸郭関節機能

　腱板機能の障害では，肩関節の外転運動早期に，上腕骨頭が回旋不足のまま上方偏位し，肩峰下面に接している肩甲上腕リズムの乱れが観察されることが多い[10]。自動運動時の肩甲上腕リズムの観察，あるいは各徒手筋力テストに基づいた抵抗運動から，総合的に評価する。

　また，肩甲骨は胸郭上に浮遊しているので，胸郭・体幹や骨盤帯の可動性の影響を受ける。屈曲時は体幹伸展と胸郭前面の拡張が，外転運動では挙上側の胸郭の拡張とそれに伴う対側の体幹での支持が必要である[11]。よって，胸郭・体幹の可動性・運動性も併せて評価が必要である。

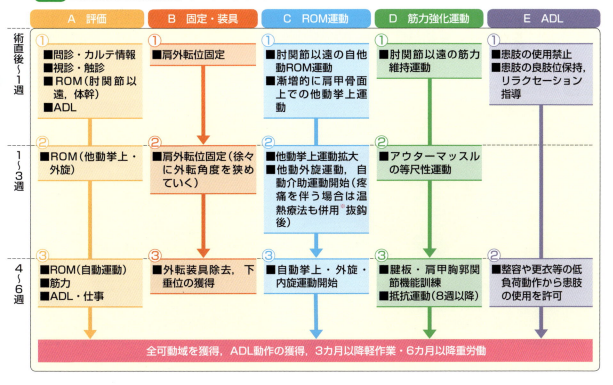

表2　回旋筋腱板断裂（術後）リハプログラム

リハビリテーションの進め方

▪術後～1週

術後に肩外転装具（図5）を装着し，下垂位をとることがないよう十分注意する（B-①）。縫合部に負荷がかかると再断裂のリスクがあること，指示があるまでは自力で肩を動かさないこと等，具体的な禁忌事項・注意点を挙げ，日常生活指導を行う。

運動療法としては，肘関節以遠の自他動運動と，段階的な他動的肩甲骨面挙上運動を開始する（C-①）。疼痛による防御的な筋収縮を起こさないよう愛護的に行い，関節内の癒着防止を図る。疼痛や固定肢位により，頸部～腰背部，上肢全体に過緊張となっていることが多いため，リラクセーションを図る。当院では，術後早期から自主訓練プログラムを提示し指導している（図6）。

▪1～3週

医師の指示に従い，徐々に他動挙上角度を拡大し，他動外旋運動も開始する（C-②）。また，疼痛や過剰収縮に注意しながら，アウターマッスルの等尺性運動を実施する（D-②）。3週目からは，棒やボールを把持しての両側動作や机上でのワイピングを行い，肩甲上腕リズムを誘導しながら，自動介助運動を進めていく。疼痛に対しては，抜鉤後，腫脹・熱感の消失を確認し，ホットパックや超音波等の物理療法を併用するとよい。

▪装具除去～

術後4～6週で外転装具を除去し，自動挙上，外旋・内旋運動を開始する（C-③）。ROM制限が残存している場合は，制限因子を特定し拡大を図る。

腱板機能・肩甲胸郭関節機能訓練も，等尺性から漸増的に実施し，肩甲骨の安定性と運動性の獲得を図る。その際，腱板機能障害により，頸部・体幹による代償運動や，大胸筋・三角筋等アウターマッスルの過剰収縮が予測される。よって，腱板機能訓練時は，対側の手で収縮を確認したり，鏡で視覚的にフィードバックしながら行う。腱板機能の回復によって，上腕骨頭は関節窩に対して求心位を維持できるようになり，アウターマッスルとの協調運動が可能となっていく。

可動域の拡大と筋力の回復状況に併せて，ADLでの患肢の使用を促し，3カ月からはデスクワーク等の軽作業，6カ月からは回復状態に応じて重労働を許可する。生活や仕事の内容，患肢の使用状況を聴取しながら，再断裂への注意を促していく。

（熊谷真理子）

図5 肩外転装具（外転枕）

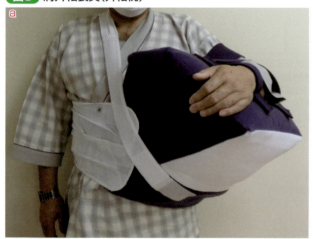
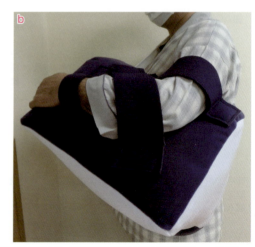

不良肢位は修復部へのストレス・疼痛の原因となるため，肩甲骨面上からずれていないか，隙間ができていないか等をチェックする

図6 自主訓練パンフレット

自主訓練をしましょう（左）

座ってやってみよう！

首のストレッチ運動

手術側の首すじを伸ばす。斜め前方に首を傾ける。

□ 回

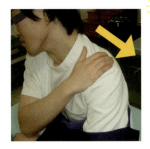

ポイント：
ゆっくりと肩に痛みが出ない範囲で行いましょう！

肘の屈伸運動

手首の固定バンドのみ外し，肘の曲げ伸ばしをする。

□ 回

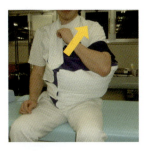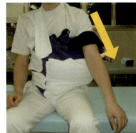

胸張り・猫背運動

胸を張る・背中を丸める動作を交互に行う。

□ 回

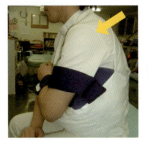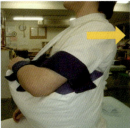

体ひねり運動

□ 回

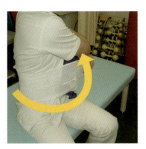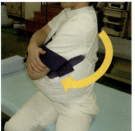

肩関節 上腕 腱板断裂

3 肩関節，上腕
肩関節周囲炎（凍結肩）

リハビリテーションに必要な解剖・疾患の知識

■病態
肩関節周囲炎は"広義の五十肩"ともいわれ，中高年にみられ明らかな原因がなく，肩の痛みと自動他動可動域制限を引き起こす疾患である。そして明らかな器質的疾患を証明できないものを示す用語である。

■病期および臨床症状
一般的には炎症期（freezing phase），拘縮期（frozen phase），回復期（thawing phase）の3つに分類される。

●炎症期（freezing phase：6週～6カ月）
疼痛を特徴とする初期の病態で安静時や動作時痛を伴い，夜間就寝時の痛みのため睡眠障害を呈することが多い。

●拘縮期（frozen phaze：4～6カ月）
疼痛が軽減し，肩関節のあらゆる方向での自動および他動可動域の制限が出現する。多くの患者はこの時期に病院を受診する。

●回復期（thawing phase：6カ月～2年）
関節可動域が徐々に改善し，日常動作での機能障害が少なくなるため愁訴も減少する。

■原因
発症原因は現時点では不明であるが，肩関節周囲炎の診断のついた28％の患者に耐糖能異常が認められ[1]，糖尿病患者では頻度が高く[2]，難治性であること[3]から，糖尿病は重要な発症因子である可能性が指摘されている。

関節可動域制限の原因は筋原性（myogenic）と関節原性（arthrogenic）に分けて考える必要がある[4]。関節包を切離することで関節可動域が改善することから，多くは関節包が責任病巣と考えられている。しかし，関節包の切離を行っても，期待した結果が得られない症例もみられることから，関節包外の原因，すなわち，筋緊張の亢進，肩甲胸郭関節，肩鎖関節の柔軟性の低下，腱板機能の障害などが複雑に関与している可能性がある。

■検査
確立された診断基準はないが，挙上が135°以下で肩甲上腕関節に限局した可動域制限があり，先行する疾患や外傷がないものとする報告もある[5]。

画像上明らかな異常を認めないことがほとんどであるが，罹病期間の長い症例では上腕骨頭や大結節に骨萎縮を認めることがある（図1）。超音波検査では肩峰下滑液包と腱板の間の可動性の低下が認められる。MRIでは烏口上腕靱帯や関節包の肥厚が認められる。

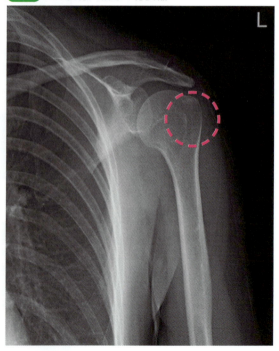

図1 左上腕骨大結節の骨萎縮

リハビリテーションの知識

■治療

●炎症期（freezing phase）

　鎮痛薬，非ステロイド性抗炎症薬，ステロイドの内服薬を投与して疼痛の軽減に主眼を置く。また，症例によっては関節内や肩峰下滑液包内にヒアルロン酸薬やステロイドの注射療法を行う。

●拘縮期（fronzen phase）と回復期（thawing phase）

　疼痛が軽減しても関節可動域制限が残存するため，理学療法を中心とした治療を行う。

物理療法：温熱療法，電気療法，超音波によるマイクロマッサージ療法などがある。

徒手療法：関節可動域制限が関節由来なのか，筋緊張や肩甲胸郭関節の機能異常由来なのか適切に診断したうえで障害部位のマッサージ，ストレッチングを行う。また，近年では超音波ガイド下に腕神経叢をブロックして，徒手的に関節受動術も行われている。

鏡視下関節包切離術（図2）：6カ月以上保存療法を行っても，他動屈曲可動域が90°以下の難治例に対しては鏡視下関節包切離術が行われることもある。関節包を全周性に腱板筋が露出されるまで完全に切離する。

■禁忌事項

　炎症期の疼痛の強い時期に，無理に可動域運動を行うべきではなく愛護的に行い，疼痛が軽減されてくるのを待つ必要がある。また，徒手的な関節受動術では，骨質が脆弱な症例では骨折に十分注意して行う必要がある。

（畠山雄二）

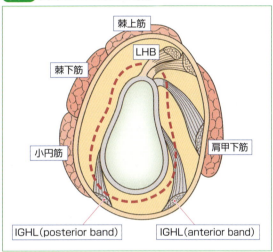

図2　関節包を全周性に切離

評価

■問診・カルテ情報

痛みの部位・種類，持続時間や日内変動，これまでの経過について聴取する．急性期では安静時痛，特に夜間〜朝方の痛みが特徴的である．上肢まで放散痛を呈する場合もあるため，疼痛部位を指差してもらい，明らかにする．疼痛あるいは拘縮により制限のある動作を再現させ，代償動作の有無を確認する．

■視診・触診

前後方向および側方・上方から，左右の肩甲骨の高さ，脊柱からの距離を比較し，アライメントの崩れがないか観察する．疼痛に対する恐怖感から，上肢を体幹へ引きつけ，固定的な肢位をとっていることが多い．よって，頸部〜上肢全体さらには胸郭〜体幹にも姿勢異常を生じていないか，全身的な評価をしていく．罹患期間が長い場合は，三角筋や棘上筋，棘下筋等の筋萎縮の有無を評価する．

■ROM

肩関節の各方向への自動・他動ROMを測定し，肩甲骨の動き，代償動作の有無を観察する．動きに制限がある場合は，痛みによるものか，関節包や靱帯等の関節構成体によるものなのか，あるいは筋腱の短縮によるのか，制限因子を明らかにしていく．関節包は，肩甲骨面上で肩甲上腕関節20°〜30°（挙上角度45°）付近，内外旋中間位で張力がほぼ均一になる[6]．これを基準肢位として，各方向への運動時の緊張度を確認し，制限の一因子として考える[6]．

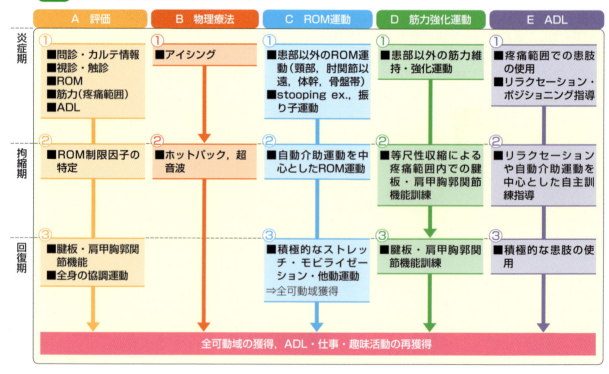

表1 肩関節周囲炎（保存療法）リハプログラム

リハビリテーションの進め方

炎症期

炎症を助長させないよう，有痛性の可動域運動は実施せず，日常でのリラクセーションや，ポジショニング方法（図3）を中心に指導する。

患部以外に拘縮が生じている場合は，早期に改善を図る。肩関節運動としては，痛みのない範囲でのstooping exerciseや振り子運動（図4），体幹の回旋や肩甲骨の内外転・挙上運動程度にとどめる[7]（C-①）。ADLでは，疼痛の範囲内で補助的に使用するよう指導する。夜間痛による不眠や日常生活での制限によりストレスを抱え，さらに疼痛を増強させている可能性もあるため，精神的リラクセーションも図りながら，疼痛管理を行う（E-①）。

拘縮期

疼痛が徐々に落ち着き，拘縮が主体となる時期である。自動介助運動を中心とした愛護的なROM運動から開始し（C-②），ROM制限因子を特定しながら，可動性の改善を図る。また，肩甲胸郭関節や骨盤帯に対してもストレッチングや運動療法を実施する。物理療法としては，ホットパックや超音波により，疼痛緩和と筋の柔軟性獲得，血流の改善を図る（B-②）。

回復期

制限因子を特定し（表2），ストレッチングやモビライゼーションにて，短縮した筋腱や関節包・靱帯等の柔軟性を獲得し，積極的な訓練を行う。ROMの改善が得られたら，腱板・肩甲胸郭関節機能訓練にて，肩甲骨の安定性と肩甲上腕リズムの再獲得を図っていく（D-③）。ADLでも積極的に使用するよう促していく。

（熊谷真理子）

図3　ポジショニング

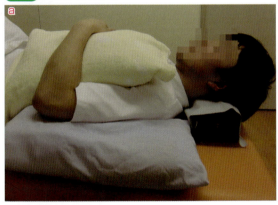

a．仰臥位
肩後面と腹部に枕やタオルを挟み，肩関節の過伸展・内旋を防ぐ

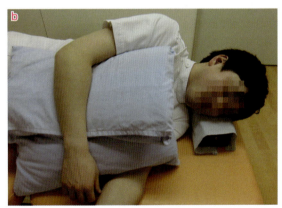

b．側臥位
腹部に枕を挟み過内転・内旋を防ぐ

図4 stooping exercise(a)と振り子運動(b)

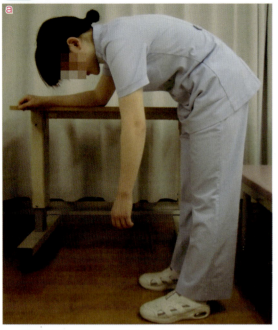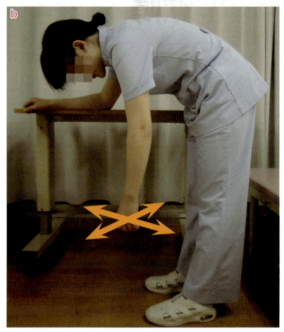

a. 健側の手で支持しながら体幹を屈曲し、患肢を脱力する

b. 上肢を自重で下垂したまま、身体を前後・左右に振る

表2 ROM制限因子と対応

疼痛による制限	他動的に上肢を運動した際に、end feel（ROM終末の抵抗感）を感じることなく、激しい疼痛の出現により運動が制限される。 ➡温熱療法やリラクセーション等を併用、疼痛緩和を図る。
関節包などの軟部組織の柔軟性低下による制限	end feelが明らかで、増強に伴い疼痛が呼応する。肢位変化に伴い可動範囲が増減する。 ➡目的とした線維部の走行に合わせた伸張訓練を実施する。
関節唇の損傷や関節内異物などによる制限	ある特定の肢位に限って、疼痛または違和感とともにロッキング様に運動を制限される。 ➡関節内の刺激を軽減させる目的で関節モビライゼーションを行う。
筋緊張による制限	筋腹の伸張時痛が主体となる。end feelを感じた時点で、制限因子として考えられる筋に圧迫を加えることによって、関節運動が観察される。 ➡筋の過緊張状態・柔軟性の低下に対してマッサージ、ストレッチング、PNFなどを施行する。

文献6，8）より引用

4 肩関節，上腕
投球障害肩

リハビリテーションに必要な解剖・疾患の知識

■解剖および原因

　投球動作は一般的にワインドアップ期，コッキング期，アクセレレーション期，フォロースルー期までの4段階に分けられるが，さらに，コッキング期は踏み出し足の着地によりアーリーコッキング期とレイトコッキング期に，フォロースルー期はボールリリース直後を減速期とよび，残りのフォロースルーと区別することで6段階に分けられる[1]。

　これらの動作は下肢の並進運動と上体の回転運動および腕の振りに大別される。下肢の並進運動はワインドアップ期からレイトコッキング期で，上体の回転運動と腕の振りはレイトコッキング期以降に行われる[2]。

　投球障害はこれらの一連の動作が，身体的要因と技術的要因により円滑に行われなくなることで生じる。特に加速期（アクセレレーション）におけ る最大外旋（maximum external rotation）からボールリリースにおいては，上腕骨の回旋平面と肘関節の伸展平面が同一平面上にあるsingle planeが理想とされているが，胸郭・肩甲骨・腕の振りがスムーズに行われなくなり，double planeになってしまうことで肩肘の局所的変化を生じる[3]。

　骨端線閉鎖前では上腕骨近位骨端線離開（リトルリーグショルダー）が重要であり，骨端線閉鎖後では関節唇損傷（SLAP病変）や腱板関節面断裂（特に棘下筋）などが問題である。

●骨端線閉鎖前

　リトルリーグショルダーは上腕骨近位端の骨折として報告[4]され，その後，慢性の骨端線障害という概念で報告された[5]。骨端線の離開の程度により，本邦では図1のように4 typeに分類されている[6]。

図1　上腕骨近位骨端線離開の分類

type 0	非投球側と差がない
type 1	骨端線外側の部分的拡大（a）
type 2	骨端線全体の拡大（b）
type 3	すべりを伴ったもの

文献6）より引用

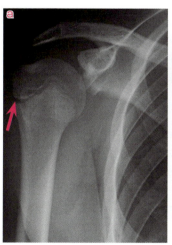
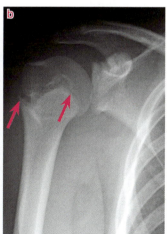

a．上腕骨近位骨端線離開（type 1）
　　12歳・男子
b．上腕骨近位骨端線離開（type 2）
　　11歳・男子

●骨端線閉鎖後

後上方の関節窩は上肢を投球肢位にすることで，腱板関節面と接触することが鏡視下に確認され，投球障害肩の病態として"インターナルインピンジメント"といわれるようになった[7]。インターナルインピンジメントはレイトコッキング期に上肢が外旋および水平外転される際に生じる現象で，投球障害肩の主病変であるSLAP病変と腱板関節面断裂の要因と考えられている[8]。

SLAP（superior labrum anterior and posterior）病変は表1の4タイプに分類されている[9]。

腱板関節面部分断裂はSLAP病変に合併して認めることが多く，後上方の棘下筋のフットプリントが障害され，表層へ進展する。断裂が進行すると外旋筋力の低下や棘下筋の筋萎縮を呈する。

■検査

理学診断として立位時の姿勢と肩甲骨の位置を確認し，肩関節の可動域，下肢・体幹・肩甲帯の柔軟性を評価する。肩甲帯後方の柔軟性をみるため，combined abduction test（CAT），horizontal flexion test（HFT）[10]とhyper external rotation test（HERT）を行い評価する。また，SLAP病変を診断するためspeed test，O'Brien test，Jobeのrelocation testを行う。

画像診断として肩関節内外旋正面と挙上位の単純X線像を両側で撮影して健側と比較する。骨形態，肩甲上腕関節のアライメントに加え上腕骨近位骨端線の患健差をしっかり確認する。SLAP病変や腱板損傷が疑われる場合はMR関節造影を行い，通常の斜位冠状断，軸位断の他に，外転外旋位での軸位断も行う。

表1 SLAP損傷の分類

type 1	関節唇の変性のみで剥離のない状態
type 2	上方関節唇が関節窩から剥離した状態
type 3	バケツ柄型の損傷で断裂した関節唇実質が転位し関節窩に嵌頓しうる状態
type 4	type 3に加え，損傷が上腕二頭筋長頭腱に及んでいる状態

文献9）より引用

リハビリテーションの知識

■治療[11]

●骨端線閉鎖前

上腕骨近位骨端線離開では投球禁止による安静と体幹・股関節・肩甲帯の柔軟性の改善が中心となる。局所の痛みと身体機能が改善されていることが確認できたら，徐々に投球を許可していく。

●骨端線閉鎖後

成人の投球障害に対しても保存療法が中心となる。体幹・股関節の機能障害や肩甲帯の柔軟性低下などが改善した後も，局所の痛みが残存する症例に対して手術が行われることもある。SLAP病変のtype 1はシェービングのみ，type 2は関節唇に不安定を認めるためスーチャーアンカーを用いて鏡視下修復術が行われる。腱板関節面断裂は剥離の程度が少なければデブリードマンのみで，剥離が高度な場合は腱板修復が行われる。

■禁忌事項

スローイングアスリートにおける肩痛の多くは，慢性発症であり明らかな原因を特定できないことも少なくない。そして，多くは保存療法によく反応することから安易に手術に踏み切るべきではない。

（畠山雄二）

評価

　投球動作とは，上肢のみならず，肩甲帯から体幹・骨盤・下肢との一連の運動連鎖によって起こるものである[12, 13]。そのため，いずれかに機能不全が起こると，結果的に，肩甲上腕関節へ過度な負担をかけることになり，インピンジメントやSLAP損傷などの病変が生じることとなる。よって，全身的な評価を行い，投球フォームとの関連を推察していくことが重要である。

■問診

　野球歴，ポジション，疼痛が出現する投球相[14]（図2）・動作，関節肢位，痛みの部位・性状を聴取する。また，オーバーユースやコンディショニング不足がないか，普段の練習内容，練習量，練習前後のストレッチング・アイシングの有無等についても確認する。

■ROM

　投球障害では，肩甲上腕関節において，第2肢位（肩90°外転位）外旋可動域の増大と，第2肢位内旋・第3肢位（肩90°屈曲位）内旋・水平屈曲・肩甲上腕関節の外転制限を認めることが多いと報告されている[15]。一般的なROM測定に加えて，肩甲骨を固定保持して，各方向への計測を行う（図3）。投球側と非投球側の比較を行い，肩甲骨周囲筋の筋緊張や後方軟部組織のタイトネスの有無，疼痛の発生状況と併せて評価する。

■肩甲胸郭関節機能

　左右肩甲骨のアライメント異常や筋力測定から，肩甲骨の安定性と運動性を評価する。投球障害肩では，肩甲骨が外転・下方回旋・前傾位をとることが多く[15]，肩甲上腕リズムの異常を引き起こしている可能性がある。広背筋，僧帽筋中部・下部線維，前鋸筋などの肩甲骨周囲筋にタイトネスや筋力低下があると，肩甲上腕関節の水平伸展や水平屈曲などの動きを過剰に使うことになり，肩甲上腕関節の障害が惹起される[15]。

　特に，レイトコッキング期から加速期にかけての，肩関節最大外旋位では，肩甲骨の上方回旋・内転が不足すると，「肘下がり（両肩峰を結んだ線より肘が下がった状態）」が生じ，肩甲上腕関節への過剰負荷を引き起こす。

■体幹・下肢機能

　円背姿勢あるいは胸椎伸展運動の制限は，肩甲骨の上方回旋・後傾不足により，肩甲上腕関節への負荷を増強させる。

図2 投球動作の各相

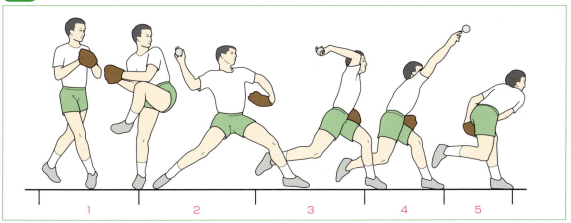

1	ワインドアップ期	構えから非投球側膝が最高位に達するまで
2	アーリーコッキング期	投球方向への重心移動が開始され，踏み込んだ足が完全に接地する(foot plant)まで
3	レイトコッキング期	foot plantから肩関節最大外旋位(top position)まで
4	アクセレレーション期	top positionから，ボールを放す瞬間まで
5	フォロースルー期	ボールリリースから，動作終了まで

文献14)より引用

また，投球方向への並進運動に伴うスムーズな重心移動と，体幹の回旋運動・安定性の獲得のためには，股関節〜足関節のアライメント・可動域や支持性も重要となる．

投球動作

実際の投球動作のなかで，問題点を抽出する動的な評価を行う．各相間の繋がりにも着目し，一連の運動連鎖を評価する．

図3 ROM測定

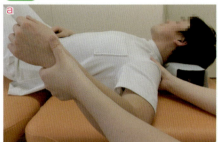
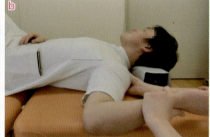
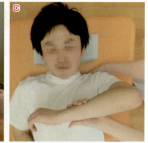
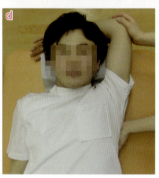
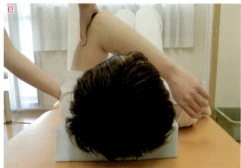

a. 肩関節第2肢位での内旋
b. 肩関節第2肢位での外旋
c. 肩関節第3肢位での内旋
d. 肩甲骨を固定し，他動的肩外転
e. 肩甲骨を固定し，他動的肩水平屈曲

リハビリテーションの進め方

安静期

投球動作を休止し，炎症を抑え，二次的な組織損傷や機能低下を抑制することが重要である．よって，不良姿勢の改善やポジショニング，アイシング等，局所の安静に対して十分な理解を得る（C-①）．ROM運動は愛護的な自他動運動もしくは振り子運動にとどめ，疼痛を助長させないよう注意する．

調整期

炎症症状と疼痛改善に併せて，ROMや筋力評価を詳細に行い，機能障害の原因を明らかにしていく．タイトネスに対しては，ストレッチングとROM運動によって改善を図る（C-②）（図4）．また，腹筋・背筋を含めたコアマッスル・股関節周囲筋の筋力強化運動，協調運動により，下肢・体幹の機能を十分に発揮できるようにする（D-②）．それによって，投球時の肩甲上腕関節への過負荷を改善させていく．

強化期

実際の投球動作に介入しながら，フォームのチェックを行っていく．シャドーピッチングから開始し，各相の運動別に重心移動や体幹回旋，上肢の使い方といった一連の動作をチェックし，再学習していく．同時に筋力強化やストレッチングなどの日常的なコンディショニング指導を行い，ボールを使った投球動作訓練へと移行していく（D-③）．

（熊谷真理子）

図4 肩後方タイトネスに対するストレッチング

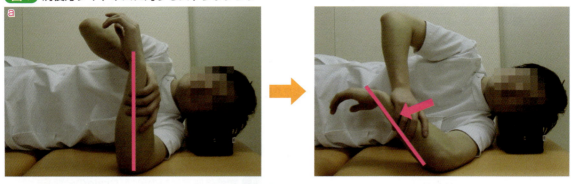
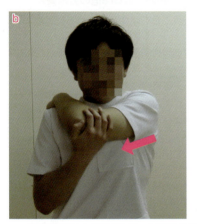
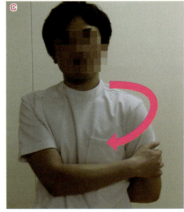
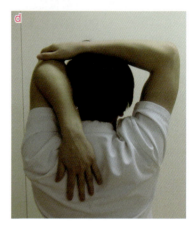

a．患側を下にした側臥位で肩・肘90°屈曲位をとり，対側の手で内旋方向へ押し下げる
b．肩・肘屈曲位から，対側の手で水平屈曲方向へ引き付ける
c．肩伸展・内旋位で手背を腰部に付けたまま，対側の手で前方へ引き付ける
d．肩・肘最大屈曲位をとり，対側の手で肘部を後下方へ押し付ける

表2 投球障害肩（保存療法）リハプログラム

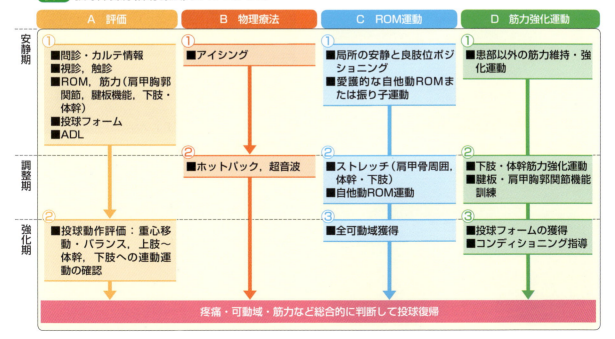

5 肩関節，上腕
鎖骨骨折

リハビリテーションに必要な解剖・疾患の知識

■解剖

鎖骨は内側は胸骨と胸鎖関節を，外側は肩峰（肩甲骨）と肩鎖関節を形成し，さらに烏口突起（肩甲骨）とは烏口鎖骨靱帯（菱形靱帯と円錐靱帯）で繋がっている。また，鎖骨は肩幅を保ち，肩の運動を支える支持棒（strut bar）としての役割をもっている。

鎖骨を内側1/3，中央1/3，外側1/3に分けると約80%が中央部骨折，15%が外側端骨折，5%が内側端骨折といわれている[1]。中央部骨折では大きく短縮転位して治癒すると，肩幅が狭くなる可能性がある。

外側端骨折は**表1**の5型に分類されている[2]。

■検査

単純X線とCT画像にて診断する。内側端骨折は胸鎖関節脱臼と間違いやすいため，管球を尾側へ40°程度傾けて撮影するRockwood撮影や3D-CTが特に有用である（**図1**）。

表1 鎖骨外側端骨折の分類（Craigの分類）

type Ⅰ		転位が軽度で烏口鎖骨靱帯に損傷を認めないもの
type Ⅱ		烏口鎖骨靱帯付着部よりも内側で骨折し転位のあるもの
	ⅡA	菱形・円錐靱帯の付着したもの
	ⅡB	円錐靱帯が断裂したもの
type Ⅲ		肩鎖関節内骨折
type Ⅳ		偽性脱臼（pseudodislocation）。中枢骨片は転位しているが，骨膜と靱帯は連続しているもの（小児のみでみられる）
type Ⅴ		粉砕骨片。靱帯は下方骨片に付着するが，中枢，末梢骨片には付着しないもの

文献2)より引用

図1 左鎖骨内側端骨折

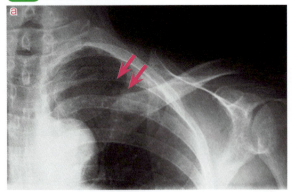

a. X線像（Rockwood撮影）

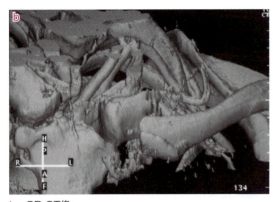

b. 3D-CT像

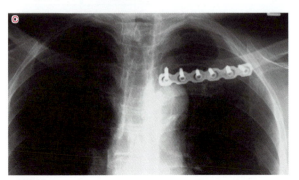

c. 術後

リハビリテーションの知識

治療

いずれの骨折でも原則として保存的治療：鎖骨バンド（クラビクルバンド）や8の字包帯法を行う。転位のある中央部骨折は手術群が保存療法群よりも機能障害，変形治癒や癒合不全などが有意に少ないことから，近年では成人の転位のある中央部骨折では積極的に手術が行われている[3]。手術方法としては多くはプレートと螺子による骨接合術である（図2）。外側端骨折はtypeⅡ以外は多くは保存的に治療される。typeⅡは骨折部が不安定であるため症例により手術が行われる。手術方法としてはプレートと螺子による骨接合術（図3）やK-鋼線と軟鋼線（soft wire）による整復固定術などがある。

禁忌

鎖骨内側端骨折を見逃さないことが重要である。また，転位のある中央部骨折では，三次元的に回旋変形している鎖骨を可能な限り整復して，癒合不全に至らないようにする必要がある。

（畠山雄二）

図2 右鎖骨中央部骨折

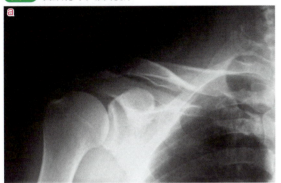

a．X線像

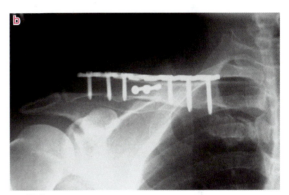

b．術後

図3 右鎖骨外側端骨折

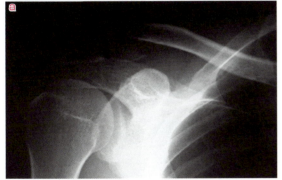

a．X線像

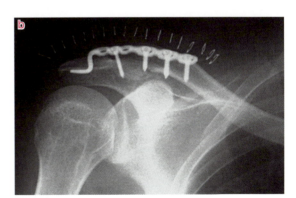

b．術後

評価

問診，カルテ情報

受傷機転・経過，疼痛部位・性状，ADL状況について聴取する。カルテからは，骨折部位・分類，靱帯損傷と転移の有無・程度，骨癒合の状況について情報収集する。

ROM

肩関節挙上角度が90°以上になると，鎖骨の運動要素が大きくなる。そのため，固定期間中は，挙上90°までの測定に留める[4〜6]。外固定により可動性の低下が予測される肩甲骨や体幹の可動性についても評価する。

リハビリテーションの進め方

保存療法

鎖骨バンドまたは8の字包帯法により整復位を保つ（B-①）。肩甲骨を固定したなかで，肩甲上腕関節の他動運動やstooping exerciseを行う（C-②）。鎖骨には肩甲骨の動きに伴い挙上・下制，前方・後方移動，回旋運動が生じる。よって，肩甲骨固定により鎖骨運動を制御し，肩甲上腕関節運動を行うことで，拘縮予防を図ることができる[7]。肩甲骨周囲筋や体幹・骨盤帯の柔軟性・可動性低下を防止するため，リラクセーションやストレッチングは早期から継続して行う。

骨癒合が得られ始める3週からは，90°までの自他動挙上運動を開始する。

4〜6週以降に骨癒合が確認されたら，外固定を除去し，90°以上の挙上運動を開始，癒合状況に合わせて積極的に各方向へのROM拡大を図る（C-③）。

観血的治療

早期より自他動運動を漸増的に開始する。外側端骨折で肩鎖関節の固定術を行っている場合，最大挙上位は1日数回までは許可するが，原則として90°までとする。
　　　　　　　　　　　　　　　　　（熊谷真理子）

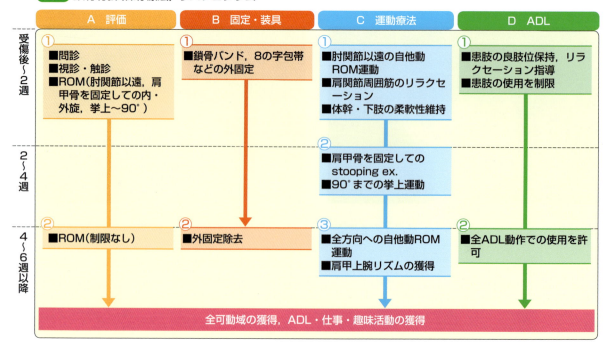

表2 鎖骨骨折（保存療法）リハプログラム

肩関節，上腕
上腕骨近位端骨折

リハビリテーションに必要な解剖・疾患の知識

◾️解剖

　骨粗鬆症に伴う骨折で大腿骨頸部骨折，橈骨遠位端骨折とともに頻度が高いのが上腕骨近位端骨折であり，今後，ますます増加することが予想されている。

　上腕骨近位端は骨頭，小結節，大結節，骨幹部の4つのsegmentから構成されているが，これらに注目して分類したのが改定Neer分類であり，現在，最も多く用いられている[1]。segment相互間に1cm以上の離開や45°以上の回旋変形がある場合を転位あり，すなわちdisplaced fractureと定義している。これ以下の転位であれば1-partとし，骨折線が一つであれば2-partとして，表1のように分類している。4-part骨折であっても，骨頭内側の関節包からの血流が温存されていることがあり，骨頭壊死に至らない場合があり注目されている。

　日本肩関節学会データベース[2]による主な骨折型の頻度は1-part：36%，2-part：外科頸骨折：30%，大結節骨折：9.7%，3-part：外科頸＋大結節骨折：6.0%，4-part：骨頭外反型骨折：2.8%である。以上から1/3はほとんど転位していない1-part骨折，1/3は外科頸2-part骨折，約1割が大結節骨折である。

◾️検査

　単純X線とCT画像にて診断する。単純X線は正面中間位，内旋位，外旋位とY-view撮影の4方向を基本とする。小結節骨折は中間位や外旋位ではわかりにくいが，内旋位で明瞭に描出されることが多い。大結節骨折は内旋位では転位の程度が不明瞭であるが，外旋位で明確に描出される。また，Y-view撮影は脱臼骨折の際に，前方脱臼や後方脱臼の有無を調べるのに有用である。

表1　上腕骨近位端骨折の分類（改定Neer分類）

1-part	1cm未満，45°未満の回旋変形
2-part（骨折線が1つ）	解剖頸骨折，外科頸骨折，大結節骨折，小結節骨折など
3-part（骨折線が2つ）	外科頸＋大結節骨折，外科頸＋小結節骨折など
4-part（骨折線が3つ）	解剖頸＋大結節＋小結節骨折など
骨頭外反型骨折4-part	2002年に新たに追加された骨折型

文献1）より引用

リハビリテーションの知識

◾️治療

　治療に関しては1-part骨折，外科頸2-part骨折，大結節骨折について述べて，さらに，手術に関して骨接合術か人工関節置換術かを選択する必要がある4-part骨折（骨頭外反型も含む）について詳述する。

　骨質に関して単純写真で上腕骨骨幹部の内外側の骨皮質厚の合計が，4mm以下か4mm以上かを把握する必要がある。骨皮質厚の合計が4mm以下であれば，明らかに骨質が脆弱であるため骨接合術は困難である可能性が高く，保存的治療も考慮する必要がある[3]。以下に骨折型別に述べる。

●転位がないか，転位の少ない1-part骨折

　保存的に三角巾によるデゾー固定で加療する。

●2-part外科頸骨折（3-part：外科頸＋大結節骨折も含む）

　骨幹部径の1/2～2/3以上転位していれば，保存的治療で遷延治癒や癒合不全による偽関節の可能性が高いため手術が勧められる。手術はプレートか髄内釘による骨接合術が行われる（図1）。

●2-part大結節骨折

　大結節単独骨折は骨片の付着した腱板断裂であると認識する必要がある．したがって，変形治癒や癒合不全に至ると腱板断裂と同様の挙上制限や外旋制限を引き起こしてしまう．骨折の範囲が2つ以上のfacetの骨折症例では転位が大きく，腱板の機能障害を引き起こす可能性が非常に高いため手術適応としている．また，転位の程度については，1cm以上の腱板付着部の内側移動により可動域制限を引き起こすため[4]，1cm以上転位している症例を手術適応としている．

　手術方法は縦，横3cm以上あるような大きい骨片の症例ではプレートで固定しているが，多くの高齢者の場合，骨片はそれ程大きくないことと粉砕していることが多いため，スーチャーアンカーを用いて内側の高強度糸は腱板にかけて，外側の高強度糸は骨腱移行部から骨片にかけて整復固定する(図2)．

●4-part骨折

　骨頭が大きく転位して，大・小結節も転位した4-part骨折では前・後上腕回旋動脈からの血流，腱板(大小結節)からの血流と内側関節包からの血流が途絶えるため骨頭壊死の可能性が高く，人工骨頭置換術か反転型人工関節置換術(本邦では2014年4月に認可)が適応となる(図3)．大結節の骨片が比較的保たれている70歳未満の症例では人工骨頭置換術が適当と考える．しかし，大結節の骨片が粉砕していて骨癒合を期待できないような70歳以上の症例では，反転型人工関節置換術も選択肢と思われる．

　4-part骨折のなかでも，骨頭の転位が少なくcalcarが温存されている骨頭外反型4-part骨折では，内側関節包からの血流が保たれていることがあり骨頭壊死を回避できる可能性がある．そのため，骨接合術で対処できる場合がある(図4)．

■禁忌

　4-part骨折に対して人工骨頭置換術を要した症例では，大・小結節の骨癒合がきわめて重要であるため，術後4週以内の早期からの積極的な自動／他動運動は行ってはならない．

(畠山雄二)

図1　右2-part外科頸骨折

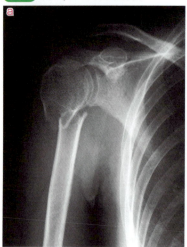

a. 術前

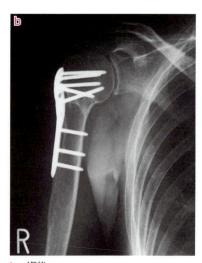

b. 術後

図2 左大結節骨折

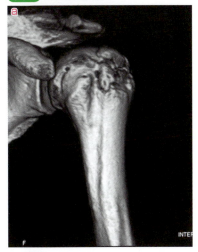

a. 術前

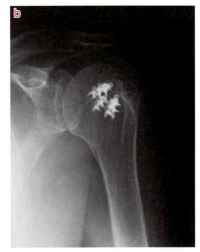

b. 術後

図3 左4-part骨折

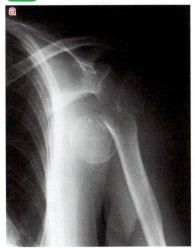

a. 術前

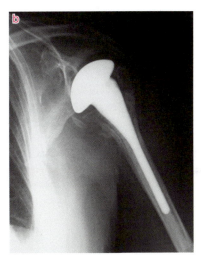

b. 左人工骨頭置換術後

図4 右骨頭外反型4-part骨折

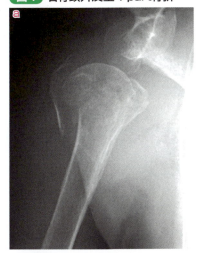

a. 術前

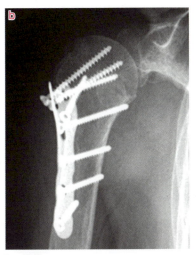

b. 術後

評価

問診・カルテ情報

受傷機転と，痛みの部位・程度・性状・種類について聴取する。また，病前のADL・仕事・スポーツ歴等の状況を把握し，リハビリゴール設定の指標とする。カルテや画像情報からは，骨折部位と分類，転位や骨萎縮，神経損傷や複合性局所疼痛症候群（complex regional pain syndrome；CRPS）等の合併症の有無・程度について情報収集する。

視診・触診

ROMに影響のある，肩甲骨アライメントや全身的な姿勢の観察を行う。術後の場合は浮腫の程度，熱感・色調の変化についても観察する。

ROM

外固定あるいは疼痛回避肢位のために，肘関節以遠や頸部・体幹にROM制限が生じていないか評価する。肩関節の各方向へのROMは，運動許可が出た後に測定する。

リハビリテーションの進め方

観血的治療

術後は三角巾固定にて術部の安静を保つ（B-①）。骨癒合が得られるまでは自力で腕を挙上しない等，日常生活での注意点やポジショニングについて指導する（図5）。術翌日から肘関節以遠の自他動ROM運動を開始し，浮腫の軽減と拘縮予防に努める。

1～2週から，振り子運動または90°までの他動挙上を漸増的に実施する（C-①）。また，頸部～肩甲骨周囲筋のリラクセーションを実施し，柔軟性維持・短縮予防を図る。3～4週で90°以上の他動挙上と外旋運動を開始する。

表2 上腕骨近位端骨折（術後）リハプログラム

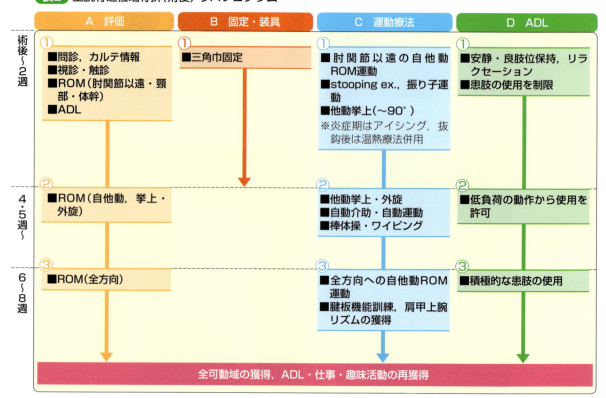

主治医の指示に基づき，徐々に挙上角度を拡大，4〜5週で自動運動を開始する（C-②）。自主訓練として棒体操やワイピング（図6）なども指導し，ROM拡大を図る。疼痛を伴う運動は筋スパズムを助長させるため注意する。ROM運動の前にホットパックや超音波療法等を行うことも効果的である。

術後6〜8週からは，積極的なROM運動，筋力強化運動を開始する。術後固定により低下している肩甲骨の可動性を獲得し，腱板筋群などの筋力強化・機能改善を図る。骨折部位・骨癒合状態によりプロトコールは前後するため，主治医の指示を受けて，段階的に進めていく。

保存療法

骨癒合を妨げることなく，整復位を保ち，肩甲上腕関節のROMを維持することが目的となる。受傷後1〜2週間は三角巾固定にて安静とし，浮腫の軽減と肘関節以遠のROM維持を図る。2〜3週後にstooping exerciseまたは振り子運動を開始し，周囲組織の伸張性の維持・癒着防止を図る[5]。仮骨形成を認める4〜5週からは徐々に自動運動を開始し，骨癒合が得られる6週以降は，すべての方向への自他動ROM運動，筋力強化運動を開始する。

（熊谷真理子）

図5 当院の術後管理指導パンフレット

<生活上の注意点>
- 指示があるまで三角巾は外さないようにしましょう。
- 寝るときは三角巾の方を下側にしないようにしましょう。
- ケガをした方の腕で物を持たないように注意しましょう。
- 指示があるまで自分で肩を挙げてはいけません。
- 主治医の許可が出たら，運動不足にならないようになるべく歩きましょう。

＊その他，ご不明な点がありましたら，担当訓練士にご相談ください。

<リハビリの大まかな流れ>

手指・手首・肘の運動，首や体のストレッチ体操
↓
徐々に……
訓練士による肩の運動
↓
後々に……
自分で肩を動かす運動

｝自主訓練

☆もしも肩の痛みが出たら……
- 寝ているとき，腕がきちんと枕に乗っているか確認しましょう。
  （ベッドと腕の間に隙間はありませんか？）

- 肩周囲に熱があったら軽く冷やしてみましょう。
- ベッドに腰掛けてゆっくりと大きく深呼吸を数回行いましょう。
- 首を軽く回して，力を抜きましょう。

やってみよう！

手の腫れを取りましょう

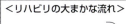

マッサージ　　グーパー

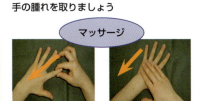
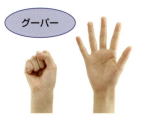

図6 ワイピング（前方挙上方向）

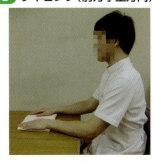

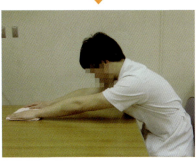

テーブル上に手を置き，体幹を前屈させながら前方挙上運動を行う

7 肩関節，上腕
胸郭出口症候群

リハビリテーションに必要な解剖・疾患の知識

■解剖

鎖骨下動脈と腕神経叢は前中斜角筋間で第1肋骨上面を通り，鎖骨下（肋鎖間隙）に至り小胸筋背側を通過して腋窩に至る．鎖骨下静脈は前斜角筋前面で第1肋骨上面を通り，肋鎖間隙から小胸筋背側に至る．胸郭出口症候群（thoracic outlet syndrome；TOS）は腕神経叢および鎖骨下動静脈が主に前中斜角筋間，肋鎖間隙，小胸筋背側で圧迫され，頸部から上肢に疼痛やしびれ，冷感などのさまざまな症状を呈する疾患である（図1）．

症状は主に神経型，動脈型，静脈型に大別される（表1）．

■原因

原因は第7頸椎から出ている頸肋や長い第7頸椎横突起などによる解剖学的な異常が関与していることが指摘されてきた．しかし，近年，スポーツ障害，労働災害，交通災害などによるTOSも徐々に報告され，とりわけ，小中高生の若年者のオーバーヘッドスポーツに伴うTOSが注目されている．

オーバーヘッドスポーツによりTOSが生じる機序として以下のことが述べられている[1]．

1. オーバーヘッドスポーツにより斜角筋・鎖骨下筋・小胸筋といった筋群が酷使され過緊張状態となり腕神経叢や鎖骨下動静脈を圧迫する．
2. 広背筋・上腕三頭筋・小胸筋などの過緊張により肩甲骨の下方偏位が生じ，腕神経叢が牽引される．
3. 肩の挙上時には肋鎖間隙が生理的に狭くなり肩甲骨が下方偏位や下方回旋位となり，肋鎖間隙の狭小化が強くなる．
4. レイトコッキング期の外転外旋位では緊張した小胸筋背側で牽引圧迫ストレスを受ける．
5. ボールリリース時に強大な牽引ストレスを受ける．

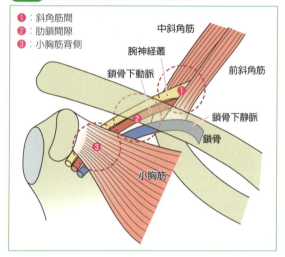

図1 胸郭出口症候群での圧迫部位
❶：斜角筋間
❷：肋鎖間隙
❸：小胸筋背側

表1 胸郭出口症候群の症状

神経型	絞扼性神経障害の1つであり，ほとんどの例がこの型に属する．手指・腕のしびれ，熱・冷感を生じ，脱力感，頸部・肩・肩甲間部・前胸部の痛みを伴う．筋萎縮はほとんど認めない
動脈型	鎖骨下動脈が肋鎖間隙や前中斜角筋間で圧排されることで起こり，上肢に阻血が生じ，腕は蒼白となり痛みも自覚される
静脈型	鎖骨下静脈が肋鎖間隙で圧迫されることで起こり，手，腕はチアノーゼ様になり，重苦感が生じる

検査

斜角筋三角（前中斜角筋間），肋鎖間隙，小胸筋腱部の圧痛の有無と，TOS testとして表2のAdson test, Eden test, Wright test, Roos testのいずれかが陽性であることで診断する。

表2 TOS test

Adson test[2]	患側の頭部を回旋させ，顎を挙げ深呼吸を行わせると，患側の橈骨動脈の拍動が停止する
Eden test[3]	胸を張り，両肩を後下方に引くと橈骨動脈の拍動が停止する
Wright test[4]	両側の橈骨動脈の脈拍を触知しつつ，両上肢を外転，外旋させると患側の脈拍が停止する
Roos test[5]	Wright testと同じ肢位で手指の屈曲伸展を3分間行わせると，手指のしびれ，だるさのため持続できず，途中で上肢を降ろしてしまう

リハビリテーションの知識

治療

1. 局所の安静と投球休止，
2. 胸郭出口周囲筋（斜角筋・鎖骨下筋・小胸筋）・肩甲骨周囲筋（僧帽筋・肩甲挙筋）のリラクセーション，
3. 肩後方タイトネスの除去（広背筋・上腕三頭筋・小胸筋），
4. 肩甲骨胸郭関節機能訓練，
5. 下肢・体幹のストレッチング，
6. 投球動作指導，
7. 非ステロイド性消炎鎮痛剤の投与，
8. トリガーポイントブロック療法，

などを症例に応じて選択する。

以上の保存療法に抵抗する症例に対しては第1肋骨切除術や頸肋摘出術，前斜角筋切断術が行われることもある。

禁忌事項

保存療法に抵抗する症例に対して，第1肋骨切除術や頸肋摘出術などが施行されることもあるが，十分な診察と保存治療を優先するべきであり安易に行うべきではない。

（畠山雄二）

評価

■問診

疼痛またはしびれの発生部位・機序・性状を聴取する。血管束を障害されると冷感・浮腫を伴う場合もある[6]。知覚障害は上腕内側から前腕内側部に多いとされている[6]。頭痛や立ち眩み，倦怠感等の全身的な不定愁訴を有する場合もある。日常的に，腕神経叢が過緊張となりやすい姿勢を長時間強いられる，または繰り返す職業で発症しやすいため，仕事やスポーツ歴，生活習慣等についても聴取する。

■視診・触診

全身的な姿勢や肩甲骨のアライメント，頸部～肩甲骨周囲筋の左右差を確認する。一般的には，なで肩・円背姿勢で，顎を突き出し，腰椎後彎・骨盤後傾をとる不良姿勢を呈することが多い[7]。肩甲骨は胸郭上で外転・前傾・下方回旋し，関節窩は下方に傾斜する。これによって上肢帯の重みが神経に牽引方向としての刺激を与えるため症状が増強する[8]。

■ROM

上肢挙上角度，頸部後屈・回旋・側屈に制限がないか評価する。運動に伴う肩甲上腕リズムの乱れや代償動作にも着目し，肩甲胸郭関節機能，腱板機能，体幹・下肢機能等を含めた評価を行う。

■筋力

肩甲骨のアライメント異常を引き起こす，僧帽筋・肩甲挙筋，菱形筋群・前鋸筋等の肩甲骨周囲筋の筋力を中心に測定する。また，体幹・下肢筋力の測定も行い，肩甲帯機能・姿勢保持能力を総合的に評価する。

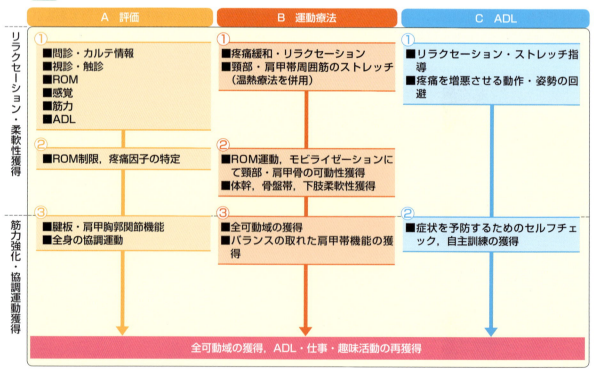

表3 胸郭出口症候群（保存療法）リハプログラム

リハビリテーションの進め方

■頸部・肩甲骨周囲筋の柔軟性獲得

過緊張・短縮を起こしている胸郭出口周囲筋（斜角筋・鎖骨下筋・小胸筋），肩甲骨周囲筋（僧帽筋・肩甲挙筋）のストレッチング・リラクセーションを行い，牽引・圧迫ストレスを軽減していく（図2）．

広背筋・上腕三頭筋・小胸筋の過緊張は，肩甲骨の下方偏位を引き起こし，腕神経叢を牽引する原因となる．よって，前胸部あるいは肩後方のタイトネスを除去し，肩甲骨のアライメント異常を是正していく．同時に，ホットパックなどの温熱療法を併用して，疼痛緩和とリラクセーションを図る．

■肩甲帯筋力強化・協調運動の獲得

肩甲帯の良肢位と安定性を獲得するため，肩甲帯の筋力強化運動（図3）を行う．また，肩甲帯機能に影響する体幹や骨盤の機能も併せ，姿勢矯正を図っていく．

■日常生活指導

長時間の同一肢位でのデスクワークや，上肢挙上位での作業，重量物を持たないよう指導する．疼痛を増強させる姿勢を避け安静にし，入浴での保温やリラクセーションを促す．

（熊谷真理子）

図2 胸郭出口周囲筋・肩甲骨周囲筋のストレッチング

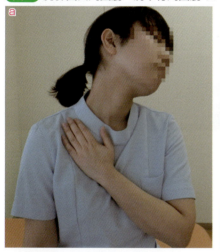

a．肋骨を引き下げながら，頸部を対側へ伸展・回旋させる

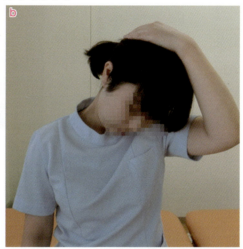

b．頭部に手を置き，その重みを利用しながら頸部を対側へ回旋・屈曲させる

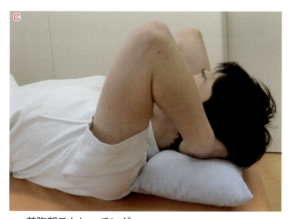

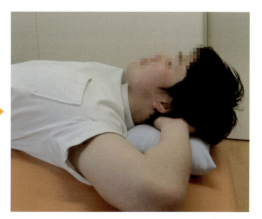

c．前胸部ストレッチング
後頭部で両手を固定させ，両肘をベッド面へ下ろすようにして胸を開く

図3 肩甲帯筋力強化運動

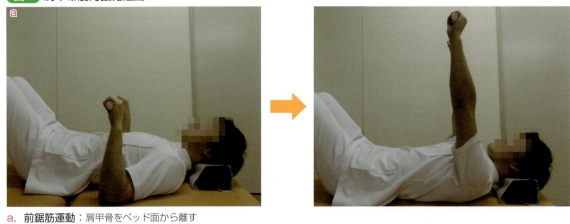

a．前鋸筋運動：肩甲骨をベッド面から離す

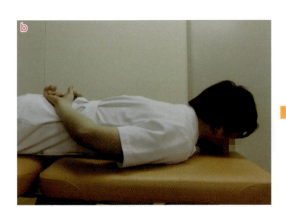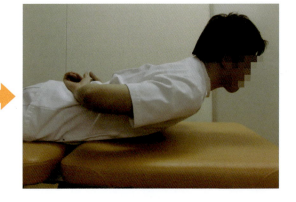

b．脊柱起立筋運動：腹臥位から上体を起こす

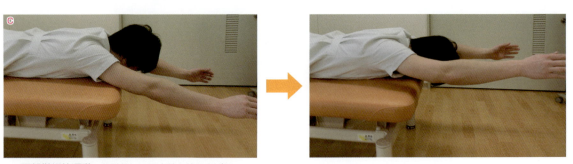

c．下部僧帽筋運動：腹臥位にて両上肢を持ち上げる

4章 肘関節，前腕

上腕骨顆部・顆上骨折

肘頭骨折

肘関節内外側側副靱帯損傷

肘関節複合不安定症

テニス肘（肘関節外側上顆炎）

1 肘関節，前腕
上腕骨顆部・顆上骨折

リハビリテーションに必要な解剖・疾患の知識

◼︎解剖

　上腕骨遠位はやや扁平な三角形を呈し，橈側では前方に半球状の上腕骨小頭があり，尺側では中央が浅い滑車とよばれる糸巻状の構造となっている。小頭は橈骨頭に対向して（腕橈関節）回旋運動を担い，滑車は尺骨の滑車切痕と相対して（腕尺関節）屈伸運動を司る。滑車の近位には前方に鉤状窩，後方に肘頭窩の窪みがあり，それぞれ屈曲時に尺骨鉤状突起が，伸展時に肘頭近位がはまり込む構造になっている（図1）。

　上腕骨遠位端関節面は正面から見ると約6°程度橈側に傾斜し，側面から見ると上腕骨長軸に対して約30°〜45°程度前方に傾いている。上腕骨小頭橈側の外側顆には，前腕，手関節の回外伸筋群と手指の伸筋群，外側側副靱帯が付着し，内側では後内側に張り出した内側上顆が前腕回内筋群と内側側副靱帯の起始部となっている。

◼︎原因

　骨質不良な高齢者では軽い転倒で手をつくなどの低エネルギー外傷で発生し，上腕骨通顆骨折の形をとることが多い。一方，青年期・壮年期では，スノーボード外傷や高所からの転落といった高エネルギー外傷による発生が多く，軸圧，内外反，回旋といった複合外力が加わってしばしば遠位骨幹部から関節内の粉砕を伴う。この場合は高度の不安定性を伴うため，整復位の獲得，保持に難渋し，局所の腫脹は高度となる。

◼︎検査

　単純X線像は45°斜位を含む4方向で撮影する。CTでのMPR像，3D-CT像は骨片の大きさ，転位方向，骨欠損の評価に有用である（図2）。

　上腕骨顆部・顆上骨折では，関節面の整復とともに肘関節の解剖学的運動軸の再建が必要で，同時に早期自動運動のための強固な内固定が求められる。個々の症例ごとに，骨片に付着する軟部組織，周囲の神経・動脈との位置関係を評価したうえで，麻酔方法・体位・手術侵入路・内固定材料などを決定する。

図1　上腕骨遠位部の骨性構造

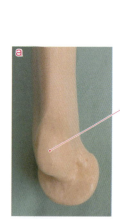
a. 尺側面

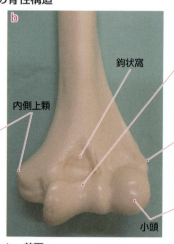
b. 前面

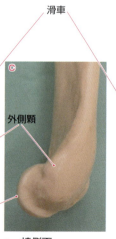
c. 橈側面

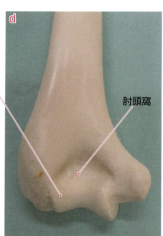
d. 後面

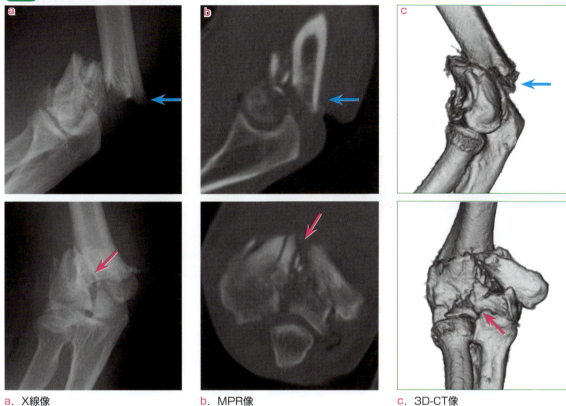

図2 上腕骨顆部関節内粉砕骨折
a. X線像
b. MPR像
c. 3D-CT像
⇐ ：近位骨片が高度に後方に転位して開放骨折となっている
⇐ ：高度に粉砕した上腕骨顆部を示す

リハビリテーションの知識

治療

　幼児から学童期までの上腕骨顆部・顆上骨折では転位が軽度であれば保存的に加療されることが多いが，年長児から成人における本骨折では，転位のない骨折であっても外固定のみで整復位を保つのは困難で骨癒合に長期間を要するため，保存的治療の適応はまれである．

　高齢者の上腕骨通顆骨折の特徴は骨折部の接触面積が少なく不安定で，受傷後短期間に骨折部が圧潰して適合が不良となることである．内外側からの引き寄せ締結法（tension band wiring；TBW）が行われてきたが，近年ではより早期に可動域運動を行う目的で，内外側，内側後方，外側後方などからのロッキングプレートを組み合わせて強固に内固定する方法が主流となった．

　一方，若年・壮年期の上腕骨顆部骨折では関節面の粉砕を伴うことが多く，肘頭骨切りによる後方アプローチで上腕骨顆部の粉砕骨片を直視下に整復する必要がある（図3）．骨片同士の接合にはDTJ screw，Acutrack screwなどのheadless screwや骨吸収ピンを用い，大きな骨欠損があるときは腸骨からの自家骨を移植して軟骨下骨を支える．筆者らは内外側にMayoプレートを用いて強固な固定をめざしている（図4）．内側のプレート固定による尺骨神経障害を生じることがあり，筆者らは尺骨神経の皮下前方移動術を同時に行うことが多い．

後療法および禁忌事項

術後は，安静目的で肘関節80°〜90°屈曲位でシーネ固定とし，固定性が良好であれば，1〜2週で可動域運動を開始する。愛護的な自動介助運動から開始し，局所の腫脹・疼痛を評価しながら徐々に他動運動を追加していくのが原則である。

肘関節周辺の外傷に共通する事項であるが，術後の後療法における強い他動運動は禁忌である。腫脹，疼痛を悪化させる可能性があり，複合性局所疼痛症候群（complex regional pain syndrome；CRPS）や異所性骨化の原因となるため行ってはならない。

（成田裕一郎）

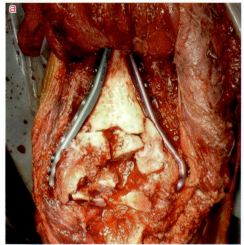

a. 粉砕骨片を可及的に整復し，内外側からプレート固定を行う

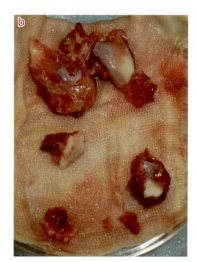

b. 一度摘出した粉砕骨片

図3 術中所見

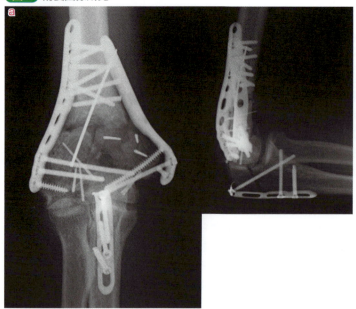

a. X線像

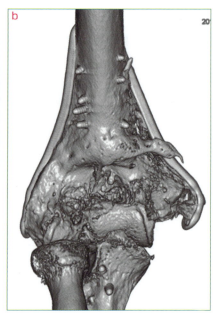

b. 3D-CT像

図4 術後画像所見

粉砕骨片を細いヘッドレススクリューで接合し，内外側からプレートを当てて挟みつけるように固定した

評価

　基本情報として，利き手，職業，生活歴，趣味などを聴取し，患肢が担っている上肢機能の役割を把握する。また主訴，ニードについて問診する。

　日常生活活動（ADL）で求められる肘関節の運動は屈曲方向が重要視されるが，仕事内容やスポーツによっては伸展角度を求められる場合がある。外見への影響も考慮し，社会的役割やニードを踏まえたうえで，どの運動方向を優先して改善を図るとよいか，総合的に評価をして目標を設定する。

　カルテからは現病歴，経過，治療方針などを把握し，画像所見から骨折部位や骨片の大きさ，転位の程度を確認する。内外反のアライメントは健側肢と比較する。

　手術見学では，骨折部の固定性や軟部組織の損傷の有無，術中の内固定後の関節可動域（ROM）などの情報を得て，主治医と後療法について確認する。

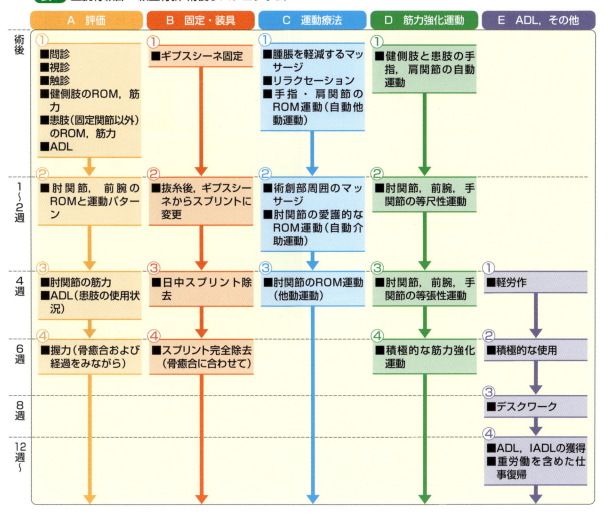

表1　上腕骨顆部・顆上骨折 術後リハプログラム

リハビリテーションの進め方

◼術後

　安静を目的にギプスシーネで肘関節80°～90°屈曲位で固定する。固定性が良好であれば，術後1～2週で訓練時のみギプスシーネを除去し，愛護的な自動介助運動からROM運動を開始する。

　年代別では，若年・壮年期の上腕骨顆部骨折において，骨折部に靱帯や筋の起始部が付着しているため，術後約2週間は内外反ストレスに注意を払う。一方，高齢者の上腕骨通顆骨折では，骨粗鬆症や骨折部の接触面積などの問題から不安定性が強くなるため，術後の固定性を十分に評価する[1]。

　頸部・肩関節に関しては，三角巾固定やADLでの上肢の使用頻度の低下により，疼痛やROM制限，筋力低下など二次的障害が生じやすくなる。それらを予防するために，早期から無理のない範囲で頸部や肩関節の自動運動を行う。また，痛みや疲労がみられるときは，リラクセーションや自動介助運動，他動運動を併用し，肩関節の運動量を調整する。ベッド上安静時のポジショニングによっても夜間痛が増強し，翌日まで疼痛が続くことがあるため，安静時のポジショニングを確認することも上肢の管理として重要である。

　注意事項や自主訓練について説明する際は，理解力を評価し低下している場合は，紙面を用いて繰り返し説明する。

◼抜糸後

　抜糸後，ギプスシーネを除去したら，翌日から温熱療法として温浴を開始する。筋が過緊張して脱力することが難しい場合は，リラクセーションを行い筋の伸張性を引き出しながら，脱力する感覚を掴めるようにフィードバックする。肘関節屈曲に対して関節運動を行う感覚がわかりにくいときは，上腕二頭筋を把持し，筋収縮を促すように自動介助運動を行う（図5）。筋力強化運動では，等尺性運動を利用しながら廃用性筋萎縮を予防する。

　ADLでは，まずは整容動作場面で患肢を使用できるように，タオルを使用した洗顔，歯磨き，櫛を使用した整髪などを中心に練習を開始する。動作時の痛みや恐怖感などで練習することに抵抗がある場合は，痛みを出現させないように注意しながら，成功体験が得られるように練習方法を工夫する。

図5　上腕二頭筋の筋収縮を促す

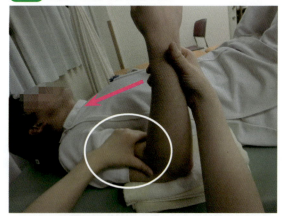

上腕二頭筋を把持し，前腕回外位で肘関節を屈曲させる

■術後4週

　骨癒合が得られてきたら，肘関節のROM運動に他動運動を追加しROMの拡大を図る．しかし，疼痛を伴う過度な他動運動は，炎症症状を再燃させたり，異所性骨化や複合性局所疼痛症候群（complex regional pain syndrome；CRPS）を生じさせるおそれがあるため，禁忌である．

　自動運動と他動運動，あるいは従重力位と抗重力位でROMに差が生じてきた場合は，各運動の主動作筋と拮抗筋，靱帯の伸張性などを評価し，等張性運動を利用して筋力強化を図る．この時期でも訓練前後に炎症症状の有無を確認し，訓練後に腫脹，熱感，疼痛がみられるときは，適度にアイシングを行う．

　ROM拡大とともに，ADL場面で患肢の使用場面が拡大する時期である．セラピスト側から使用できそうな具体的な場面を提示し，患肢の使用を徐々に拡大するとともに，過使用の場合は制限する．

■術後6週以降

　それぞれ関節包に筋の停止部をもつ上腕筋，上腕三頭筋内側頭の伸張性と筋力強化を図る[2,3]（図6）．肘関節のROMが拡大すると，リーチ動作時に隣接関節の代償運動が出現し始める．そのときは，隣接関節のアライメントが崩れていないか評価し，代償運動を修正できるように運動パターンを整える．

　その後，骨癒合に合わせて等張性運動を強化し，痛みや筋疲労などを評価しながら，ADL自立や仕事復帰などに向けて訓練を進める．

（伽羅谷　恵）

図6　等張性運動を利用した筋力強化運動

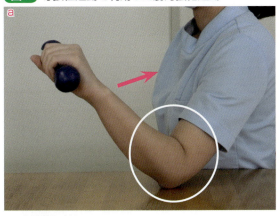

a．上腕筋に対して
机上に肘を固定し，前腕回内位で手関節の代償運動に注意しながら肘関節を屈曲させる

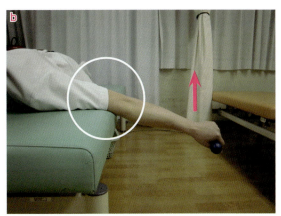

b．上腕三頭筋内側頭に対して
腹臥位で肩関節90°外転・前腕回内位で肘関節を伸展させる

2 肘関節，前腕
肘頭骨折

リハビリテーションに必要な解剖・疾患の知識

解剖

尺骨近位端，すなわち肘頭の前面は上腕骨滑車を受ける半月状の窪み（滑車切痕）を形成する。肘頭の近位端は肘関節伸展時に上腕骨肘頭窩に，遠位端は前方に向かう鉤状突起で肘関節屈曲時に上腕骨鉤状窩にはまり込む。尺骨骨幹部は近位約1/3で5°程度の外反があり，特に肘頭から骨幹部に及ぶ骨折に対してプレートを用いて内固定を行うときに注意する必要がある（図1）。

近位骨片となる肘頭近位部には上腕三頭筋が付着するため，肘屈曲により骨折部に離開する力がかかり再転位を生じやすい。

原因

転倒や転落による直達外力で発生し，関節面の陥没や粉砕を伴うことが多い。介達外力によるものとしては，肘関節屈曲位で上腕三頭筋の牽引力により骨折することがある。

小児においては肘頭骨折が単独で見られることは少なく，橈骨頭骨折や，Monteggia骨折の合併を疑う。まれなものとして，成長期のスポーツ選手に生じる骨端線離開がある。

検査

単純X線像は正確な側面像が重要である。脱臼の有無や橈骨頭の損傷，位置異常に注意する。CTでもMPR側面像が重要で，関節面の陥没，骨欠損の大きさ，滑車切痕の曲率半径の評価（尺骨の短縮の有無）に有用である（図2）。

リハビリテーションの知識

治療

よほど転位のない骨折でない限り，外固定のみで加療されることはまれである。2mm以上の転位があれば手術適応とする意見が多い。関節面の段差を修復し，滑車切痕の正確な曲率半径を再建したうえで，強固に内固定して早期にROM運動を開始する。

筆者らはTBWを第一選択としている（図3a）。粉砕骨折例で，陥没骨片の安定性が得られない場合や長軸方向での短縮がある場合には人工骨や腸骨移植を併用して陥没骨片を安定させ，骨長を再建する。TBWでは尺骨長の保持が困難な例や骨折線が遠位骨幹部まで及ぶ例ではフックプレートやロッキングプレートを用いた強固な内固定を行う（図3b・c）。固定性が良好であれば術後1週程度で可動域運動が可能である。

図2 肘頭骨折の術前検査

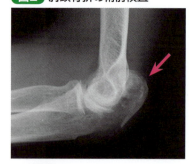
a. X線像
← 粉砕を伴って近位に転位した肘頭骨片を示す

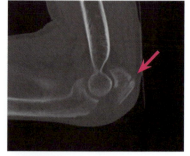
b. MPR像

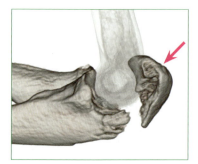
c. 3D-CT像

■ 後療法および禁忌事項

　術後は，安静目的で肘関節80°〜90°屈曲位でシーネ固定とする．TBW，プレート固定ともに固定性が良好であれば，1〜2週でROM運動を開始するが，骨質不良な高齢者にTBWを行った場合には早期にKirschner鋼線が逸脱することがあり注意を要する．　　　　　　　　　　（成田裕一郎）

図1　尺骨近位部（肘頭）の骨性構造

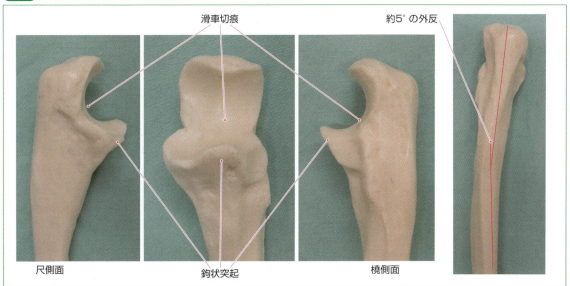

滑車切痕　　　約5°の外反
尺側面　　鉤状突起　　橈側面

図3　肘頭骨折の術後X線像

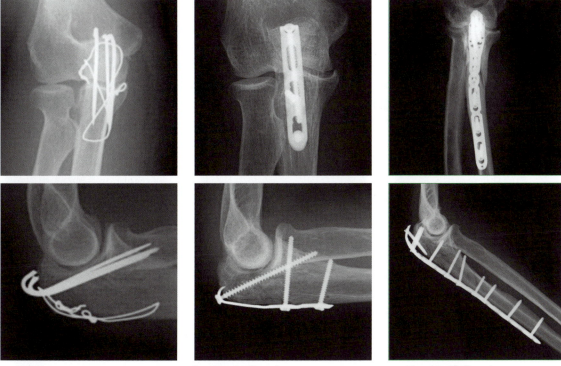

a．TBW　　　　　b．フックプレート　　　　c．ロッキングプレート

骨折が肘頭部に限局する場合には原則としてTBW(a)を，骨長を保つのが困難であればフックプレート(b)を用いる．さらに骨折線が骨幹部に及ぶようなら長いロッキングプレート(c)を使用する

評価

カルテから現病歴,経過,治療方針などを把握し,画像所見から骨折部位や骨欠損の大きさ,関節面の状態,脱臼の有無などを確認する。

術後は創状態,腫脹,熱感,疼痛の程度,感覚障害の有無を評価し,ROM,筋力は主治医に許可された時期から測定する。その他,ADLでの患肢の使用状況を評価する。健側肢についてはROM,筋力,運動パターンを評価する。

リハビリテーションの進め方

■術後

術後は,ギプスシーネで肘関節80°～90°屈曲位で固定する。早期から手指に腫脹,熱感,疼痛などの症状を伴うことが多く,放置すると拘縮の原因になる。術後は拘縮予防として,アイシングや末梢から中枢へのマッサージ,積極的な手指の自動運動を行い,普段は患肢を挙上位に保つよう指導する。早期から上肢の管理や自主訓練について説明・指導すると,訓練時以外でも効果が得られ,自己管理ができるようになる。

肘関節の痛みで肩関節にROM制限を伴う場合は,リラクセーションや自動介助運動,他動運動を行い,痛みに合わせてROMの改善を図る。特に肩関節は,肘頭に筋の停止部をもつ上腕三頭筋が肩関節伸展の補助動作筋として関与しているため,肩関節にROM制限があると,肘関節にも影響を及ぼす可能性がある。隣接した関節に十分なROMを確保しておくことは,後に引き起こされる二次的障害を予防することに繋がるため,上肢全体を評価することが大切である。

骨折部の固定性が良好であれば,術後1～2週から自動運動を中心としたROM運動を開始する。また,粉砕骨折が高度な例であっても強固な内固定が得られていれば,早期に自動運動からROM運動を開始できる。

■抜糸後

抜糸後,熱感がなければ翌日から温浴を開始する。ROM運動は愛護的な自動介助運動を追加する。この時期に,ギプスシーネを除去するが,粉砕骨折例や骨質不良例に対しては,訓練時以外にスプリントを装着する。

温浴に加え,軽めに術創部周囲のマッサージをROM運動の前に行うことで,術創部の瘢痕形成を最小限にすることができ,皮膚の伸張性と皮下にある筋の柔軟性や腱の滑走性を獲得することができる[1](図4)。肘頭背側にある術創部が皮下で癒着し,皮膚の伸張性が低下すると,ROM制限や痛みを引き起こす原因になるため,早期に介入することが重要である。

筋緊張が高いときは,リラクセーションで筋緊張を整え,顔面や頭頂部,肩関節などへの肘関節屈曲を中心としたROM運動を行う。肘関節以遠を脱力することができれば,前腕の自重を利用した自動介助運動で,肘関節に過度な負担がなく屈曲角度の拡大を図ることができる(図5)。

引き寄せ締結法(tension band wiring;TBW)では,この肘関節屈曲により,骨折部に圧迫力を加えられる特徴がある[1]。しかし,筋や腱を滑走させるとき,骨質不良な高齢者ではKirschner鋼線が逸脱することがあり,先端部を刺激しないように訓練を進める必要がある[2]。もし,発赤や痛みが生じた場合は,Kirschner鋼線の先端部が突出し,感染を引き起こす可能性があるので,速やかに主治医に報告する。

この時期はまだROM,筋力ともに不十分なため,実際のADL場面では使用できないことが多いが,模擬的場面を設定し,箸やスプーンの操作,洗顔・洗髪・髭剃り,上衣の着脱などで患肢を使用できるように練習を開始する。

図4 術創部周囲のマッサージ

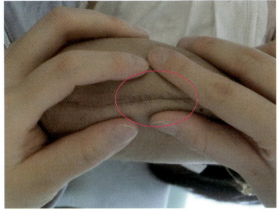

術創部周囲の皮膚を各方向にスライドさせ，皮下組織との癒着を予防する

図5 前腕の自重を利用した自動介助運動

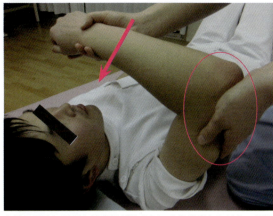

上腕三頭筋に過剰な筋収縮が入らないよう注意しながら，前腕の自重を利用して肘関節を屈曲させる

表1 肘頭骨折 術後リハプログラム

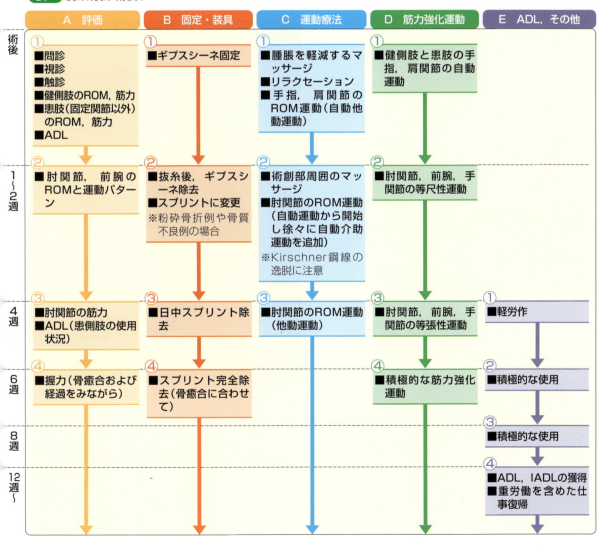

	A 評価	B 固定・装具	C 運動療法	D 筋力強化運動	E ADL，その他
術後	① ■問診 ■視診 ■触診 ■健側肢のROM，筋力 ■患肢（固定関節以外）のROM，筋力 ■ADL	① ■ギプスシーネ固定	① ■腫脹を軽減するマッサージ ■リラクセーション ■手指，肩関節のROM運動（自動他動運動）	① ■健側肢と患肢の手指，肩関節の自動運動	
1〜2週	② ■肘関節，前腕のROMと運動パターン	② ■抜糸後，ギプスシーネ除去 ■スプリントに変更 ※粉砕骨折例や骨質不良例の場合	② ■術創部周囲のマッサージ ■肘関節のROM運動（自動運動から開始し徐々に自動介助運動を追加） ※Kirschner鋼線の逸脱に注意	② ■肘関節，前腕，手関節の等尺性運動	
4週	③ ■肘関節の筋力 ■ADL（患側肢の使用状況）	③ ■日中スプリント除去	③ ■肘関節のROM運動（他動運動）	③ ■肘関節，前腕，手関節の等張性運動	① ■軽労作
6週	④ ■握力（骨癒合および経過をみながら）	④ ■スプリント完全除去（骨癒合に合わせて）		④ ■積極的な筋力強化運動	② ■積極的な使用
8週					③ ■積極的な使用
12週〜					④ ■ADL，IADLの獲得 ■重労働を含めた仕事復帰

■術後4週

獲得された肘関節の屈曲角度が維持・改善されない場合，特に上腕三頭筋のマッサージを行うことで改善が期待できることがある。なぜなら，上腕三頭筋内側頭は後方の関節包に付着している筋であり，関節包の伸張性を引き出すことで屈曲角度の拡大が見込めるためである。

画像所見を確認し骨癒合が得られていたら，ROM運動に他動運動を追加しROM拡大を図る。他動運動が許可されていても，異所性骨化が認められた場合は他動運動を中止し，痛みが伴わない範囲で自動運動を中心に訓練を行う。訓練内容を変更したほうがよいと思われる場合は，主治医に相談し訓練を進める。

また，筋力強化運動では，従重力位から抗重力位での訓練場面を増やし，等張性運動を中心に行う。

■術後6週以降

十分な骨癒合が獲得される時期である。ROM制限がある場合は原因を明らかにし，訓練内容を再検討しながら上肢機能の向上を図る。筋力強化運動では，抵抗をかけながら積極的に等張性運動を行う（図6）。

ADLでは，結髪動作，結帯動作，更衣動作（シャツの第1ボタンの開け閉め，靴下の脱着）などが円滑に行えるか確認し，練習をする。

術後8週ではデスクワークを許可し，書字やパソコン操作など同一肢位でも疲労や重苦しさがないか確認する。その後，家事動作や仕事で重量のあるものを運搬できるか，必要性に見合った耐久性の獲得に向けて訓練を進める。

（伽羅谷　恵）

図6 弾性バンドを用いた上腕三頭筋に対する筋力強化運動

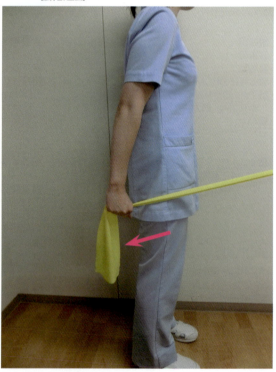

体幹の回旋や手関節尺屈などの代償運動に注意する

3 肘関節，前腕
肘関節内外側側副靱帯損傷

リハビリテーションに必要な解剖・疾患の知識

■解剖

　肘関節は屈伸と回旋に広い可動域をもつため，その安定性には内外側側副靱帯が重要な役割をもつ．内側側副靱帯（MCL）は，上腕骨内側上顆から尺骨鉤状突起内側に向かう強力な前斜走線維（AOL）と，扇状の後斜走線維（POL），横走靱帯（TL）からなり，この表層前方に上腕骨内側上顆から起始する円回内筋，前腕屈筋群が支持性を補うように存在している（図1a）．

　また，外側側副靱帯（LCL）は橈骨頭を包む輪状靱帯（AnL）と，それに向かい外側顆から起始する橈側側副靱帯（RCL），外側顆後方から尺骨回外筋稜に付着する外側尺側側副靱帯（LUCL）からなり，表層には肘筋，前腕伸筋群が密着してlateral ligament complexとよばれ，外側支持機構となっている（図1b）．

図1 肘関節内外側副靱帯の機能解剖

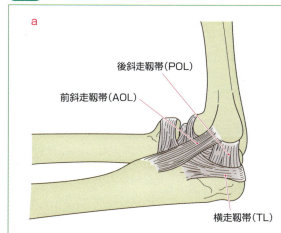
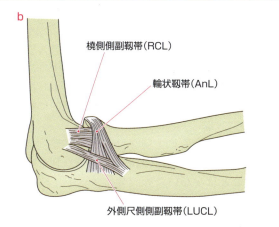

a. 内側側副靱帯（MCL）
MCL；medial collateral ligament
AOL；anterior oblique ligament
POL；posterior oblique ligament
TL；transverse ligament

b. 外側側副靱帯（LCL）
LCL；lateral collateral ligament
RCL；radial collateral ligament
AnL；annular ligament
LUCL；lateral ulnar collateral ligament

文献1）より改変引用

■原因

肘関節は生理的に伸展位で10°〜15°の外反（carrying angle）を有するため，転倒時に肘関節過伸展位で手をついて受傷すると，前方の関節包に次いでMCLが損傷され，上腕骨滑車が尺骨鉤状突起を乗り越えて後方脱臼となる（図2）。

さらに高エネルギーが加わると回内屈筋群やLCLの断裂も伴うことがあり，この場合は脱臼整復後も肘関節30°〜60°の伸展位で容易に再脱臼する。LCLは橈骨頭の後方への安定性に関与するため，これが破綻すると回外位で橈骨頭が後方へ脱臼する，いわゆる後外側不安定性（postero-lateral rotatory instability；PLRI）を生ずる。

■検査

肘関節4方向のX線像を撮影し，裂離骨片の有無をチェックする。麻酔下での内外反ストレス撮影が有用である。肘関節30°〜60°程度の屈曲位での内外反で関節裂隙の開大が内外とも10°以上であれば，修復が必要な靱帯損傷があると判断される。関節造影を行って造影剤の関節外への漏出があれば，診断は確実である。

側面像回外位で橈骨頭を前方から圧迫し（後方押し出しテスト）後方への不安定性が見られれば，LCL損傷によるPLRIを疑う（図3）。近年の画像診断の進歩によりMRIや超音波画像でも断裂部位の描出が可能となった（図4）。

リハビリテーションの知識

■治療

肘関節靱帯損傷の治療についてはこれまで脱臼例を含めて主に保存療法が行われてきた。しかし，脱臼にまで至らなくても，肉体労働者やアスリートでは保存療法で不安定性や疼痛が残存することがあり，肘関節脱臼例では保存的治療により拘縮を残した例の報告も多く，筆者らは積極的に修復術を勧めている。

MCL，LCLともに上腕骨付着部で裂離，断裂することが多く，上腕骨側に縫合可能な靱帯成分が残ることは少ないため，骨にスーチャーアンカーを打ち込みこれに縫着して修復するのが一般的である（図5）。内側で回内屈筋群，外側で伸筋群付着部が上腕骨から剥脱している場合にも同様にスーチャーアンカーを用いて修復する。断裂靱帯をもとの位置に修復することにより広範な瘢痕形成による拘縮を防止し，疼痛の少ない良好な可動域を獲得できるものと考える。

■後療法および禁忌事項

術後は2週程度のギプス固定とし，以後肘関節80°〜90°程度屈曲位のスプリントとして愛護的なROM運動を開始する。

（成田裕一郎）

図2 肘関節後方脱臼

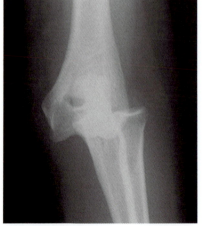
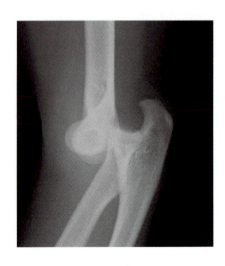

肘頭および橈骨頭が後方・橈側に脱臼している

図3 肘関節側副靱帯損傷の関節造影所見

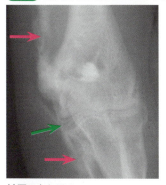
外反ストレス

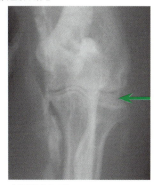
内反ストレス

図4 MCL断裂のMRI画像

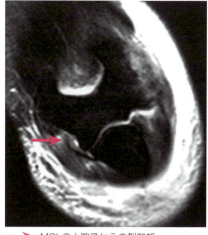

→ MCLの上腕骨からの裂離部

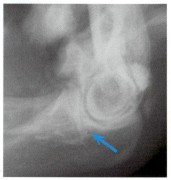

→ 内側外側関節裂隙の開大
→ 関節包の断裂による内側への造影剤の漏出
→ 橈骨頭の後方への亜脱臼

図5 肘関節内側側副靱帯損傷の手術

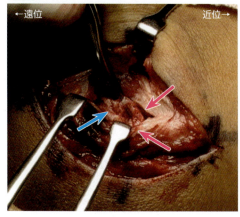
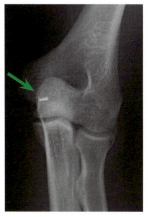
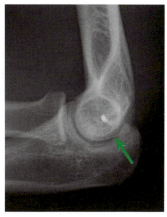

→ 線維方向にスプリットされた尺側手根屈筋の上腕頭
→ MCL（ピンセットで把持）

→ スーチャーアンカーによるMCL縫合

評価

　基本情報では，利き手や職業，生活歴などを聴取する。特に肉体労働者では重労働を，スポーツ復帰をめざすアスリートでは，競技復帰できる上肢機能の獲得が求められるため，仕事内容や競技内容についてより詳細に問診する。

　カルテから現病歴および受傷機転，経過，治療方針について情報を得る。画像所見からは裂離骨折や脱臼の有無を確認し，内外反ストレステストや不安定性，圧痛部位について情報を収集する。特に外側側副靱帯（LCL）を損傷している場合，前腕回外位で橈骨頭が後方に脱臼する後外側不安定症（PLRI）を生じる場合がある[1]。また，靱帯損傷では，軟部組織を同時に損傷することがある。関節包の他に，内側側副靱帯（MCL）損傷では円回内筋や前腕屈筋群の断裂を，LCL損傷では回外筋や前腕伸筋群の断裂を合併していないか確認する。

　手術見学では，縫合した靱帯の強度や修復した組織について状態を把握する。その際，主治医から術後のリハプログラムや訓練上の注意点について確認する。

　術後は，創状態，腫脹，熱感，疼痛の程度を評価し，ROM，筋力は主治医に許可された時期から測定する。

リハビリテーションの進め方

■術後

　術後は安静のため約2週間，ギプスで固定する。手関節のROM運動は愛護的な自動運動から開始する。回内屈筋群や伸筋群を縫合している場合は，術後2週経過してから開始するが，筋の断裂の状態によって術後のリハプログラムは異なるため，主治医に確認してから行う。

　手指に腫脹・熱感・疼痛がみられる場合は，アイシングや腫脹を軽減するマッサージを行い，症状の改善を図る。また，健側肢と患肢の手指，肩関節は，廃用性筋萎縮と拘縮の予防，筋力強化を目的に自動運動を行う。特にスポーツ復帰をめざす場合は，術後から固定関節以外に対して積極的な筋力強化運動を行う。投球障害では，肩関節の外旋制限が原因で代償的に外反ストレスがかかり，靱帯損傷や疼痛をまねいた例があるため，肩関節について評価，訓練を行うことも必要である。

■抜糸後

　抜糸後，肘関節80°〜90°屈曲位のスプリントを作製し，訓練時以外に装着する。抜糸した翌日から温浴を開始し，肘関節のROM運動を愛護的な自動運動から行う。その際，防御的筋収縮がみられるときは，リラクセーションで徒手的に筋の柔軟性を引き出すが，術創部や縫合している靱帯は圧迫しないように注意する。等尺性運動を利用しながらROMを拡大し，徐々に自動介助運動，他動運動を追加する。

　術前，脱臼傾向があった場合は，早期に伸展角度を拡大すると，縫合した靱帯が緩み再脱臼するため，この時期は伸展角度を制限し，屈曲角度の拡大を優先にする。また，肘関節を伸展するとき，MCLを縫合した場合は外反ストレスを，LCLを縫合した場合は内反ストレスをかけないように注意する（図6）。注意は訓練時のみだけでなく，訓練時以外の上肢の管理も重要であるため，禁忌事項が解除されるまではリスク管理を含めて，繰り返し説明・指導する。

図6 肘関節伸展運動（MCLを縫合した場合）

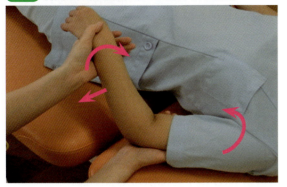

肩関節軽度内旋・前腕回内位で，外反ストレスに注意して行う

表1 肘関節側副靭帯損傷 術後リハプログラム

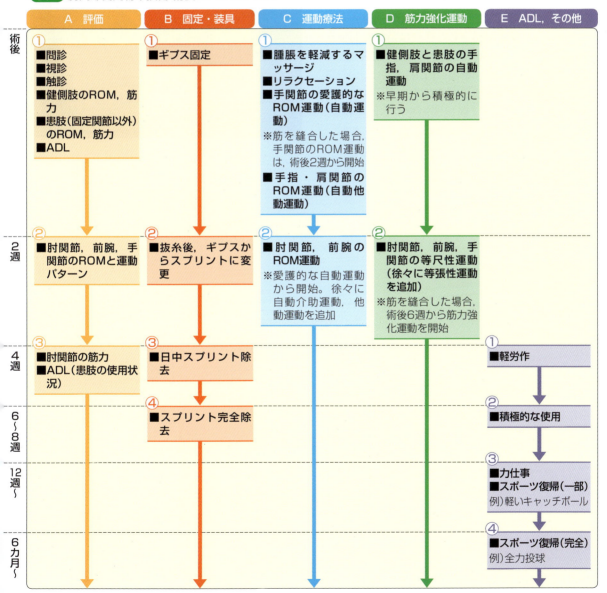

	A 評価	B 固定・装具	C 運動療法	D 筋力強化運動	E ADL，その他
術後	① ■問診 ■視診 ■触診 ■健側肢のROM，筋力 ■患肢（固定関節以外）のROM，筋力 ■ADL	① ■ギプス固定	① ■腫脹を軽減するマッサージ ■リラクセーション ■手関節の愛護的なROM運動（自動運動） ※筋を縫合した場合，手関節のROM運動は，術後2週から開始 ■手指・肩関節のROM運動（自動他動運動）	① ■健側肢と患肢の手指，肩関節の自動運動 ※早期から積極的に行う	
2週	② ■肘関節，前腕，手関節のROMと運動パターン	② ■抜糸後，ギプスからスプリントに変更	② ■肘関節，前腕のROM運動 ※愛護的な自動運動から開始。徐々に自動介助運動，他動運動を追加	② ■肘関節，前腕，手関節の等尺性運動（徐々に等張性運動を追加） ※筋を縫合した場合，術後6週から筋力強化運動を開始	
4週	③ ■肘関節の筋力 ■ADL（患肢の使用状況）	③ ■日中スプリント除去			① ■軽労作
6～8週		④ ■スプリント完全除去			② ■積極的な使用
12週～					③ ■力仕事 ■スポーツ復帰（一部） 例）軽いキャッチボール
6カ月～					④ ■スポーツ復帰（完全） 例）全力投球

術後4週

徐々に等張性運動を中心に肘関節の筋力強化運動を行う。弾性バンドを用いた筋力強化運動では，引き続き内外反ストレスをかけないように注意する（図7）。もし，負荷量を上げていくなかで内外反ストレスがかかりそうなときや代償運動がみられる場合は，負荷量を低めに設定して行うか，あるいは運動方向を誘導しながら徒手的な抵抗から開始する。

その後も運動パターンを評価し，痛みの出現に注意しながら段階的に運動頻度や負荷量を増加する。

術後6〜8週以降

経過をみながら，徐々に伸展角度を拡大する。このとき，MCLを縫合した場合は前腕中間位から前腕回外位へ，LCLを縫合した場合は前腕中間位から前腕回内位へと前腕の肢位を移行し，縫合した靱帯にストレスをかける。術前にPLRIを生じていた場合は，前腕回外位で橈骨頭が後方へ脱臼する傾向があるため，訓練時は腕橈関節を中心に把持し，安定させたなかで運動を誘導すると安全である。

その後，縫合した靱帯の滑動性と強度に合わせてROM拡大と筋力強化を図る。スポーツ復帰をめざすMCL損傷では，投球動作時，投球の加速期に痛みが出現しないか確認しながら，シャドーピッチングやタオルを使用した軽めの投球練習を開始する。術後12週以降で力仕事や一部のスポーツ復帰を，術後6カ月以降で完全なスポーツ復帰を許可する。

（伽羅谷　恵）

図7 弾性バンドを利用した等張性運動（MCLを縫合した場合）

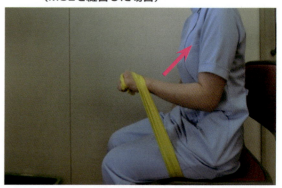

4 肘関節，前腕
肘関節複合不安定症

リハビリテーションに必要な解剖・疾患の知識

◼︎解剖

肘関節複合不安定症は，骨と靱帯の複合損傷を伴う成人の肘関節脱臼骨折によって発生し，しばしば肘関節の不安定性が遺残して，後に変形性肘関節症を生じる原因となる。このような病態において肘関節の安定性獲得の鍵となるのは関節中央に位置する尺骨鉤状突起であり，次に橈骨頭が重要とされる。軟部組織では内側側副靱帯（MCL），外側側副靱帯（LCL）と併せ，内側では回内屈筋群，外側では伸筋群の上腕骨付着部が重要である。

◼︎原因

肘関節過伸展位での受傷によりMCLが断裂して後方脱臼となる例では外反ストレス型の不安定性を呈する。これに対して肘関節軽度屈曲位での内反，軸圧外力により尺骨鉤状突起が粉砕し，橈骨頭も骨折して後方に脱臼する例がある（terrible triad）。このような例では骨性の重要な安定化要

図1 肘関節複合不安定症（terrible triad）の画像所見

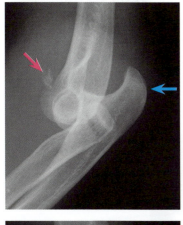
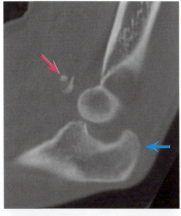
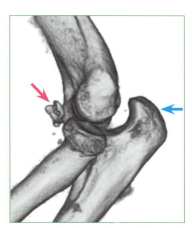
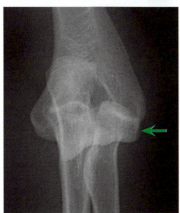
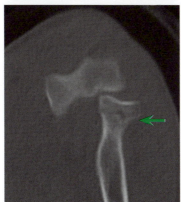
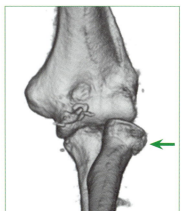

a. X線像　　b. MPR像　　c. 3D-CT像

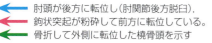

→ 肘頭が後方に転位し（肘関節後方脱臼），
→ 鉤状突起が粉砕して前方に転位している。
→ 骨折して外側に転位した橈骨頭を示す

素である鉤状突起と橈骨頭と併せ，LCLも損傷を受けるため不安定性が高度となる。この病態ではMCLは修復不要な程度の損傷に留まることが多く，内側を回転中心とした外側後方への不安定性（PLRI）が遺残して整復位保持に難渋する。

検査

正確な2方向の単純X線像が最も重要であるが，尺骨鉤状突起骨折や橈骨頭骨折の評価にはCTによるMPR像，3D-CT像が最も有用である。特に一次的安定化要素である鉤状突起骨折の評価が最も重要であり，また，橈骨頭・頸部骨折では骨欠損を伴うことが多く，慎重に評価する（図1）。さらに，整復後にストレス撮影を行い，側方，特に後外側不安定性を観察する。

リハビリテーションの知識

治療

尺骨鉤状突起骨折は，骨片の大きさが先端から1/4から1/3の損傷でも不安定性が生じる可能性があるため，可能な限り骨接合を行う（図2）。粉砕例では腸骨移植も考慮して再建すべきである。

橈骨頭骨折はプレート固定でも偽関節になることが多く，可及的に整復し積極的に腸骨移植を行って内固定する（図3）。やむなく摘出する場合には人工橈骨頭の使用を考慮する。LCLの修復を確実に行うことより安定化が得られ，早期自動運動が可能となるとされている。

後療法および禁忌事項

尺骨鉤状突起，橈骨頭とも強固な内固定を得るのが難しく，LCLを十分に縫合しても不安定性が遺残することがあり，慎重な後療法を要する。主治医との間で固定性，安定性の評価を十分に行う。異所性骨化も生じやすいため，疼痛，腫脹の持続，悪化を慎重に見極めながら可動域・筋力訓練を行う。

（成田裕一郎）

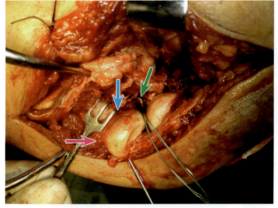

図2　術中所見

← 橈骨頭後方脱臼
← 橈骨頸部骨折
← スーチャーアンカーで修復した鉤状突起

図3 術後画像所見

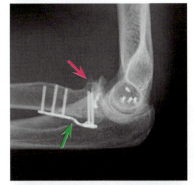
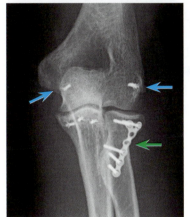

a. X線像

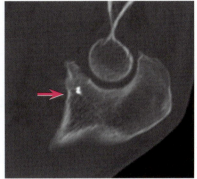

b. MPR像
スーチャーアンカーと修復された鉤状突起を示す

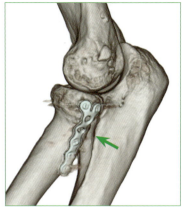
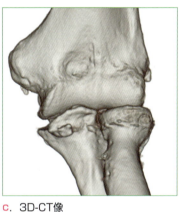

c. 3D-CT像

 内側・外側の側副靱帯をスーチャーアンカーを用いて縫合し，
 鉤状突起もスーチャーアンカーを用いて修復して，
 橈骨頭をプレートで骨接合した

評価

　カルテから現病歴，受傷機転，経過，治療方針などを情報収集する。画像所見から，受傷時の骨折部や脱臼方向，靱帯損傷の有無とその程度を把握する。特に一次的安定要素である尺骨鉤状突起と，二次的安定要素である橈骨頭およびLCLを損傷している場合（terrible triad）では，不安定性が強いため，慎重に評価をする[1,2]。

　術中では内・外反動揺性や後方動揺性，PLRIの有無と程度を把握し，骨折部の固定力や靱帯の修復状態などについて確認する[1,2]。

　肘関節複合不安定症では，症例によって靱帯や骨折部，脱臼方向や程度など損傷した状態が異なるため，個々の症例に応じて慎重に評価，訓練を行い，主治医と相談しながら経過をみる。

リハビリテーションの進め方

■術後

PLRIがあれば，前腕回外位で橈骨頭が後方脱臼しやすいため，術後はギプスで肘関節80°～90°屈曲位，前腕やや回内位で固定する．手指に腫脹，熱感，疼痛がみられる場合は，術後早期からアイシングやマッサージを行い，自動運動を促しながら拘縮予防に努める．安静時は患肢挙上位を保持し，訓練時と同様の内容を自主訓練で行えるように指導する．

■抜糸後

抜糸後，スプリントを作製し訓練時以外に装着する．筋断裂を合併している場合や不安定性が高度な場合は，肘関節，前腕のみ固定するのではなく，手関節まで固定するスプリントを作製する（図4）．ヒンジ付きのスプリントは非常に有用であるが，セラピストが作製可能であり，利便性がよいこと，軽量であることと併せ，コスト面を考慮して当院では熱可塑性プラスチックでスタティックなスプリントを使用している．

抜糸した翌日に温浴を開始し，肘関節は愛護的な自動運動からROM運動を行う．肘関節屈曲に対しては制限なく，評価しながら段階的にROMを拡大する．肘関節伸展に対しては完全伸展位に近づくほど不安定となるため，脱臼傾向が出現しないよう配慮し，開始当初は伸展角度を－40°程度に制限してROM運動を行う．

また，縫合している靱帯によって，LCL損傷では内反ストレスが，MCL損傷では外反ストレスがかからないように前腕の肢位に注意しながらROM運動を行う．禁忌事項については，理解が得られるまで繰り返し説明し，上肢の管理について指導する．

■術後4週

徐々に肘関節の安定性が得られるため，この時期は自動介助運動，他動運動を追加しROM拡大を図る．

脱臼傾向が生じないよう，ポジショニングに配慮し，慎重に訓練を進める．LCLを縫合している場合は前腕回外位から中間位へ，MCLを縫合している場合は前腕回内位から中間位へ移行させてROM運動を行う．靱帯を損傷している場合は治癒過程を考慮して，術後6週まで損傷した靱帯にストレスを与えないようにする．ただし，筋断裂の有無や尺骨鉤状突起・橈骨頭の粉砕骨折の程度，術後の固定力などによって，リハプログラムが異なるため，主治医と連絡を取り合いながら訓練を進める．

この時期は，肘関節の運動量の増加に伴い，夜間痛や熱感を生じることがあり，異所性骨化も合併しやすい時期である．早期に合併症の徴候を把握するには腫脹，熱感，疼痛の評価を行うことが大切であり，徴候がみられた場合は主治医に報告し，その後の訓練内容について検討する．

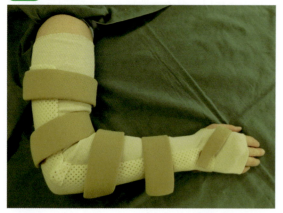

図4 装具療法
肘関節90°屈曲・前腕中間～軽度回内位・手関節中間位で固定する

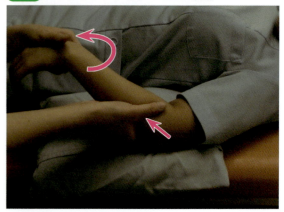

図5 ストレッチング（例：LCLの場合）
肩関節軽度内旋位・肘関節軽度屈曲・前腕回内位・手関節掌屈位で肘関節に内反ストレスをかける

■術後6週

経過をみながら，LCLを縫合した場合は前腕中間位から回内位へ，MCLを縫合した場合は前腕中間位から回外位へ徐々に移行しながら，縫合した靱帯をストレッチングさせ，ADLや仕事に対応できる機能を獲得する（図5）。また，肘関節は視診や触診を通して整復した関節部の安定性を確認しながら，等張性運動を中心とした筋力強化運動を追加する。

術後8，9週には術前のROMを獲得できるように訓練を行い，ADLでは軽労作から使用し始める。術後6カ月以降で重労働を含めた仕事，スポーツの復帰を許可する。

（伽羅谷　恵）

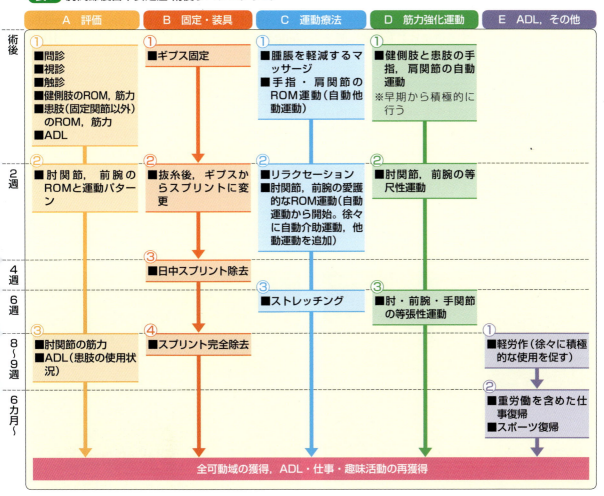

表1　肘関節複合不安定症 術後リハプログラム

5 肘関節，前腕
テニス肘（肘関節外側上顆炎）

リハビリテーションに必要な解剖・疾患の知識

◼解剖

上腕骨外側顆に付着する伸筋群の炎症性変化が原因で，そのなかでも特に短橈側手根伸筋（ECRB）の付着部の変性が病態の中心とされる。また，肘関節内外側後方に存在する滑膜ヒダも症状に関与するとの報告もある。

◼原因

10〜20歳代の若年層では頻度が少なく，筋肉の柔軟性が低下した30〜50歳代にかけての発症が多い。テニスが原因で発症する例は必ずしも多くはないが，テニス愛好家には高頻度（30〜50％）に発症し，不適切なラケットやプレーイングスタイルが原因とされる。

◼検査

理学所見としてECRBを中心とした伸筋群起始部に一致した強い圧痛と，抵抗性の手関節・指伸筋群背屈運動（Thomsen test, chair test, middle finger testなど）での疼痛誘発が有用な診断方法である。滑膜ヒダの存在を疑う例では，前腕を回内させながら肘伸展ストレスを加えて腕橈関節後方の痛みをチェックするfringe impingement testが有用である。

単純X線像では伸筋腱付着部に石灰化や硬化像をみることがある。MRIでは外側上顆の伸筋腱，特にECRB付着部に一致した高信号像が特徴とされる。滑膜ヒダが描出可能なこともある（図1）。

図1 テニス肘のMRI T2強調像

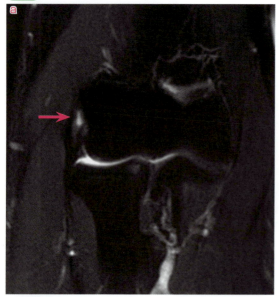

a. 正面像
➡：ECRB腱付着部の高信号変化
ECRB；extensor carpi radialis brevis

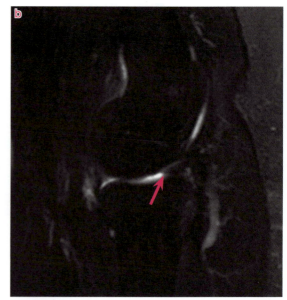

b. 側面像
➡：滑膜ヒダ

リハビリテーションの知識

■治療

　原則として保存療法が選択される。ストレッチングや深部マッサージ，寒冷療法，超音波などの理学療法が第一選択として行われる。テニスエルボーバンドも正しく装着すれば有用性が高い。ステロイドの局所注射は短期的には有効であるが，腱付着部の変性を助長し，注射後の使いすぎによる腱損傷を引き起こす可能性もあり，多数回，高用量の注射は控えるべきである。

　保存療法を6カ月程度行っても日常生活に支障を訴える例では手術療法を考慮する。手術療法では直視下，鏡視下にECRB起始部の変性部と輪状靱帯の近位を切除し，併せて滑膜ヒダを切除する方法が行われる。

■後療法および禁忌事項

　ECRBの基部，関節包の一部を切除するので，術後は2週程度，肘関節90°，前腕回内外中間位，手関節軽度背屈位でシーネ固定とし，愛護的な肘関節，前腕・手関節の自動運動のみ行う。抜糸後は腫脹・疼痛の軽減とともに他動運動，伸筋・屈筋群のストレッチングを追加し，渦流浴，超音波療法を追加する。術後4週からADLでの使用と筋力訓練を開始し，重労働への復帰は術後8週以降とする。

（成田裕一郎）

評価

　カルテから現病歴，経過，治療方針などの情報を収集する。術前の患肢の使用状況について問診し，各種疼痛誘発テストをはじめ，疼痛の部位や程度，ROM，筋力，ADLについて評価する。画像所見からは上腕骨外側顆に付着する伸筋群，特に短橈側手根伸筋（ECRB）の付着部の変性や腱起始部の断裂の有無を確認し，滑膜ヒダの状態を把握する[1]。

リハビリテーションの進め方

■術前

　痛みや筋力低下が著明な場合は，リラクセーションや筋力強化運動を行い，上肢の管理について指導する。

■術後

　術後は，ギプスシーネで肘関節90°屈曲位，前腕回内外中間位，手関節軽度背屈位で固定する。腫脹，熱感，疼痛がみられる場合は，アイシングや腫脹を軽減するマッサージで症状の改善を図るが，術創部周囲は抜糸されるまで控えめにする。

　肘関節，前腕，手関節のROM運動は，愛護的な自動運動から開始する。著明に筋短縮や疼痛があるときは，安静肢位を確保し，自動運動の前にリラクセーションを行う。

■抜糸後

　抜糸後はギプスシーネを除去する。翌日から温浴を開始し，必要に応じて超音波療法を併用しながら，肘関節，前腕，手関節の自動介助運動，他動運動を追加する。また，筋の柔軟性の改善を目的に手関節伸筋群，屈筋群のストレッチングを行い，自主訓練で行えるように指導する[1]（図2）。

　等尺性運動を利用した筋力強化運動では，痛みが出現しない範囲で評価しながら行う。経過のなかで肘関節外側部に安静時痛や圧痛，前腕に倦怠感を訴えるときは，無理せず愛護的にROM運動を行う。数日続く場合は主治医に報告し，訓練内容について相談する。

■術後4週

等張性運動を利用した筋力強化運動を追加し，主治医に確認しながら段階的に負荷量を上げる[1]（図3）。筋疲労を伴いやすい時期であるため，リラクセーションやストレッチングを行い，筋疲労の改善を図る。防御的収縮と疼痛が生じない範囲で圧痛点を圧迫するダイレクトストレッチングも効果的である。

生活指導では，患肢の使い方を評価し，筋力が十分に回復するまで症状，特に疼痛を誘発しない動作方法を指導する。具体的には肘関節伸展，前腕回内，手関節背屈位では，ECRB腱起始部が牽引され疼痛が誘発されるため，手肘関節屈曲，前腕回外，手関節掌屈位で使用するように指導する[2]（図4）。

■術後6週

さらに手関節伸筋群，屈筋群の筋力強化を図り，握力の筋力強化運動を追加する[3]。患肢の使用頻度や負荷量の増加に伴い，肘関節外側部に疼痛や前腕に疲労感が生じたときは，セルフケアとしてリラクセーションやストレッチング，温熱療法などを利用し，改善を図るように指導する。セルフケアについては，症状や家庭内での役割，患肢の管理方法など個々の症例によって異なるため，総合的に評価をしたうえで内容を検討し，指導する。

ADLでは患肢の積極的な使用を許可する時期だが，強い把持動作や手関節の反復運動を伴う動作については，主治医に開始時期を確認してから行う。術後8週以降で重労働を含めた仕事，スポーツ復帰を許可する。

（伽羅谷　恵）

図2　ストレッチング（例：手関節伸筋群，屈筋群）

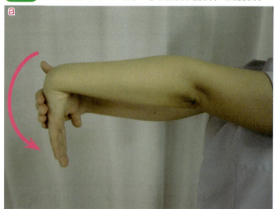

a．手関節伸筋群を伸張させる

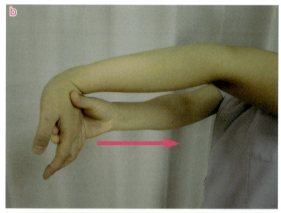

b．手関節屈筋群を伸張させる

図3　等張性運動を利用した筋力強化運動

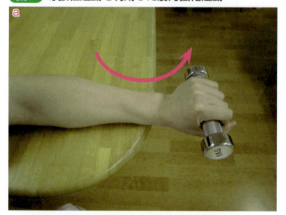

a．前腕回内位での手関節伸筋群の筋力強化運動

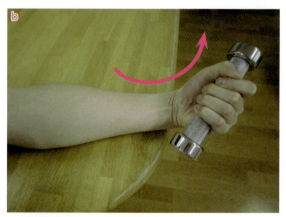

b．前腕回外位での手関節屈筋群の筋力強化運動

図4 動作方法（例：タオル絞り，患肢 右）

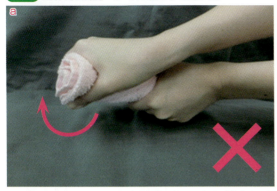

a. 肘関節伸展，前腕回内，手関節背屈位では疼痛が増強するため，この手の使用は避ける

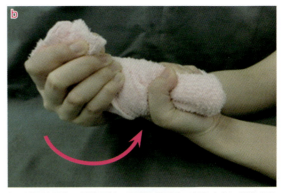

b. 肘関節屈曲，前腕回外，手関節掌屈位で行うように指導する

表1 テニス肘（上腕骨外側上顆炎）術後リハプログラム

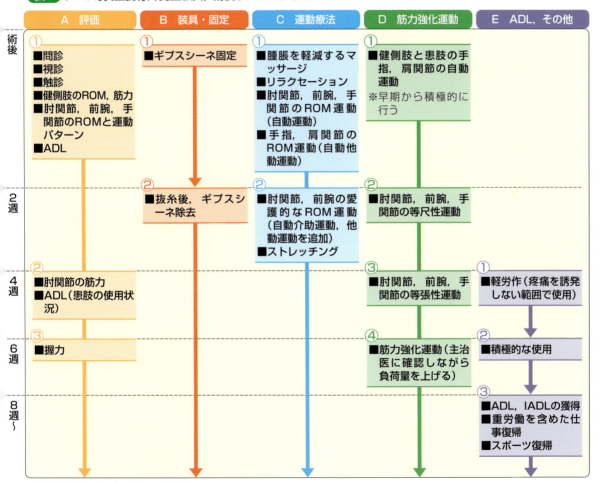

	A 評価	B 装具・固定	C 運動療法	D 筋力強化運動	E ADL，その他
術後	① ■問診 ■視診 ■触診 ■健側肢のROM，筋力 ■肘関節，前腕，手関節のROMと運動パターン ■ADL	① ■ギプスシーネ固定	① ■腫脹を軽減するマッサージ ■リラクセーション ■肘関節，前腕，手関節のROM運動（自動運動） ■手指，肩関節のROM運動（自動他動運動）	① ■健側肢と患肢の手指，肩関節の自動運動 ※早期から積極的に行う	
2週		② ■抜糸後，ギプスシーネ除去	② ■肘関節，前腕の愛護的なROM運動（自動介助運動，他動運動を追加） ■ストレッチング	② ■肘関節，前腕，手関節の等尺性運動	
4週	② ■肘関節の筋力 ■ADL（患肢の使用状況）		③ ■肘関節，前腕，手関節の等張性運動		① ■軽労作（疼痛を誘発しない範囲で使用）
6週	③ ■握力		④ ■筋力強化運動（主治医に確認しながら負荷量を上げる）		② ■積極的な使用
8週〜					③ ■ADL，IADLの獲得 ■重労働を含めた仕事復帰 ■スポーツ復帰

5章　手関節，手指

手指屈筋腱損傷

橈骨遠位端骨折

指骨骨折

末梢神経損傷
（橈骨神経麻痺，正中神経麻痺，尺骨神経麻痺）

舟状骨骨折

手根管症候群

1 手関節，手指
手指屈筋腱損傷

リハビリテーションに必要な解剖・疾患の知識

解剖

　示指から小指には深指屈筋腱と浅指屈筋腱の2本の屈筋腱がある。深指屈筋腱は末節骨に付着してDIP関節を屈曲させ，浅指屈筋腱は中節骨に付着してPIP関節を屈曲させる作用を有する。起始部は前腕の近位にあり，浅指屈筋腱は基節骨中央部で2つに割れて中央に裂孔を形成し，その裂孔を深層にあった深指屈筋腱が通り，PIP関節より遠位で浅い掌側に出てくる（図1a）。

　MP関節の近位から中節骨上までの範囲で，屈筋腱は靱帯性腱鞘により覆われている。靱帯性腱鞘は滑車（pulley）ともよばれ，屈筋腱が掌側に浮き上がるのを防止し，手指を円滑に屈曲させる機能をもっている。特に基節骨上（A2 pulley）と中節骨上（A4 pulley）の滑車が強靱にできている（図1b）。

　靱帯性腱鞘と屈筋腱の間には，やわらかな滑液包があり，腱の滑走時の摩擦を軽減させる役目がある。母指は長母指屈筋腱の1本のみで母指の屈曲を担っている[1]。

原因

　ナイフ，ガラス片や電気ノコギリなどによる開放創に伴う腱断裂が原因のほとんどを占める。開放創がなくても関節リウマチ，有鉤骨鉤骨折後の偽関節や，指をジャージに引っ掛けて断裂する皮下断裂もある。開放創で腱断裂している場合は，しばしば神経血管損傷を合併する。

検査

　浅指・深指の両腱が断裂すると，DIP関節とPIP関節の屈曲がともに障害され，手指は常時伸展位をとるようになり（図2），視診で確認できる。浅指屈筋腱のみの断裂では指伸展位におけるPIP関節の屈曲ができなくなり，深指屈筋腱のみの断裂ではDIP関節の屈曲が不能となる。皮下断裂では断裂の有無，断裂部位，断端の局在の確認にMRI検査が有用である（図3）。

リハビリテーションの知識

治療（手術）

　新鮮例で断裂腱の状態が良好であれば，浅指屈筋腱と深指屈筋腱の両腱を縫合する。展開時には，できるだけA2 pulleyとA4 pulleyを残すように心がける。

　主縫合は4-0の二重ナイロン糸を用いて，縫合部に6本のナイロン糸が通過（6-strand suture）する縫合法を用いる。さらに，6-0ナイロン糸を用いて全周性の補助縫合を追加する（図4）。この結果，縫合部に離開が生じにくい力学的に強固な縫合となり，早期自動運動療法が可能になる[2]。神経損傷の合併例では，同時に神経を修復する。

禁忌事項，注意点

　術後の早期運動療法は，後療法の内容を十分理解できる症例を対象としなければならない。できれば入院させて経験のあるハンドセラピストのもとで，監視下に手術した翌日から訓練を開始する。患者の理解力が重要で，禁止事項が守れない例は再断裂の危険があり，術後は固定法を選択する[3]。

　術後8週から力を入れて屈曲する以外の禁忌事項は解除し，手を使用させる。術後12週から禁忌事項はなくなり，筋力を増進させる訓練になる[2]。

（千馬誠悦）

図1 屈筋腱の解剖

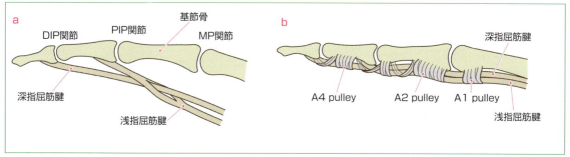

a. 深指屈筋腱と浅指屈筋腱の関係と付着部位

b. 靱帯性腱鞘（pulley）

図2 左示指の浅指・深指屈筋腱の断裂

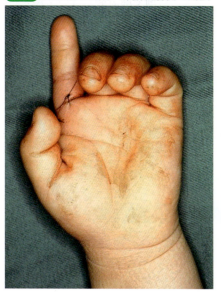

浅指・深指屈筋腱の両腱が断裂すると，損傷指は常時伸展位をとる

図3 長母指屈筋腱皮下断裂例 MRI像

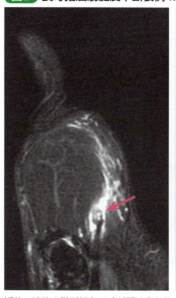
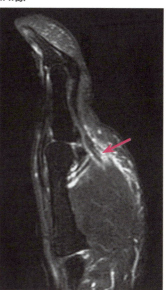

近位・遠位の腱断端（→）が認められる

図4 屈筋腱縫合の実際

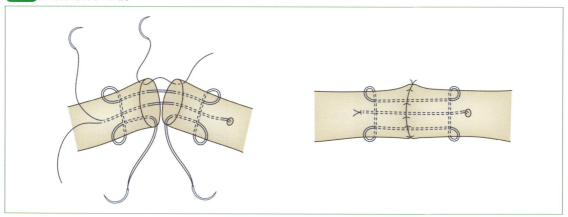

主縫合は縫合部に6本のナイロン糸を通過させ，さらに全周性に補助縫合を追加する

評価

問診，視診，触診にて疼痛，腫脹の身体所見を確認する。また，損傷部位：zone[4]（図5），合併損傷（神経，血管），手術方法（縫合方法，tensile strength：引っぱり抗力，図6）を確認し，主治医と後療法について確認をする。

後療法について

適応を満たす症例には，セラピストの監視下で早期運動療法（自動伸展屈曲法）を行う。早期運動療法の適応外なら3週間固定法が選択される。

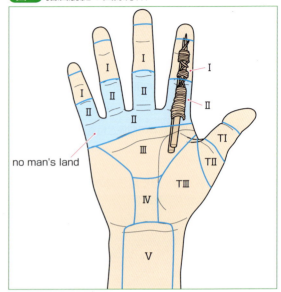

図5 指屈筋腱の国際分類

文献4)から引用

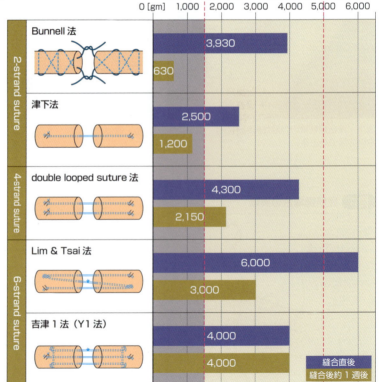

図6 腱縫合法とtensile strength

腱内に縫合糸が2本入るものを2-strand suture，4本入るものを4-strand suture，6本入るものを6-strand sutureと表現する。
strandとは「縒り合わせた糸」を意味する。縫合糸が腱内に多いほうが縫合強度が強いとされ，縫合糸を腱内に多く入れることは，腱修復部のtensile strengthを強化する反面，腱内の血行を阻害しintrinsic healingを妨げる

文献5)より許可を得て転載

表1 手指屈筋腱縫合術後 リハプログラム

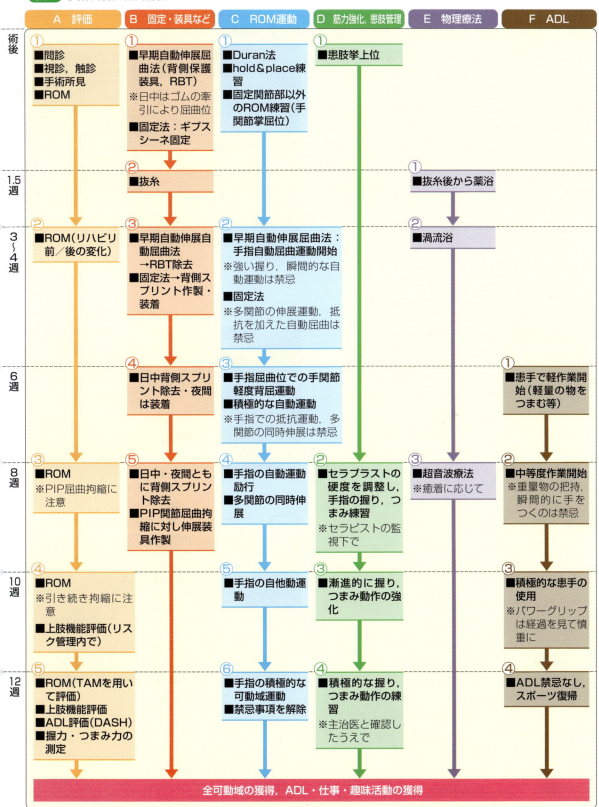

TAM ; total active motion, RBT ; rubber band traction

リハビリテーションの進め方

早期自動伸展屈曲法(背側装具, RBTについて, 図7)

術後より背側装具を作製する。背側装具は手関節掌屈0°～10°, MP関節を30°～70°, PIP関節0°で固定する。示指から小指の指尖にかけたナイロン糸によるリングか, 爪甲に取り付けたフックに滑りやすい糸を付けた後, 糸は手掌部に置いた滑車の下を通し, ゴムで近位へ牽引する。患手の力を抜いた状態で示指から小指を屈曲位にさせ, 日中はゴムで牽引した屈曲位を基本とし, 訓練初期は疼痛・腫脹により十分に行えないこともあるため, ゴムをかける距離を安全ピンで調整する。

夜間はRBTを外し, 示指から小指を包帯で軽く巻いて背側装具に固定させ, PIP・DIP関節を軽度屈曲位に保持する。

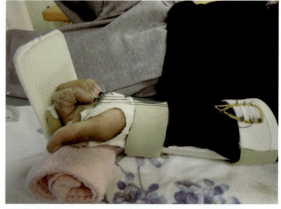

図7 背側装具, RBT

手関節掌屈0°～10°, MP関節30°～70°, PIP関節0°

術後翌日から

ROM運動(C-①)

術後翌日の運動療法として, ハンドセラピストの監視下でゴム牽引を外し, 疼痛・腫脹の強い1週間は他動的に手指を屈曲にし, 自力で屈曲位を保持する等尺性運動と背側装具に手指背側がつくまでの自動伸展を行う(hold&place練習)。これを1日3～5回セット, リハビリ時に5回程度実施する[6,7]。

また, ハンドセラピストによるDuran法(手関節掌屈位, PIP・DIP関節の単関節他動伸展・屈曲)を合わせて行い, 屈曲拘縮の予防に努める[5,8](図8・9)。

また, 浅指屈筋(flexor digitorum superficialis muscle; FDS), 深指屈筋(flexor digitorum profundus muscle; FDP)の癒着を防止するために, 患指以外の指を伸展位に保持し, 患指PIP関節のみで自動屈曲運動を術後1週から行う。

患者教育

術後完全な機能回復には長期を必要とし, また修復腱の癒着や再断裂のリスクがあること, 訓練開始時に腱の癒合過程と運動制限(ADLも含む)の大まかな流れを資料・パンフレットを用いて指導, 説明することが非常に重要である。

患者の理解がしっかり得られる場合は, 自主訓練を指導し, 手指の拘縮予防を図る。

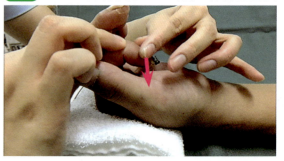

図8 MP・PIP関節屈曲位でのDIP関節の単関節他動屈曲

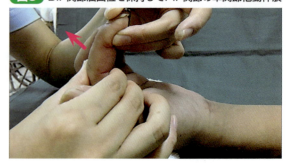

図9 DIP関節屈曲位を保持してPIP関節の単関節他動伸展

◧術後3〜4週
●装具，RBT(B-③)
RBTを除去し，背側装具は継続する。3週間固定法では，ギプスシーネ固定を除去し，背側装具を作製する。

●ROM運動(C-②)
主治医に確認したうえでRBTを除去し，手指の自動屈曲伸展を監視下で行う。自動屈曲の可動域が良好な場合は癒着が少なく，再断裂の危険性が高くなり，主治医と相談し自動屈曲の開始時期を遅らせる[9]。

3週間固定法では，手指の自動屈曲伸展，Duran法でPIP関節の屈曲拘縮を予防，改善をめざす。他動伸展と抵抗下の自動運動は行わない。

◧術後6週
●装具(B-④)
日中の背側装具を終了するが，夜間は腱の再断裂防止を目的に装着を続けさせる。

●ROM運動(C-③)
腱の癒合を確認しながら自動屈曲伸展を継続する。術後6週で腱縫合部の張力が増加傾向になるが，抵抗の加わった手指運動，多関節同時の他動伸展は禁忌とする。FDS・FDPの癒着防止のため，近位関節を軽くブロックし，遠位関節を持続的に自動屈曲する運動（以下，ブロッキング訓練と略）を行う[10]。

●ADL(F-①)
患手による軽い物品の握りやつまみ（例：歯ブラシの軽い握り，紐結び）を行う。

◧術後8週
●装具(B-⑤)
夜間の装具装着を終了する。PIP・DIP関節の屈曲拘縮がある場合，セーフティピンスプリントやジョイントジャックの装具療法を行う。

●ROM運動(C-④)
積極的な手指の他動屈曲伸展を行い，素早い自動屈曲を開始する。また，積極的にブロッキング訓練を行い，修復腱の癒着解離を行う[10]。

●ADL(F-②)
重量物を持つ以外の手の使用を許可する。手を突き，荷重をかける動作は禁忌とする。

◧術後12週
禁忌は解除し，積極的な筋力訓練を開始する。スポーツ復帰は術後3カ月から許可する。

〈佐藤　保〉

2 手関節，手指
橈骨遠位端骨折

リハビリテーションに必要な解剖・疾患の知識

◼解剖

橈骨遠位は3つの陥凹した関節面がある。手根骨との関節面では舟状骨窩，月状骨窩があり，橈骨手根関節を，尺骨との関節では尺骨切痕（シグモイドノッチ）で遠位橈尺関節を構成している（図1）。橈骨関節面は尺側に向かって平均23°，掌側に向かって平均11°傾いている。また，尺骨遠位端との関節面の段差は±2mmである[1]（図2）。

橈骨遠位端骨折では，これらの指標で健側と比較して骨折後の転位の程度や整復状態を評価する。

◼原因

手根部に加わる力の80％は橈骨手根関節を通じて橈骨遠位に伝達される[1]。橈骨遠位端は骨皮質が骨幹部に比較して薄く，特に骨粗鬆症のある高齢者ではより脆弱になっている。高齢者が転倒して手をついて，橈骨遠位に負荷が加わり脆弱な橈骨遠位端で骨折が発生することが最も多い。50～70歳代の比較的活動性のある年齢層に発生する[2]が，若年者もスポーツ，転落や交通事故が原因で高エネルギー外傷により受傷する。

◼検査

●単純X線検査

正面，側面の2方向のX線像で骨折の診断は可能であるが，両斜位を含めた4方向で撮影すると詳しい情報を得ることができる。

●CT検査

さらに骨折を詳細に把握するためにはCT検査が有用である。前額面，水平面，矢状面のほかに，三次元立体像（3 dimentional CT；3D-CT）で手術時のイメージが構築でき，関節内骨折の詳細も把握できる（図3）。

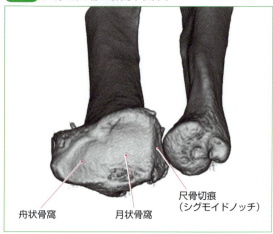

図1 橈骨遠位端の解剖 関節面

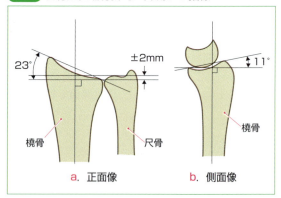

図2 橈骨遠位端骨折時に計測する指標

a. 正面像　　b. 側面像

図3 橈骨遠位端骨折関節内骨折の3D-CT像

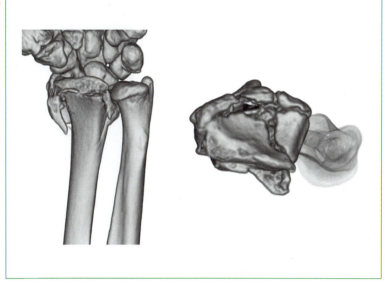

リハビリテーションの知識

治療

保存的治療

転位がないか，転位があっても徒手整復が可能で安定している骨折に対してはギプス固定で保存的に治療する。不安定型の骨折[3,4]は患者の全身状態や社会的な状況を検討し手術療法も考慮する[3]。

プレート固定（図4）

不安定型骨折[3,4]や許容範囲を超える再転位[5]症例に手術治療が適応となる。現在は，掌側ロッキングプレートによる固定術が広く用いられている。骨粗鬆症のある症例でも遠位骨片の固定性が良好な利点がある。必要に応じて，鋼線刺入や骨移植を追加することもある。

創外固定（図5）

不安定型の橈骨遠位端骨折で関節面の整復が可能な症例に適応となる。創外固定を使って整復するのではなく，整復位を創外固定で保持する目的で用いる[6]。手関節をまたいで固定するbridge型とまたがないnon-bridge型の2つのタイプがあり，non-bridge型では手関節の可動域運動をより早期から開始でき，合併症も少ないといわれている[6]。装着期間は6週間程度としている。

禁忌事項，注意事項

橈骨遠位端骨折には多くの合併症があり，早期に診断して適切な治療が必要である。

受傷後や手術後は腫脹の軽減のため，患側手を挙上し，手指の自動運動を励行させる。肩関節の拘縮も生じやすいので，肩関節の自動運動も併せて積極的に促す。

合併症として，
1. CRPS（complex regional pain syndrome，複合性局所疼痛症候群），
2. 手指・手関節の拘縮，
3. 手根管症候群，
4. 手根不安定症，
5. 長母指伸筋腱断裂，
6. 遠位橈尺関節不安定症，
7. 尺骨突き上げ症候群，

などがある。

（千馬誠悦）

図4 掌側ロッキングプレートによる固定

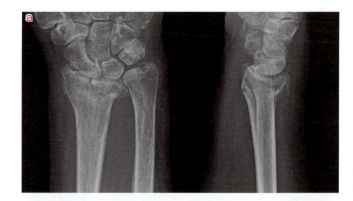

a. 術前
遠位骨片が背側転位している

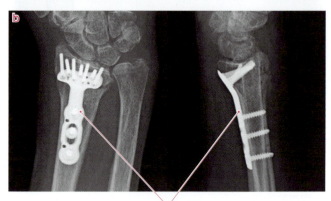

b. 術後
手術は掌側からアプローチし，観血的に整復して鋼線で仮固定する。
はじめに遠位骨片とプレート間をロッキングピンかロッキングスクリューを軟骨下骨に刺入して固定する。
次にプレートを橈骨の近位骨片に押し付けて適合させ，スクリューで固定する。
術後は遠位骨片の背側転位が矯正されている

掌側ロッキングプレート

図5 non-bridge型創外固定

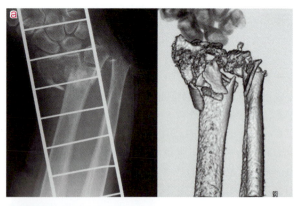

a. 術前
背側に多くの粉砕骨片はあるが，関節内骨折は伴っていない

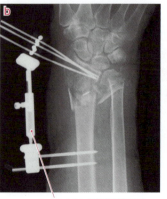
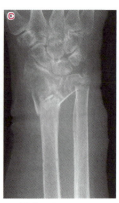

b. 術後
関節をまたがないnon-bridge型の創外固定を選択する。
牽引を加えて整復し，鋼線で仮固定する。
遠位骨片に3本のハーフピンを刺入して軟骨下骨を支持する。近位骨片にも2本のハーフピンを刺入して創外固定を装着する。
術後7週で創外固定を除去する

non-bridge型創外固定器　　　c. 術後7週

評価

術前から術後について

　リハビリ開始時，骨折の程度（受傷原因，受傷状態，損傷組織，固定方法，骨折部安定性，腱滑走状態，術後の固定肢位，既往歴，合併症）を手術見学・手術記録から情報収集を行い，可能であれば主治医と術後の後療法について確認するのが望ましい。

　橈骨遠位端骨折では，手指と手関節の関節拘縮，手根管症候群（CRPS）などの発生に配慮しながら介入していくことが必要となる。リハビリ介入時は患側の腫脹，炎症，疼痛，知覚障害のような術後合併症や一般状態の評価を行う。また，創外固定されている場合は，感染を防ぐために鋼線挿入部の清潔を保つ事が大切である。

　関節可動域（ROM）測定は骨接合の固定法や骨癒合に従って，主治医が許可した範囲で測定する。また，ギプスが長いことにより運動障害が生じていないか確認する。筋力測定は一般的には骨癒合が完成された時期に行うが，骨接合の固定性・安定性に応じて主治医の許可内で実施する。また，手の機能回復に伴い日常生活動作（ADL），手段的日常生活動作（instrumental activity of daily living；IADL）場面での患側の使用状態を確認し，可及的にADL・IADL参加ができるように指導する。

リハビリテーションの進め方

手術直後（急性期）

　橈骨遠位端骨折に対する骨接合術には，経皮的ピンニング法，髄内固定法（マイクロネイル法），創外固定法，掌側ロッキングプレート固定法がある。現在のゴールデンスタンダードとされる掌側ロッキングプレート固定法は良好な固定が得られ外固定を必要としない場合が多い[7]。尺骨茎状突起骨折や関節内骨折ではギプスで外固定となることもある[8]。プレートによる固定で骨折部の安定が保持される場合は，ギプスで外固定せず，取り外し可能な手関節の掌側装具（図6）を作製して手術翌日から手関節のROM運動を始める。適合性に優れて軽い装具を装着することで，腫脹，疼痛に対する積極的なアプローチが可能になる（C-①）。

　腫脹に対して患肢の挙上やポジショニング指導，マッサージ，手指の自動運動の指導を行う（D-①）。

図6　手関節の掌側装具

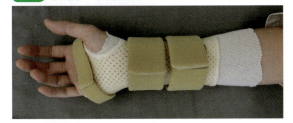

　手指の自動運動はDobynsの6 pack exerciseを参考にした写真，手指の運動が記載されたイラスト付きのパンフレットを用いて指導に当たると有効である[9]（図7・8）。特に示指から小指のMP関節は腫脹やギプス固定が原因で伸展拘縮をきたしやすく，また母指CM関節は内転拘縮をきたしやすいので，早期から自動介助運動を行い，徐々に自動運動が行えるようにする。

　疼痛に対しては，疼痛の原因を評価して対処する。腫脹からの痛みにはマッサージやアイシング，鎮痛薬の投与，手指関節拘縮による痛みには手指の関節の自動介助運動を行い，軟部組織の柔軟性の再獲得を図る（D-①）。全期間に共通であるが，骨折時の疼痛にそぐわない強い疼痛，皮膚の発赤，光沢を伴った皮膚，腫脹，ROM制限が発生したときはCRPSを疑う。CRPSは交感神経の反射が関係していることが多く，疼痛，腫脹，色調不良，関節拘縮のような症状が発現する。

　熱感があるときや腫脹が続く場合はアイシング，さらに温浴や交代浴の物理療法を取り入れる[9]（E-①）。ROM運動では愛護的なストレッチングを取り入れ，疼痛を誘発させないように介入していく。また，肩関節を中心に，他の関節に対しても自動他動ROM運動を開始する[10]。

図7 手指の自主訓練用パンフレット

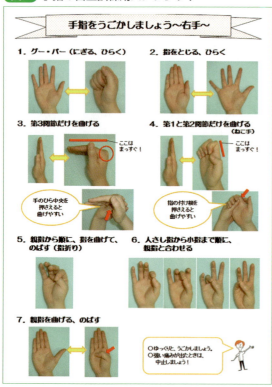

図8 ギプス固定中の手の管理について

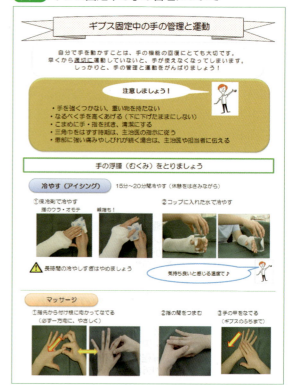

■1.5週〜（前腕・手関節運動開始時期）

　外固定しない症例には手術翌日から，外固定されている症例では外固定除去後から，手関節の背屈・掌屈，前腕の回内・回外の自他動ROM運動を開始する。

　ROM制限の原因には浮腫，疼痛，腱の癒着，筋力低下，運動に対する不安感が考えられる。手指や手背に浮腫が残存している場合は浮腫の軽減に向けてマッサージ，ポジショニングの指導を継続して行う。腱の癒着や筋の短縮がみられる症例では，筋群に対してゆっくりと他動によるストレッチングを取り入れ，筋の柔軟性を再獲得していく。必要に応じて温浴，超音波療法，ハドマーなどの物理療法も併用する。

　動作練習として軽い物品を把持し，手関節の運動を行わせるような手関節の機能性を高める運動を行っていく。また，可能な範囲内でグリップ，ピンチ動作をさまざまな物品を使用して練習する。日常生活動作では早期から補助的な使用を目標とする[11]。

■6週〜（骨癒合時期）

　骨癒合が進み，手の抵抗に抗した運動が可能となったら，積極的な手関節の他動運動を行い，ROMの拡大をめざす。手関節の背屈・掌屈，橈屈・尺屈，前腕の回内・回外を組み合わせた複合的な運動を練習する。主治医の許可が得られたら，筋力強化，動作練習を目的に応じて開始し，罹患手での荷重練習，重量物を持つなど筋力を強化する運動を始める。また，受傷前の役割の再獲得のため，仕事に必要な動作の練習や家事動作の練習も積極的に取り入れる。

　ROM改善の目安は健側と同程度のROMを獲得とすることであるが，最低限の実用性あるROM獲得を目標とする。ADL評価では客観的評価スケールとしてDASHを使用して，困難さが生じている動作を把握し，リハビリへ反映させていく（A-④）。

■創外固定

　創外固定の場合は，疼痛の原因がピンの刺激や牽引による軟部組織の緊張，橈骨神経浅枝への刺激も考えられるため，疼痛の原因の所在をはっきりさせ，関節運動の妨げとなっていないか評価す

る。不良肢位での固定は，手指の拘縮，手根管症候群の発生をまねいてしまう場合があり，また持続する疼痛，神経障害によりCRPSに進行する場合もあるため，合併症の兆候がみられたら主治医とともに早期に対応する[12]。創外固定中は肩関節，肘関節，手指の自動他動ROM運動を実施し，創外固定除去後は尺骨骨折や遠位橈尺関節の損傷に応じて手関節，前腕の自動他動ROM運動を開始する[13]。

non-bridge型の創外固定では手関節の背屈，掌屈の訓練を装着中から始める。特に前腕の回外制限をきたすことが多いため，拘縮予防に努める[14]。ADLでは骨癒合状態を主治医に確認しながら，患手の使用を促す。 (佐藤　保)

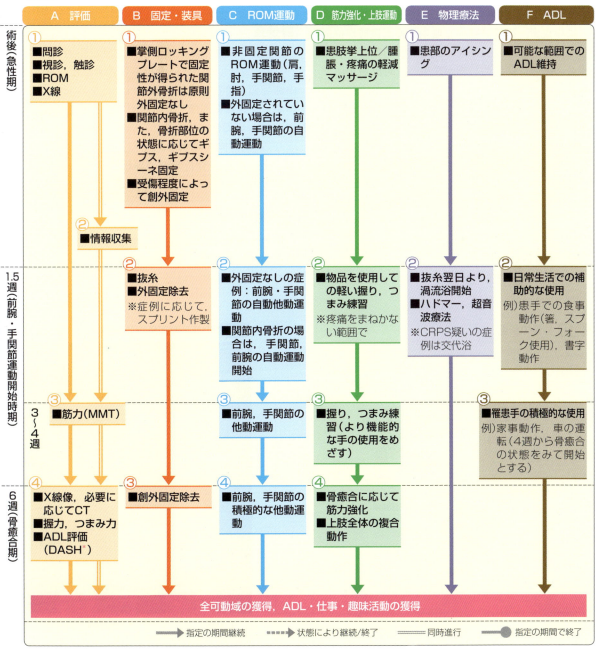

表1　橈骨遠位端骨折骨接合術 術後リハプログラム

*DASH；Disabilities Of The Arm, Shoulder And Hand

3 手関節，手指
指骨骨折

リハビリテーションに必要な解剖・疾患の知識

解剖

指骨の周囲は腱によって覆われているため，骨折により骨折部位と腱との癒着が生じやすい。特に基節骨は背側から掌側にかけて，骨に接するように中央索，指伸筋腱膜や側索の伸展機構が位置している（図1）。長期間の固定で骨折部と伸展機構との癒着，関節の拘縮が発生し，可動域制限が生じる。

骨折の受傷機転

労災事故，交通事故，スポーツ外傷で多いが，日常生活のなかで転倒して手指を打つことでも骨折は生じ，外傷のなかでも頻度が高い。高エネルギー外傷により受傷した骨折は，開放骨折になりやすく，合併損傷の割合も増加する。

指骨骨折の合併症

重篤な機能障害を残す合併症として，MP関節の伸展拘縮，骨折部での腱との癒着による可動域制限，回旋変形，偽関節[1]が挙げられる。合併症を発生させないために，早期運動療法が勧められる。

検査

単純X線検査で診断するが，正確な正面側面の2方向で撮影しないと，骨折を見逃すこともある。中節骨頸部骨折では正面像では骨折を診断できないが，正確な側面像で骨折が明らかとなる（図2）。正面像と側面像の2方向で骨折が不明瞭であるようなら，4方向の撮影をして初めて骨折が判明することもある。骨折状態の詳細な評価にはCT検査が有用である。

診断

単純X線像，CT検査で診断は可能である。基節骨の回旋変形は，受傷時の爪の回旋方向，屈曲時の交叉指の有無で確認する。

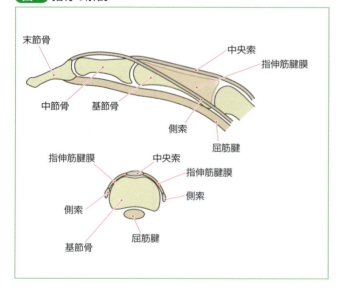

図1 指骨の解剖

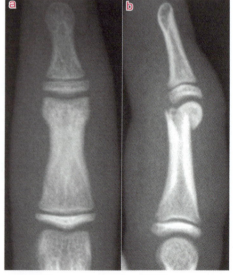

図2 中節骨頸部骨折（X線像）

a. 正面像　　b. 側面像
正確な側面像で骨折が明らかとなる。

リハビリテーションの知識

治療

　転位の小さい骨折や整復可能な骨折は保存的治療を行う[2]。整復後にアルミ副子かギプスで外固定をする。固定の肢位は原則としてMP関節を屈曲位，PIP関節とDIP関節を伸展位とする。

　基節骨骨折の大部分はMP関節を屈曲位で整復位を保持するナックルキャストによる外固定で骨折部の安定が得られ，早期から手指の自動運動が可能となる[1]（図3）。アルミ副子固定は長くても3〜4週間とし，長期間の固定は避ける。

　回旋変形が整復できず交叉指の危惧がある場合，関節内骨折で転位がある場合，骨折部が不安定で早めに運動できない場合は手術の適応となる。手術はできるだけ低侵襲な経皮的鋼線固定を第一選択としている[2,3]（図4）。

　この際に，鋼線が伸展機構を貫くとその遠位で関節の運動が妨げられるので，避けるのが望ましい（図5）。鋼線で固定できないときはスクリューとプレートを用いる。プレート設置の展開時に軟部組織に与える侵襲が大きく，損傷組織への血行障害も加わり，術後の癒着が生じやすいので適応を厳格にするべきである。整復固定し，できるだけ早期に関節の自動運動ができる治療法を行わないと拘縮が生じてしまう。

禁忌事項，注意点

　重篤な機能障害を残す合併症を防ぐ治療法と後療法をとるように心がける。早期から自動運動できない症例には，早めに理学療法の介入が必要である。

（千馬誠悦）

図3　ナックルキャスト

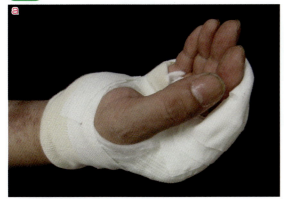

a. 手指自動伸展時

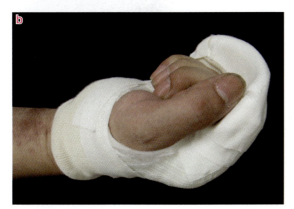

b. 手指自動屈曲時

図4　経皮的鋼線固定

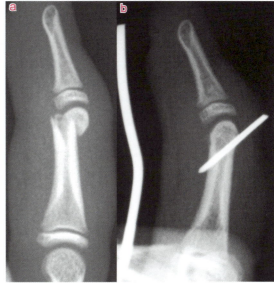

a. 術前（図2b）　　b. 術後

図5 基節骨骨折に対しての交叉ピンニング後

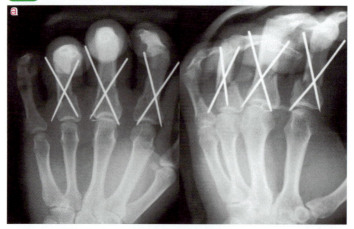

a. 鋼線が伸展機構を貫いたためにPIP関節とDIP関節の可動域制限が著明となる

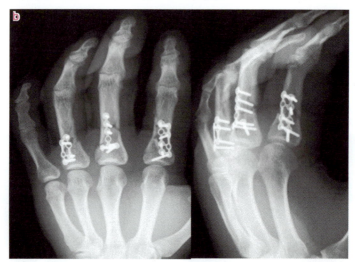

b. 鋼線抜去後にプレートとスクリューで固定

評価

　術後からリハビリを円滑に進めていくため，医学的情報（受傷機転，受傷から手術までの期間，罹患指，合併損傷の有無，骨折部位），骨固定方法（経皮ピンニング，ミニプレート，スクリュー）の情報収集を行う。また，手指の自動運動が行えているか確認する。特に，回旋転位がある場合は回旋変形が生じ，交叉指をまねいてしまうリスクが高くなるため，骨のアライメントや罹患指のMP関節を最大屈曲位にすることで確認しておくことが望ましい。

リハビリテーションの進め方

保存療法

　安定型の骨折，転位が少ない場合は保存療法が選択される（B-①）。外固定はMP関節を屈曲位（最低70°）に保持したなかでPIP関節およびDIP関節を隣接指とともに，早期運動療法を開始するナックルキャスト（knuckle cast）とする[4]。
　ナックルキャストにより手指を手内在筋プラス肢位（MP関節屈曲，PIP・DIP関節伸展）に保持することでMP関節の伸展拘縮を防ぐことが可能となる。

　固定後4～5週で外固定を除去し，罹患指の自動他動屈伸運動を積極的に行っていく（B-③）。
　除去後は，生じた手指の各関節拘縮に対して装具療法を導入していく（B-④）。手指のPIP屈曲拘縮がある場合は，セーフティピンスプリント，伸展拘縮にはストラップ＆バックル等の装具療法を始める[5]（図6・7）。
　骨癒合の状態や手指の疼痛に応じて他動運動を開始していき，手指の関節可動域の拡大に介入していく。

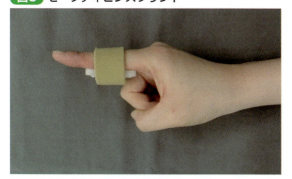

図6　セーフティピンスプリント
PIP関節を伸展矯正

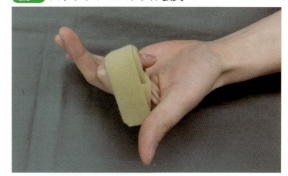

図7　ストラップ＆バックル装具
PIP関節を屈曲矯正

術後～4週（術後固定期）

　経皮的な鋼線挿入による固定術は低侵襲な手術で用いられる機会が多い。術後はMP関節を屈曲位に保持する装具を作製し，装着させる場合やアルミ副子で外固定後，隣接指とバディテーピング（図8）として早期に自動運動をさせる[6]。
　術後は疼痛が強く，自動運動が行えない場合は，自動他動による手指の運動を行い，PIP関節の屈曲拘縮やMP関節の伸展拘縮の予防に努める。屈曲は指尖手掌距離（pulpe-palmar-distance；PPD）0mmを目標とし，PIP関節は伸展0°をめざす。
　積極的に手指の自動運動をさせることにより，筋ポンプ作用を利用して腫脹の軽減，拘縮を予防する。また，肩，肘，前腕の固定されていない関節の自動運動も行い，指導をしていく。

図8 バディテーピング

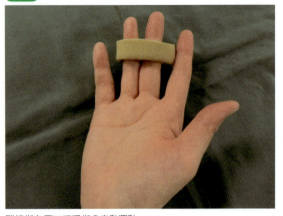
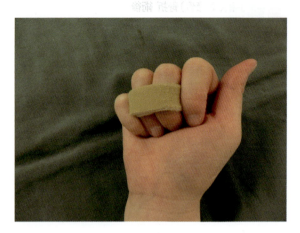

隣接指を用いて手指の自動運動

■固定除去時期

　術後4～6週で鋼線を抜去後に，創部周囲の柔軟性の向上を目的に創部マッサージを自動運動前に加えて行う．保存療法の経過と同様に生じてしまった手指の拘縮に対して，装具療法を導入する．ROM運動では，手指屈曲時に隣接指と交叉し，機能障害が生じていないか注意し，手指屈曲時に指先が舟状骨結節の方向へ向くように指導を心掛ける[7]（図9）．
　ADLでは物品の軽い握り，つまみ練習から開始していくが，骨癒合の状態に留意し，主治医と確認しながら段階的に動作参加を図っていく．

■術後7週～（運動強化時期）

　術後7週以降，骨癒合が進むにつれ，他動運動を開始する．深部組織の癒着や拘縮・疼痛が残存している場合は，必要に応じて超音波療法を追加し，癒着解離，拘縮改善，鎮痛に努める（E-④）．ROM運動では他動運動を積極的に取り入れて，拘縮の改善を図る．また，筋力増強を目的にセラプラストを用いて握り・つまみ動作を強化していく[8]．ADLでは積極的に患側手を使用するよう指導をしていく．

（佐藤　保）

図9 手指屈曲時，指先が舟状骨結節の方向へ向くようなROM運動

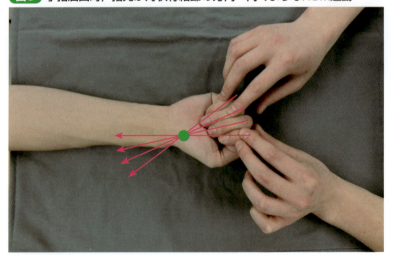

手指全体の最大屈曲位を保持させる．
※疼痛自制内で

表1 手指(基節骨)骨折 術後リハプログラム

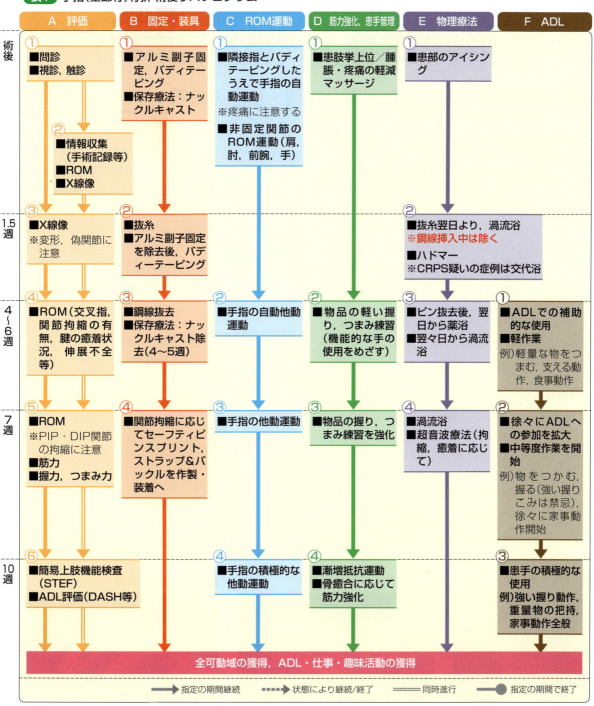

4 手関節，手指
末梢神経損傷（橈骨神経麻痺，正中神経麻痺，尺骨神経麻痺）

リハビリテーションに必要な解剖・疾患の知識

◾解剖

末梢神経は最も外側にある神経上膜に覆われていて，その中に神経周膜に包まれた神経束が数本〜数十本の束になって構成されている（図1）。

手は主に橈骨神経，正中神経，尺骨神経の3本の神経から支配を受けている。また，機能の点から末梢神経は遠心性神経線維（運動神経，交感神経），求心性神経線維（知覚神経）の2つに分けられる。

◾原因

開放損傷に伴って神経が断裂する場合が多い。他に，圧挫や圧迫，牽引，薬剤注入，阻血，高温冷温，電気的刺激，放射線によっても損傷される。

◾検査

徒手筋力検査で神経が支配する筋力を測定する。知覚検査として2点識別覚（static 2 point discrimination；static 2PD）とSemmes-Weinstein monofilament testがあり，知覚障害を評価する。

電気生理的検査では神経伝道検査，筋電図検査で，神経の通過性や筋収縮の電気的活動を調べる。

◾診断

前述した検査のほか，神経の断端や再生した神経の先端を叩打した際に神経支配領域にしびれや疼痛が放散するTinel徴候を確認する。運動麻痺による固有の手・手指の肢位も参考になる。正中神経麻痺の猿手（図2），正中・尺骨神経麻痺の鷲手（図3），尺骨神経麻痺のかぎ爪手，橈骨神経麻痺の下垂手（図4）が麻痺に特有な肢位である。神経支配領域の皮膚の発汗障害の有無も確かめておく。

図1 末梢神経の解剖

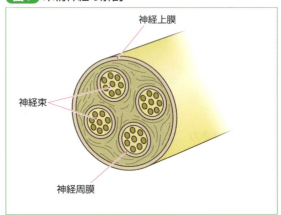

図2 正中神経麻痺

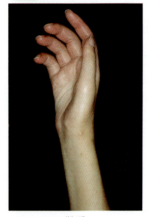

猿手

図3 正中・尺骨神経麻痺

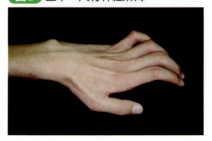

鷲手

図4 橈骨神経麻痺

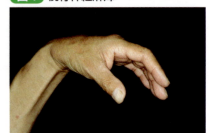

下垂手

リハビリテーションの知識

■治療

神経修復の前に手と手指に腫脹が生じると，拘縮と変形の原因となる．罹患肢の高挙を勧めて，患側手指の関節拘縮を予防することが重要である．機能的な良肢位を保持する目的で，装具療法が用いられる．

閉鎖性外傷で神経が連続して，一時的な圧迫のような損傷に対しては，自然回復が期待できるのではじめは保存的治療を選択する[1]．1日1mmで再生神経が伸びると仮定して，予想される神経の回復徴候がみられない症例に対して，手術を予定する．神経損傷部位を展開し，状況に応じて神経剥離術や神経縫合術，移植術を行う．

●神経剥離術

神経が連続しており，神経周囲の圧迫，癒着が神経障害の原因となる場合に適応となる[2]．術後に再び周囲の瘢痕に巻き込まれるのを予防するため，静脈で神経を被覆するラッピング法が行われている[3]（図5）．

●神経縫合術

断裂した神経断端を新鮮化した後に，顕微鏡視下にできるだけ神経束を適合させて縫合する．

●神経移植術

断裂した神経の断端間の間隙が大きく，端々縫合ができない場合に神経移植を選択する．実際には，採取した神経を数本束ねてケーブル移植する（図6）．近年，神経再生技術の進歩により人工神経が臨床応用できるようになっている[4]．

■禁忌事項，注意点

神経を修復しても，回復までは長期間要する．特に尺骨神経では運動機能の回復が不良であるため[5]，かぎ爪手変形の予防に努める．

神経縫合時に近傍の関節を動かして縫合部の緊張を確認する．緊張が強すぎて，縫合部が離開するようなら神経移植となるが，断裂しないまでも緊張が加わる際には，術後2週間シーネで外固定する[6]．その後除々に関節を動かしていくが，急な運動をさせると神経の再断裂に繋がるので避けなければならない．

（千馬誠悦）

図5 静脈ラッピング法

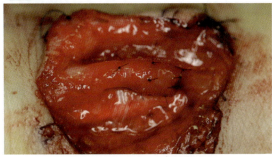

剥離した橈骨神経浅枝を静脈で包んで被覆する

図6 神経移植

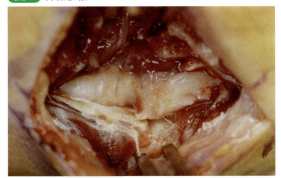
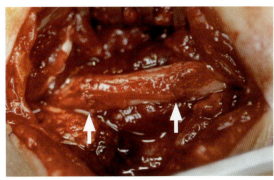

尺骨神経の欠損部分に腓腹神経を3本束ねて（⇨間）神経移植

評価

　手術を受ける前に術前の機能を評価することが重要である．術前にはROM評価，筋力検査，知覚検査，ADL評価，縫合方法について情報収集をする．

　特に関節拘縮が生じている場合は，関節拘縮の改善に関わる情報を収集するようにする．また，罹患手が不良肢位になっている場合は，装具療法を追加していく場合もある[7]（図7）．

知覚・運動再学習

　末梢神経損傷後は，痛覚・温度感など知覚の障害，刺激に対して知覚の過敏状態，刺激に対しての識別する知覚が障害される場合がある．知覚再学習とはさまざまな物品を用い，各物品の性質，材質，形状等を患部で触れ，知覚情報を入力しながら再学習することである．

　運動再学習は種々の物品を用い，それらの特徴に応じて手のフォームを形成し，操作できるようにする．動作時には閉眼で再学習を図る[2,3]．

図7 橈骨神経麻痺に対する装具の例

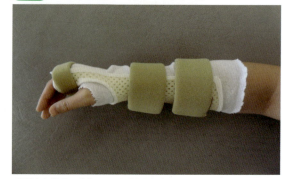

手関節を背屈，他指のMP関節を軽度屈曲位に保持する

リハビリテーションの進め方

術後～1.5週（固定時期）

　神経縫合術，移植術後は神経縫合部位へ過度な牽引力が加わらないように外固定する場合もあるが，外固定には装具を作製し，適切な肢位で固定する．装具装着中は，腫脹の軽減を目的にマッサージを行い，固定されていない関節のROM運動を行うことで，筋力低下，関節拘縮を防ぐようにする．また，知覚障害部位の皮膚障害にも注意を払う．外固定しない症例でも，神経修復部分に緊張を加えないようにする．

　ADLでは維持，改善を目的に自助具の検討，動作方法の指導を行う[8]．

3～6週（運動開始時期）

　術後約3～4週経過すると外固定が除去となり，夜間のみさらに1～2週間継続させる．固定除去となってから，自動運動のROM運動を開始し，癒着予防に努める．自動運動を開始する際，神経縫合部への緊張状態に注意しながらROM運動を行う．知覚に対してはさまざまな物品を用いて，各物品の性質を再学習していく．それと並行して，物品を用いて患側手の運動学習を行っていく[9,10]（図8）．

　術後5～6週後から固定していた関節の他動運動を行い，漸増的に抵抗運動を開始する．筋力状況に応じて低周波療法を導入していき，筋力強化を行っていく．ADLでは患手を用いた軽作業を開始していく．

　神経の回復には修復部から効果器までの距離が関与してくるが，損傷部位が高位であるほど，神経が回復するまで長期間を要する．そのため，機能の代償を目的とした装具を作製，装着し，社会復帰やADLの拡大をめざす．

図8 患側手の運動再学習（つまみ動作）

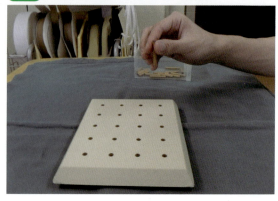

■ 8週〜（積極的な運動開始時期）

術後8週から関節可動域運動として他動運動を強化していく。筋力強化は術後10週後から積極的に行う。ADLでは中等度作業を開始とし，術後10〜12週以降から動作制限なしとするが，あくまでも主治医と相談しながら経過に応じたリハビリとなる。

（佐藤　保）

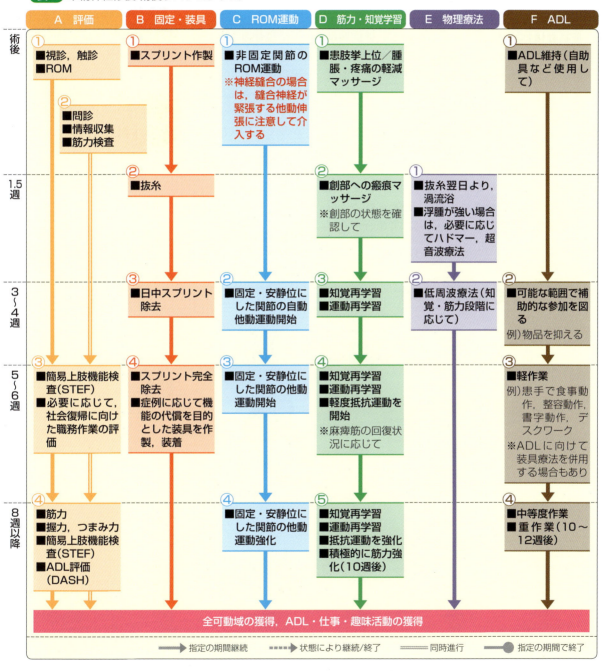

表1　末梢神経修復　術後リハプログラム

5 手関節，手指
舟状骨骨折

リハビリテーションに必要な解剖・疾患の知識

■解剖

　舟状骨は4つの関節面をもっている。近位側は橈骨と橈骨手根関節を，尺側では有頭骨と手根中央関節を，その近位では月状骨と舟状月状骨間靱帯を介して相対している。遠位部では大菱形骨，小菱形骨とも関節を形成している。近位側は凸面，有頭骨と相対する面は凹面を呈している。中央部で遠位側は近位側に対して，回内，尺屈してねじれるような構造を呈している（図1）。

　80％以上が軟骨で覆われており，血行は主に背側の遠位側から供給されている[1]ため，特に近位部での骨折では血行が乏しいため，骨癒合がしにくくなる。

■原因

　手根骨のなかで最も骨折しやすく，手根骨全体の70〜80％を占めている。スポーツによる骨折が半数近くあり，転落や転倒で手掌をつき手関節が背屈強制された際に骨折する。パンチ動作でも骨折することがある。骨折部位は中央1/3での骨折が多く，10代後半から20代前半の男性に多くみられる[2]。

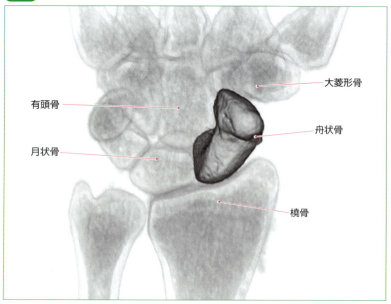

図1　舟状骨の解剖

検査

 通常の手関節2方向の単純X線像では骨折が判明しにくく，初回検査時に見逃されることもある。2方向に加えて正面で拳を軽く握った状態の背屈位，尺屈位，45°回内斜位の5方向の撮影を行う。

 骨折が疑われた場合は，MRI検査をすると骨折の有無が明らかとなる。CT検査で骨折のより詳しい状態をつかむことが可能となる(図2)。

 舟状骨への血行が不良なため，見逃されて放置されると骨癒合は得られず，偽関節となる。受傷後長期間を経てから骨折部が骨癒合せず偽関節となり，手関節の疼痛と可動域制限を訴えて受診してくる場合もある(図3)。さらに放置すると変形性手関節症に進行する(図4)。

診断

 解剖学的嗅ぎたばこ入れや舟状骨結節部に圧痛があり，手関節の背掌屈・橈尺屈の運動制限，運動時痛があると舟状骨骨折を疑う。画像所見で診断を確定させる。

図2 舟状骨骨折の診断

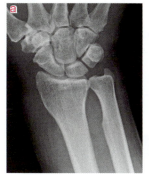
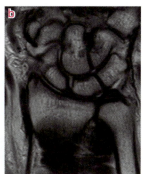
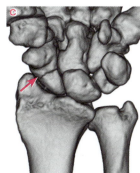
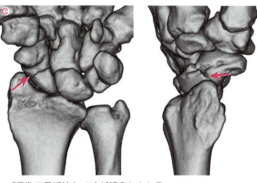

a. 単純X線像では骨折が不明瞭　　b. MRI像で舟状骨骨折が疑われる　　c. CT像で骨折線(→)が明らかとなる

図3 舟状骨偽関節

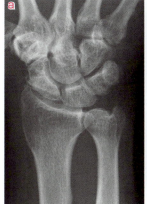
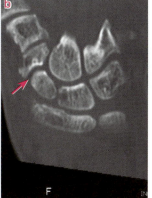

a. 単純X線像　　b. CT像
受傷後42年で受診し，CT像で偽関節部(→)が明らかとなる

図4 変形性手関節症

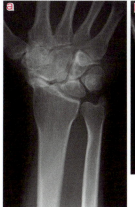
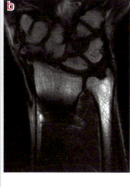

a. 単純X線像　　b. MRI像
受傷後26年で受診

リハビリテーションの知識

■治療

●保存的治療

受傷1カ月以内の新鮮例で遠位1/3～中1/3の転位がない安定型の骨折にはギプス固定を6～8週間行う[3]。固定範囲は肘関節を含まない前腕から母指までとしている。

●小皮切による骨接合術

転位のない安定型骨折でも長期間の外固定を希望しない症例や早期にスポーツや社会復帰を望む症例には手術治療を選択する。整復位にある症例には骨折部分を展開しないで小皮切でスクリューを刺入して固定する。骨折部を展開しないので、舟状骨への血流を障害せず、靱帯も切離しない低侵襲手術であり、骨癒合の点からも有利である。

●観血的骨接合術

転位があり整復できない場合や骨欠損がある場合、偽関節例に適応となる。偽関節症例には骨欠損部に骨移植してスクリュー固定する[4]（図5）。また、手術後に骨癒合が遷延する例には超音波治療が有効なこともあり、骨癒合を得る補助療法[5]として用いられている。

■禁忌事項，注意点

合併症として偽関節、CRPSが挙げられる。偽関節は固定力不足や固定期間・安静期間の短さ、近位骨片の壊死が原因で発生する。骨癒合が確実に得られてから、重労働やスポーツに復帰させるべきである[2]。

（千馬誠悦）

図5 舟状骨偽関節に対する手術

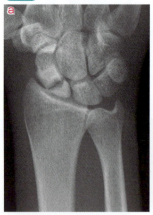
a. 骨折後8カ月

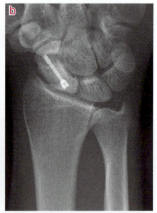
b. 骨移植しスクリューを刺入して固定する手術後2年

評価

　術前の評価として骨折部位の状態，疼痛，可動域制限，ADL評価，スポーツ，仕事面での支障について情報収集を行う。舟状骨は手根骨のなかで最も骨折が多く，X線像で骨折を見つけにくく，さらに症状が軽いため放置されることが多い。また骨折部が血行不良となりやすく，偽関節の発生頻度が高いとされている[6]。手術後は骨癒合の状態をX線，CT像上で確認する。

　新鮮例で転位がない症例には，ギプス固定で治療する選択肢もあるが，外固定期間が長期に及ぶ点が問題となり，早期に社会やスポーツへの復帰を希望する場合は手術治療を選択する。また，骨折部に転位がある場合や骨欠損，偽関節では手術方法が異なってくるため手術見学，手術所見から骨接合方法（スクリュー固定術，遊離骨移植術，血管柄付き骨移植術など）を確認する。

リハビリテーションの進め方

▪️術後早期

　小皮切骨接合術後，ギプスで外固定となる。術後は手指腫脹，疼痛，腫脹から手指MP関節の伸展拘縮が発生しないように，固定されていない母指IP関節，示指～小指MP関節の自動ROM運動を行う（C-①）。自動運動が困難な場合は，自動介助で可能な範囲で手指の動きを引き出し，腫脹の軽減に努めていく。

▪️術後1.5～4週｛ギプス除去後（回復期）｝

　小皮切骨接合術，観血的骨接合術，骨移植を併用した手術後は，骨癒合が進むとギプスを除去し，シーネ固定へ移行となる（B-②）。症例に応じてはサムスパイカ型装具へ移行する場合もある（図6）。
　可動域運動は前腕，手関節，母指CM，手指MP関節の自動他動運動が開始される（C-②）。偽関節例では固定期間が長期となりやすいため，手関節の掌背屈制限，母指橈側外転，掌側外転の可動域制限に注意し，なるべく早期から疼痛に配慮しながら自他動運動を行う。訓練開始前に痛みが強い場合は，リハビリ開始前に薬浴・渦流浴を導入していく。

図6 サムスパイカ型装具

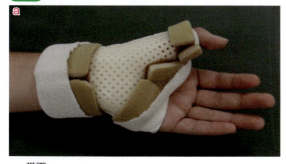

a．掌面

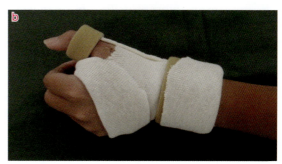

b．背面

■ 骨癒合期（筋力増強期）

術後4〜6週経過になると，概ね骨癒合が進行してくるので，他動運動を開始していく。

ギプス固定，装具装着中は母指のCM関節が固定されることにより母指対立動作の制限が生じている場合は，母指から示指の指骨間部のストレッチングを併用してROM運動を積極的に行う[7, 8]（図7）。

手関節のROM運動では疼痛を生じない範囲で橈屈・背屈動作，尺屈・掌屈動作の複合動作を加えていく[9]。疼痛によりROMが制限されている場合は，超音波療法を追加する場合もある。特に握力，ピンチ力で機能低下をまねいているケースが

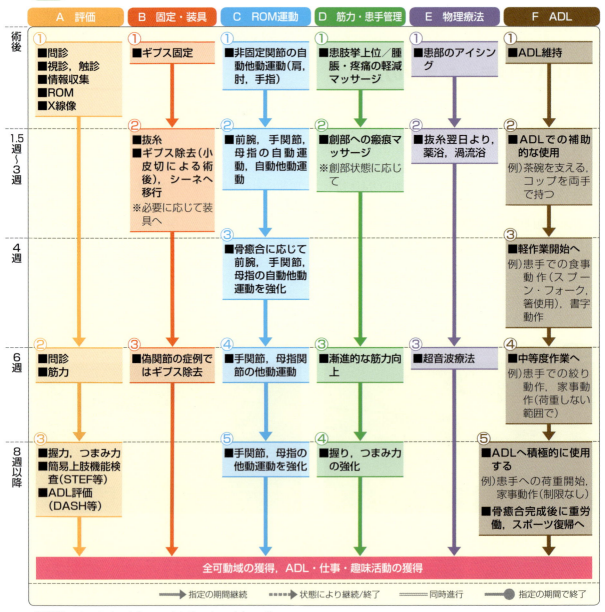

表1 舟状骨骨接合術 術後リハプログラム

多いので疼痛が生じないように力強い握り，つまみ動作の再獲得に努めていく。また，患側手への荷重練習は術後約8週後から開始とし，スポーツ，重労働は骨癒合が完全に得られてから再開するように指導する。

（佐藤　保）

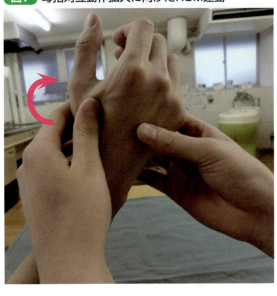

図7 母指対立動作拡大に向けたROM運動

6 手関節，手指
手根管症候群

リハビリテーションに必要な解剖・疾患の知識

■解剖

横手根靱帯は橈側では舟状骨と大菱形骨，尺側では豆状骨，有鉤骨鉤に付着している。横手根靱帯と手根骨とに囲まれた骨線維性のトンネルが手根管である。手根管内には9本の屈筋腱と正中神経が通っている（図1）。手根管は有鉤骨鉤の部分で最も狭くなっている[1]。手根管の遠位端付近で母指球筋への運動枝を出す。手根管内で正中神経が圧迫を受けて生じる絞扼性神経障害が手根管症候群である（図2）。

■原因

手根管が狭い，手が小さいことが原因の一つに挙げられる。手関節の掌屈やピンチ動作で手根管内圧が上昇するため，手を使いすぎる作業で発生しやすくなる[2]。

関節リウマチや妊娠，出産に伴う屈筋腱の腱鞘滑膜の炎症や浮腫，透析による腱鞘滑膜へのアミロイド沈着，骨折や骨壊死などによる骨の変形，腫瘍やガングリオンなどの占拠性病変によっても発症する。40〜60歳代の女性に多い[3]。

図1 手根管の解剖

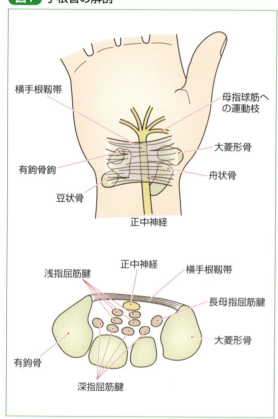

図2 手根管症候群の手術所見

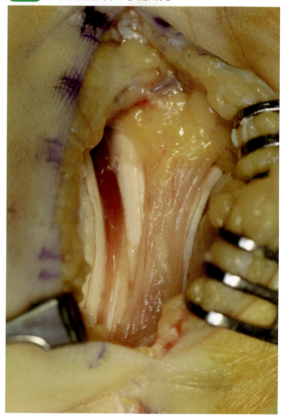

正中神経が手根管内で拘扼を受けて，細く扁平化している

診断

①. 症状から診断する。症状は母指から環指橈側にかけてのしびれ，疼痛，知覚障害で，夜間から早朝にかけて増強する傾向がある。母指球筋の萎縮を視診で確認できる（図3）。筋萎縮が進行すると，ボタンかけや硬貨のつまみ出しのようなピンチ動作が困難となる。このような訴えがあれば，手根管症候群を疑う。

②. 手根管入口部でのTinel徴候陽性，Phalenテストでしびれや疼痛の増強，手関節を掌屈させて正中神経を皮膚の上から持続的に圧迫することで症状が増強する現象がみられる。

③. 電気生理学的検査で運動神経の遠位潜時の遅延や知覚神経伝導速度の遅延が認められる。

④. Semmes-Weinsteinモノフィラメントによる知覚検査で正中神経領域の知覚低下が認められる。

図3 母指球筋の筋萎縮

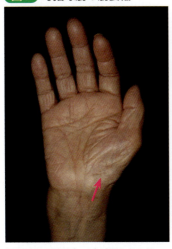
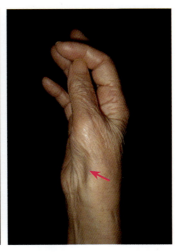

母指球筋の萎縮（→）が認められる

リハビリテーションの知識

治療

保存的治療

装具療法で手関節を安静にさせる。実際には日中の装着が困難で，夜間のみの装着となる。

他に，ステロイドの手根管内への注射が行われている。80%以上の有効率といわれるが，再発率も高い[4]。

手術治療

3〜6カ月間の保存的治療の無効例，母指球筋の萎縮が進行し，つまみ動作の障害がある例や，夜間に覚醒して睡眠障害を引き起こす強い疼痛あるいはしびれがある症例が手術の適応となる。

小皮切手根管開放術

手掌部のみの小皮切で横手根靱帯を切離して正中神経の除圧を図る手根管開放術が一般的である。横手根靱帯を確実に切離する。滑膜増殖が強い場合は，滑膜切除を追加する。正中神経に対する剥離は術後の癒着が生じやすいためできるだけ避けるのが望ましい[5]。

内視鏡的手根管開放術

局所麻酔下に小皮切をおいてカニュラを挿入し，鏡視下に横手根靱帯を手根管内から切開する。低侵襲手術で，早期に日常生活に復帰できるが，視野が狭いために神経と血管，腱を損傷する危険がある。筆者は経験がない。

母指対立再建術

筋萎縮が著明で母指対立運動障害の程度が強い症例，特に高齢者に対して手根管開放術と併せて行うことがある。腱移行により母指が掌側外転できるようになり，長掌筋腱と手掌腱膜を用いるCamitz法（図4）や短母指伸筋腱を用いるEnna法がある。

禁忌事項，注意事項

正確な診断と確実に横手根靱帯を切離して正中神経の除圧が得られると，手術の成績は良好である。予後不良因子として，高齢，長期罹患例，術前の機能評価が不良，うつ病の合併，労災などが報告されており[1]，この因子がある症例には術後の拘縮，CRPSの発生を予防する意識をもった後療法が必要となる。

術後合併症として手術瘢痕周囲の手掌基部の疼痛(pillar pain)，再発がある。再発のなかには手術時に靱帯の切離不足だった症例が大部分を占める[5]。

（千馬誠悦）

図4 Camitz法による母指対立再建術

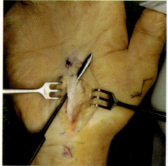

a. 手掌で手掌腱膜をまとめて束ねる

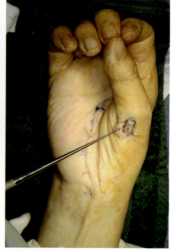

b. 束ねた手掌腱膜を短母指外転筋腱に縫合する

評価

■術前

術前の手の評価として手根管入口部Tinel様徴候の有無，正中神経の圧迫下でしびれや痛みの増強があるか誘発テスト（Phalen test，逆Phalen test，正中神経圧迫テスト等）を行うことで確認する．知覚検査としてSemmes-Weinstein Monofilament Test（SW-T，図5）を行う．また，電気生理学検査として，神経伝導速度検査を行う．

短母指外転筋の筋力評価，筋萎縮状態を視診，触診にて評価する．また，利き手，日常生活状況，仕事での手の使用状況，何が最も困っているかを確認する．術前に手術情報を収集し，再建術を予定している際，移植腱の筋力，状態を評価する．

■術後

術後は正中神経支配領域の感覚障害，しびれの範囲，強さを問診，触診，検査を行っていく．再建術が行われた場合は，移植腱の緊張を確認し，経過に応じて筋力強化をしていく．

図5 SW-T評価の記載例

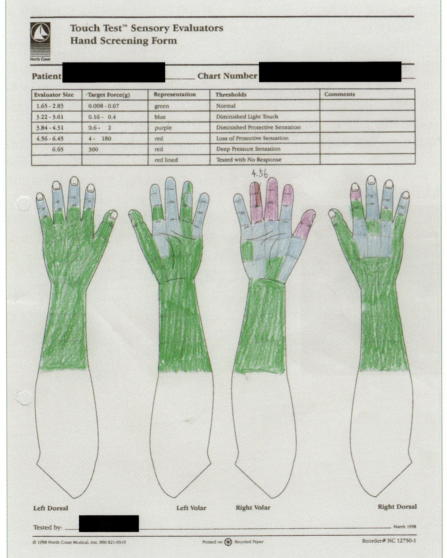

分析基準
緑：正常
青：触覚低下
紫：防衛感覚低下
赤：防衛感覚消失
赤と黒斜線：測定不能

文献6)より参考引用

リハビリテーションの進め方

■術後〜1.5週{術後早期(急性期)}

手術は小皮切手根管開放術と内視鏡的手根管開放術がある。小皮切手根管開放術後はギプスシーネ固定か、弾性包帯固定とし、手術直後から手関節以外の肩関節、肘関節、手指に対してROM運動を行い関節の拘縮を予防する[7]。固定肢位は軽度背屈位とし、手根管内圧を高めないように注意する[8]。

手根管開放術と併用に母指対立再建術が行われた症例については、母指掌側外転位、手関節軽度掌屈位の装具を作製する(図6)。

術後は腫脹や熱感が生じる場合は、アイシングを行うとともに、早期から疼痛や腫脹に対して軽擦マッサージを実施する。術後は腫脹の影響により手指の可動域制縮が生じやすいため、早期から積極的に手内在筋を意識した自動運動を励行していく。また、ばね指の手術を併用した症例に対しては、腱の癒着が考えられるため最大限に腱滑走を促すような自動ROM運動とPIP関節の屈曲拘縮予防に対する他動ROM運動を実施する[7]。ADLでは可能な範囲で患手を参加させ、維持を図る。

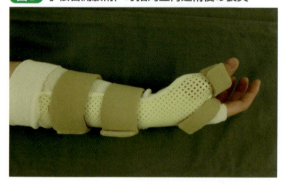

図6 手根管開放術,母指対立再建術後の装具

■1.5〜2週{手関節運動期(回復期)}

抜糸後は、必要に応じて、温浴、ハドマーを併用し、疼痛の緩和を促し、創部の柔軟性の再獲得を行う。特に創部の柔軟性低下が、手関節のROM制限の原因と考えられる場合は、軟膏を併用しながら、瘢痕マッサージを行う。創部に対する違和感をもつ症例に対しては、やわらかい物品から硬い物品へと徐々に移行して、さまざまな物品を用いての巧緻動作訓練を行う[9]。ADLでは箸動作の練習、茶碗を持つ、書字練習といった軽作業を疼痛状態に応じて開始する。

■3週以降{患手使用期(筋力強化期)}

母指対立再建術を行った症例は、術後3週間で日中装具を除去とし、4週で完全除去とする。装具除去後は、手関節と母指のROM運動を開始する。母指のROM運動では母指外転、対立へ可動域の拡大を図る。移行腱に癒着が生じてROM制限が生じた場合は、移行腱に過度な緊張が加わらないように他動運動を追加する。

手根管開放術後の症例は手指の筋力強化を目的に握力、つまみ力の強化、患側手の筋力訓練を開始する。またさまざまな物品を用いて手指の知覚再教育、運動学習を行っていく[9]。運動学習として手関節の背屈、母指対立運動を促すように指導し、訓練内容をセラピストの方で調整して行っていく。ADLは発症前の役割の再獲得のため、日常生活や仕事上必要な動作練習を行っていく。

(佐藤 保)

表1 手根管症候群 術後リハプログラム

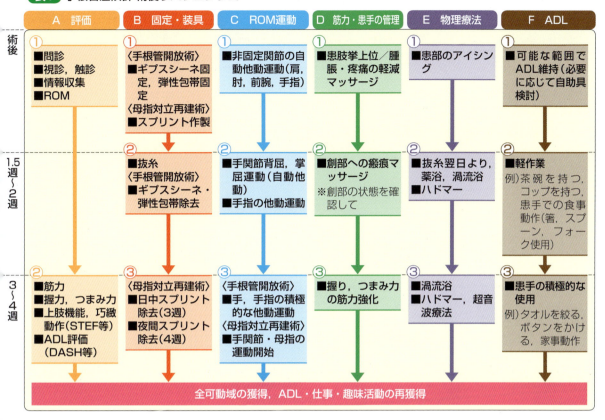

6章　股関節，大腿

変形性股関節症
人工股関節置換術
骨盤骨折
大腿骨頸部骨折
大腿骨転子間骨折
大腿骨骨幹部骨折
大腿四頭筋断裂

股関節，大腿
変形性股関節症

リハビリテーションに必要な解剖・疾患の知識

解剖

股関節は多方向に可動する球関節で，受け皿となる寛骨臼とそのなかで動く大腿骨頭から形成される。寛骨臼と大腿骨頭の表面はそれぞれ厚さ2〜3mm程度の軟骨で覆われており，両者は大腿骨頭靱帯（円靱帯）で繋がっている（図1a）。

寛骨臼の辺縁には関節唇が付着しており関節の安定化に寄与している。これらの構造体は関節滑膜に裏打ちされた関節包（靱帯）に包まれ，その内部に少量の関節液を含む。関節液は潤滑液として機能するとともに軟骨に栄養を供給する役割も果たす（図1b）。

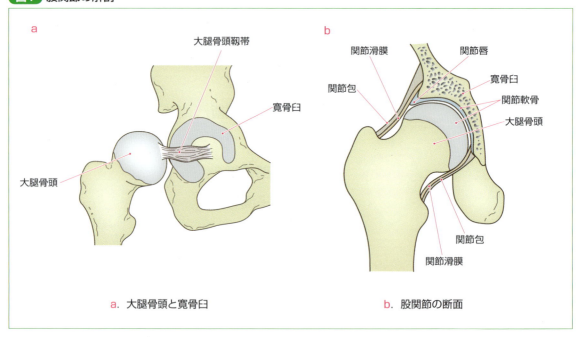

図1 股関節の解剖
a. 大腿骨頭と寛骨臼
b. 股関節の断面

原因

変形性股関節症（股OA）の原因には，発育性のものと後天性のものがあるが，日本人の場合，8割以上が発育性の形態異常に起因する。胎児期から成人に至るまでの過程で寛骨臼が十分に発達しきらなかったものを寛骨臼形成不全（臼蓋形成不全と同義）とよぶが，これが本症の原因の大多数を占める[1]（図2a）。乳幼児期に発育性股関節脱臼（先天性股関節脱臼を含む）の治療歴がある場合は寛骨臼形成不全に移行しやすいので注意を要する。片側例と両側例いずれも認められるが，両側例が8割以上という報告もある[2]。発育性股関節脱臼および寛骨臼形成不全はいずれも女性が8割程度を占める。

これとは逆に，寛骨臼の被覆が大きすぎて本症が生じる病態も知られている（図2b）。寛骨臼縁と大腿骨頸部が衝突を繰り返すため関節唇および軟骨に損傷が生じ，重度の場合は変形性股関節症に至る。大腿骨頸部の形態異常（部分的に突出）も同様な病態を引き起こす。これらをまとめてFAI（femo-roacetabular impingement，大腿骨寛骨臼

インピンジメント）とよぶ．

後天性のものには，外傷による変形の残存や，幼少期も含め過去に生じた股関節疾患の後遺症などが原因になる（図2c）．病状を悪化させるリスクファクターとしては，体重過多[3]や重労働[4]などが挙げられる．

図2 変形性股関節症の原因

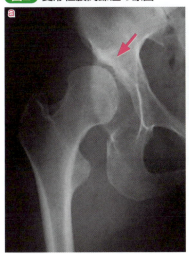
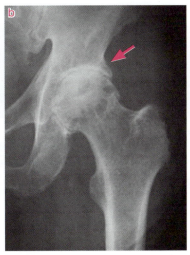
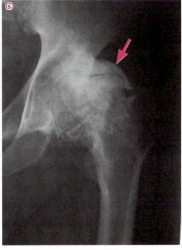

a．寛骨臼形成不全
寛骨臼が浅いため（→）不安定であり，大腿骨頭が外方化している

b．FAI
寛骨臼縁の過剰な被覆（→）

c．外傷後変形性股関節症
巨大な骨棘（→）と骨頭の変形により，可動域はほとんど失われている

■検査

本症の検査としてはX線撮影が基本となる．反対側に症状がない場合は左右をよく比較し，関節裂隙の狭小化（すなわち軟骨の減少），骨棘，骨嚢胞，骨硬化の有無を調べる（図3）．これらの所見がなくても寛骨臼形成不全があれば疼痛の原因になりえるので，CE角（center-edge angle）を計測する（図4）．CE角が20°以下であれば寛骨臼形成不全と判断できる．また，10°以下であれば変形性股関節症に移行する可能性が高いので，手術を含めた予防的処置を考慮する．

治療方法を決定するうえでX線所見に基づく病期分類は重要である．日本整形外科学会の病期分類では主に関節裂隙（軟骨）状態から病期判定する（図5）．

前・初期であれば進行を予防する治療の適応になるが，進行期になると手術をしても長期的成績は不良になることが多い．末期症例に対しては次項の人工股関節置換術が行われる．

図3 変形性股関節症のX線所見

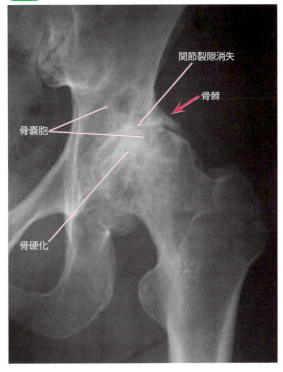

図4 CE角(center-edge angle)

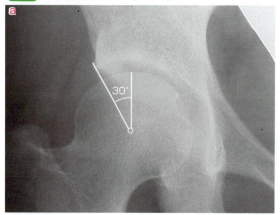

a. CE角 30°

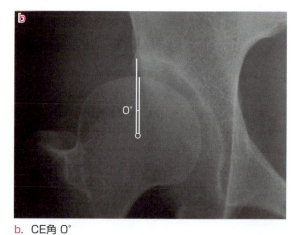

b. CE角 0°
20°以下であれば寛骨臼形成不全。10°以下であれば変形性股関節症に移行する可能性が高い

図5 変形性股関節症の病期分類(日本整形外科学会)

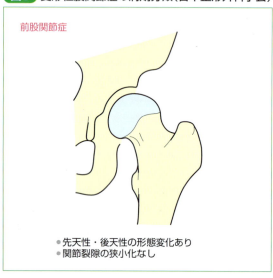

前股関節症
- 先天性・後天性の形態変化あり
- 関節裂隙の狭小化なし

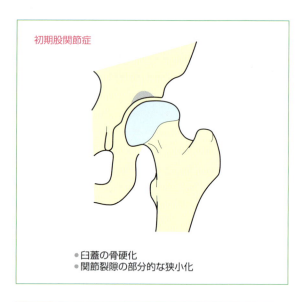

初期股関節症
- 臼蓋の骨硬化
- 関節裂隙の部分的な狭小化

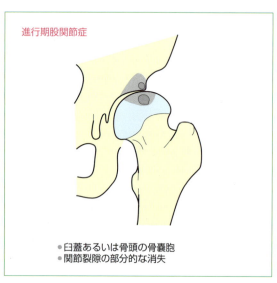

進行期股関節症
- 臼蓋あるいは骨頭の骨嚢胞
- 関節裂隙の部分的な消失

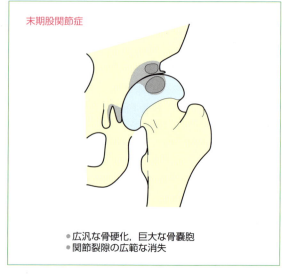

末期股関節症
- 広汎な骨硬化,巨大な骨嚢胞
- 関節裂隙の広範な消失

リハビリテーションの知識

治療

症例の年齢と病期により治療内容はさまざまであり，それらの治療に応じたリハビリテーションが必要になる。

●前・初期

軟骨の変性が軽度で，主に軟部組織（関節唇・関節包・股関節周囲筋）に対するストレスや損傷が疼痛の原因になる。この時期に適切な治療を行えば病期の進行を食い止められる。過度の運動負荷（重労働やスポーツ）を控え体重コントロールを指導する。股関節外転筋を鍛えることにより股関節の安定化が得られ症状の改善に繋がる。関節唇由来の症状が明らかであれば関節鏡手術が有用である。40歳頃までの若年者であれば寛骨臼の被覆を改善する手術，すなわち寛骨臼回転骨切り術（図6）や臼蓋形成術を考慮する（図7）。

図6 寛骨臼回転骨切り術

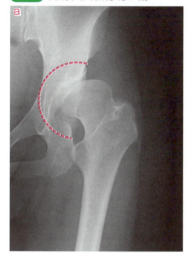
a．破線の位置で骨切りする

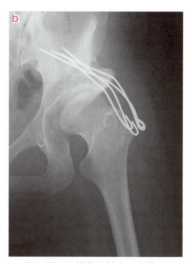
b．切り離した部分を外方に移動させる

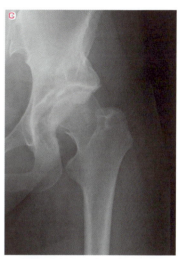
c．術後1年，骨癒合が完成し被覆が改善している

図7 臼蓋形成術

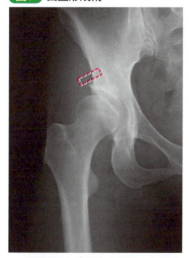
a．破線部分に腸骨から採取した骨を打ち込む

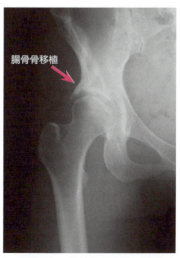
b．術後1年，移植骨が生着し被覆が改善している

●進行期

軟骨変性が明らかになり，骨性要素の変形も生じているため，仮に手術を行ったとしても成績は不良である．若年者であれば関節温存手術を行うこともあるが，中高齢者であれば鎮痛剤を使用しつつ保存的治療を行い，病状の進行程度によっては人工股関節置換術を行う場合もある．

●末期

広範囲に軟骨が消失しているため関節可動性が不良になり激痛が生じる．個人差はあるものの日常生活は著しく制限される．症状を劇的に改善させるためには人工股関節置換術が必要になる．

■禁忌事項

機能障害や疼痛がどのような原因により生じているのかを十分理解しないと，間違ったリハビリテーションを施術することになる．寛骨臼形成不全に起因する病態の場合，病初期においては関節不安定性が疼痛の原因になっているので，関節可動域を拡大させるような治療は禁忌といえる．進行期以降ではすでに不可逆的な軟骨損傷が生じているので関節合力を増加させるような筋肉トレーニングはむしろ病期を進行させる危険性がある．末期症例では顕著な可動域制限を認めるが，これを無理に改善させようとすると疼痛を誘発し逆効果になることが多い．骨棘や関節包硬化による可動域制限，構造的な脚短縮などは，徒手的に矯正できるものではないことを認識すべきである．

（山田　晋）

評価

変形性股関節症（股OA）の保存療法について記載する．

最初に行うことはカルテや本人・家族からの情報収集である．基礎情報（年齢，職業，外出頻度など）や医学的情報（合併症の有無，既往歴，X線所見など），社会的情報（社会的背景，家族構成，居住内・外の環境など）を踏まえて，リハビリテーション評価を行っていく．

■問診

股OAでは，変形が軽度だが痛みが強い例や変形が重度にもかかわらず痛みが少ない例など症例ごとに特徴はさまざまである．そのため現在，日常生活上において不便を感じている主訴を聞くことが先決である．

また，日本整形外科学会股関節機能判定基準（JOA hip score）やHarris hip score, Western Ontario and McMaster Universities Osteoarthritis Index（WOMAC），日本整形外科学会股関節疾患評価質問票（JHEQ）による包括的な評価も行うとよい．さらに，連続歩行距離や時間，症状の発症時期や持続時間，誘発要因などを詳細に聴取する．

■痛み

股OAの痛みは軟部組織へのメカニカルストレスや関節軟骨の摩耗粉による滑膜炎，軟骨下骨層の破壊や硬化により生じるとされている．また特徴として，歩行開始時のstarting painや長距離歩行後に現れることが多い．主観的評価として，visual analog scale（VAS）やnumerical rating scale（NRS）が簡便である．痛みの訴えは股関節前外側部や鼠径部に多いが，大腿部や膝関節部，腰部などさまざまである[5]．

■関節可動域（ROM）

ROM制限は，
1. X線所見からも読み取ることができる関節面の狭小化による骨同士の衝突による骨性由来の制限，
2. 関節内遊離体による関節包内由来の制限，
3. 軟部組織の短縮や筋スパズムによる軟部組織由来の制限，
4. 痛みによる制限，

などにより引き起こされる．さまざまな要因によりROM制限が起こるため，容易に体幹による代償動作が生じやすい．股OAでは病期の進行とともに，股関節の可動性が減少し，特に伸展と外転の制限が大きいと報告されている[6,7]．

筋力

筋力測定には徒手筋力評価（manual muscle test；MMT）が多く用いられている。しかし，MMTがFair以上の場合は，等速性運動機器や徒手筋力測定器を用いた客観的な指標が推奨される。

股OAの病期と筋力には強い相関があり，特に股関節屈曲，外転，内転が有意に筋力低下を起こすと報告されている[8~10]。また，臼蓋形成不全や骨頭の扁平化などが外転レバーアームの短縮を引き起こし，外転筋力が低下するという報告もみられる[11~13]。そのため，股関節周囲筋や二関節筋である膝関節屈伸筋の評価は欠かすことができない。

形態測定

股OAでは関節の狭小化や骨頭の扁平化により脚長差が生じることも少なくないため，下肢長や棘果長，転子果長を計測する。また，痛みや関節可動域制限による跛行は，患肢の活動性を低下させ筋萎縮を生じることもあるため，周径を計測することも必要である。

姿勢，動作分析

姿勢は関節可動域制限や筋力低下，痛みなどに影響を受ける。股OAでは股関節の可動性低下による脊柱アライメント異常や，痛みによるさまざまな疼痛回避姿勢が起こる。さらに歩行においては，筋力低下によるTrendelenburg歩行やDuchenne歩行や脚長差が大きい例では墜落性跛行を呈することもある。これらの観察および分析を基に，理学療法プログラムを立案する際に留意していく必要がある。

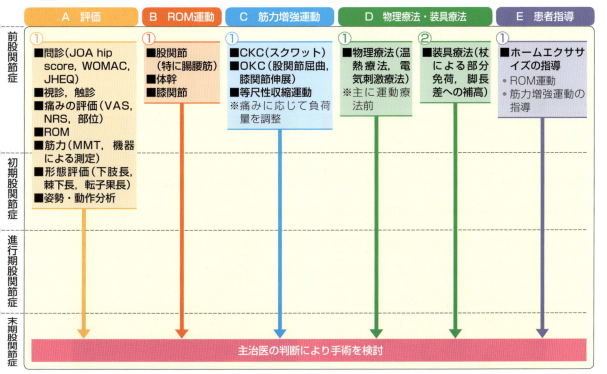

表1 変形性股関節症（保存療法）リハプログラム

リハビリテーションの進め方

■保存療法

現在，股OAの保存療法では筋力増強練習や有酸素運動，水中での運動療法，患者教育が高い介入効果があると報告されている[14]。

●関節可動域練習(B-①)

初期の股OAでは関節可動域制限となる例は少ない。しかし，病期の進行に伴う骨変形および筋短縮により関節可動域制限を引き起こす。そのため，股関節のみならず腰部，膝関節などの筋スパズムの改善や柔軟性を獲得する必要がある。特に腸腰筋は疑似臼蓋作用があるという報告や，大腿骨頭の前方被覆量の減少を代償しているという報告があるため，治療対象となることが多い[15,16]（図8）。

●筋力増強練習(C-①)

関節可動域練習と同様に，病期の進行に伴う骨変形および筋短縮により筋力低下を引き起こす。病期の進行とともに低下する中殿筋や疑似臼蓋作用のある腸腰筋を中心とした股関節周囲筋のみならず，体幹や膝関節周囲筋の筋力増強も図る必要がある。

痛みが強く，関節保護を考慮するのであれば等尺性収縮を実施する。しかし，実生活上では開放性運動連鎖（open kinetic chain；OKC）と閉鎖性運動連鎖（closed kinetic chain；CKC）の複合動作のため，痛みがあまりない場合は，OKCからCKCへと負荷量を増加させていくほうが望ましい（図9・10）。

図8 腸腰筋による疑似臼蓋作用

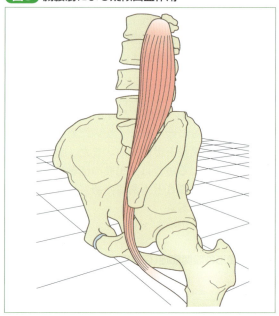

大腰筋や腸骨筋は，大腿骨頭の前方を覆うような走行をしている

図9 エルゴメータ

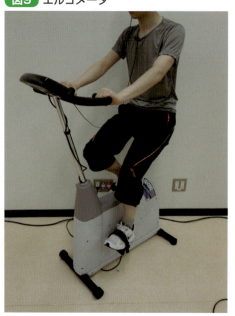

図10 スクワット

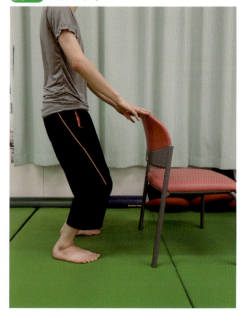

● **物理療法(D-①)**

股OAに対する物理療法は現在，高いエビデンスがあるとはいえないのが現状である．しかしながら，温熱療法や電気刺激療法を運動療法前に実施することで，筋スパズムおよび痛みの緩和により運動療法を促進させる可能性がある．

● **装具療法(D-②)**

杖による病期進行の予防効果は不明だが，多くのガイドラインで使用を推奨している．一般的に使用されている一本杖は片脚立位時に股関節にかかる負荷を体重の1/5程度軽減するため，荷重痛や関節保護のためには使用したほうがよい[17]．

脚長差がある場合は近傍関節への影響を考慮し，積極的に補高を用いたほうがよいとされている[18]．しかし，不適切な補高が荷重時の股関節内転を促し，症状の増悪をまねくため注意が必要である．

● **患者指導(E-①)**

関節可動域練習と筋力増強練習が中心となり，自宅で可能な運動指導を行う．また，関節保護の観点から負荷量の少ない生活動作の指導を行う．

■ **手術療法**

手術療法の後療法については人工股関節全置換術(THA)の項136ページを参照．

（渡邉基起）

2 股関節，大腿
人工股関節置換術

リハビリテーションに必要な解剖・疾患の知識

◆解剖

　股関節の治療に用いる広義の人工関節には，大腿骨側のみ置換する人工骨頭置換術（図1a）と，大腿骨側と骨盤側の両方を置換する人工股関節置換術がある（図1b）。病変が大腿骨側に限局しているのか，あるいは骨盤側にも及んでいるかによって使い分ける必要がある。

　生体と同様に人工股関節も球関節であり，寛骨臼側にカップ，大腿骨側にボールが設置される。インプラントの固定方法には骨セメントを使う方法と使わない方法（セメントレス）がある。セメントレス用のインプラントはハイドロキシアパタイトなどでコーティングされており，設置後数週間で骨組織と生物学的に結合する（図2）。

　長期耐用性に最も関係するのが摺動面の摩耗であるが，高架橋超高分子量ポリエチレンの出現により摩耗が大幅に減少し，長期耐用性が向上した。

◆原因

　主な対象疾患としては，変形性股関節症，関節リウマチ，大腿骨頭壊死症が挙げられる。これらのうち前者の二つは大腿骨側と寛骨臼側が同程度に損傷されるため人工股関節置換術の適応になる。

　一方，大腿骨頭壊死症は基本的に大腿骨側の疾患であるため人工骨頭置換術が行われることが多い。ただし若年者の場合は将来的に寛骨臼側の軟骨が変性することを見越して最初から人工股関節置換術を行う場合もある。

●変形性股関節症（図3）

　疾患概念については変形性股関節症の項（p.124）を参照のこと。通常は50歳以上の末期変形性股関節症が人工股関節置換術の適応になるが，前述のとおりインプラントの耐用性が著しく改善されたため，50歳未満の若年者にも適応が拡大している。

●関節リウマチ

　原因不明の多関節炎（滑膜炎）から関節の破壊をきたす疾患である。手指，手関節，足部が初発部位であることが多く，発症初期から股関節が破壊されることはまれである。関節破壊に至ってしまうと人工股関節置換術が機能を回復させうる唯一

図1　人工骨頭置換術と人工股関節置換術

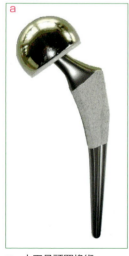

a．人工骨頭置換術
大腿骨側のみの置換である

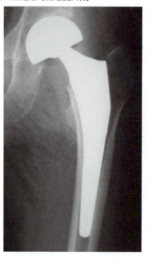

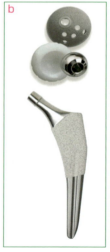

b．人工股関節置換術
大腿骨側と骨盤側のどちらも置換する

の手段となる。したがって若年者であっても人工股関節置換術が行われる。

●大腿骨頭壊死症

何らかの原因で大腿骨頭への血流が途絶え大腿骨頭の一部が阻血性壊死を生じる病態である。壊死領域が広いと大腿骨頭が圧壊し外科的治療が必要になる。圧壊が進んだ場合は人工関節による治療が行われる。

基本的に大腿骨頭に限局した疾患であるため大腿骨頭置換術の適応であるが，寛骨臼側にも二次性の変化が生じている場合や，将来的に寛骨臼側の軟骨変性が危惧される場合は，初回手術から人工股関節置換術を行うこともある。

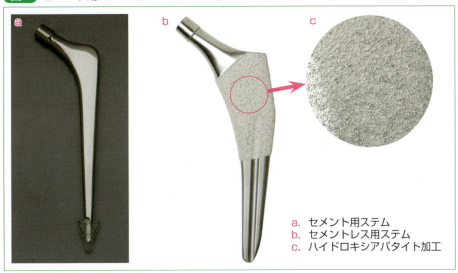

図2 セメント用ステムとセメントレス用ステムの表面加工の違い

a. セメント用ステム
b. セメントレス用ステム
c. ハイドロキシアパタイト加工

（日本ストライカー社提供）

図3 変形性股関節症に対する人工股関節置換術

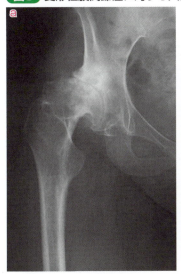 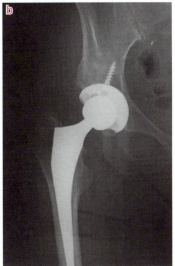

a. 末期の変形性股関節症
強い疼痛のため歩行困難である

b. 人工股関節置換術後
疼痛は消失し，スムーズに歩行可能となった

検査

手術前にはX線検査はもちろんCT検査も必須である。これらより使用するインプラントの機種，サイズ，設置位置を決定する（図4）。MRIも軟部組織の状態把握や想定外の病変検出に有用である。

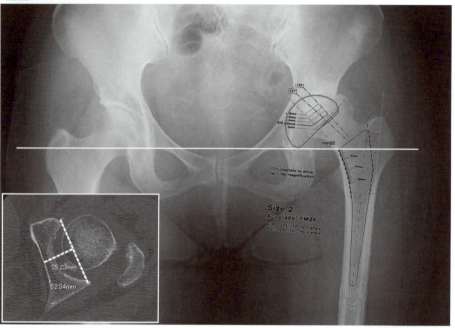

図4 単純X線像とCT像（左下）を用いた手術計画

リハビリテーションの知識

治療

手術の際に用いる展開方法はいくつかある。皮膚切開の位置から，前方法，前外側法，外側法，後外側法と分ける場合が多い（図5）。

一般的に前方法と前外側法はMIS（minimally invasive surgery，最小侵襲手術）とよばれ，筋肉を切離せずすべての操作を筋間から行うため術後の回復が早い。外側法は中殿筋を部分的に剥離するため，術後の筋力回復にやや時間を要する。後外側法は最も汎用されている方法であり，MISに含める場合もあるが，股関節後方の短旋筋群と関節包靱帯を切離するため術後後方脱臼のリスクが高いと考えられている。

特殊例を除き，展開方法や使用するインプラントに関わらず術直後〜数日内に全荷重が許可される。歩行訓練の際には転倒予防のため歩行器や杖を使用することが多いが，前方法などのMISの場合は最初から杖を使用せずに歩行させる場合もある。

術後の関節可動性は術前拘縮の有無が大きく関係する。術前に拘縮が強い症例は股関節周囲筋の伸張性が低下しているため術後も拘縮が遺残しやすい。これらは継続的なリハビリテーションにより改善が期待できる。

股関節由来の疼痛がほぼ消失するため活動性が上がり，それに伴って筋力増強と歩容の改善が得られる。

禁忌事項

リハビリテーションの際に最も注意しなければならないトラブルは脱臼である（図6）。近年では，大きめの大腿骨頭を使用したりステムネックを細くしたりすることにより脱臼率は低下しているが，それでも術後早期はリスクがあると考えるべきである。

股関節の脱臼方向には前方脱臼と後方脱臼があるが，後方脱臼の頻度が高く繰り返しやすい。後方脱臼の予防策としては股関節深屈曲動作，つまりしゃがみこみ動作を避け，股関節屈曲内旋位をとらないように気を付ける。前方脱臼は股関節伸展外旋位，すなわちつま先を開いて大きく後ろにのけぞった体位で起こりうるが，リハビリテーション中にそのような姿勢をとることは少ない。まれに，ベッド移動介助などの際に患者の股関節部分を持ち上げて過伸展させたり，患肢大腿部を持ち上げたりした際に前方に脱臼することがあるので，介助者は十分注意する必要がある。

（山田　晋）

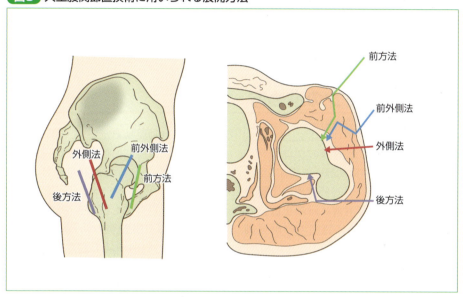

図5 人工股関節置換術に用いられる展開方法

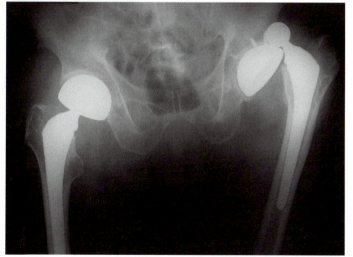

図6 人工股関節置換術後の脱臼

転倒により生じた左人工股関節の脱臼。骨頭は後方に脱臼し，上方に移動した。徒手的に牽引して整復した

評価

術前

術前評価は股OAの保存療法(p.128)を参照。

術後から退院まで

THAには後外側や外側，前外側，前方の4つのアプローチがあり，それぞれ骨切りや筋の部分切離などの特徴がみられる。たとえば，Dall法のように大転子を骨切りする術式もあり，中殿筋の筋収縮により離解ストレスが発生し，大転子の癒合不全をまねく可能性もある。

そのため，術後はX線所見と主治医への荷重時期および脱臼肢位，手術のアプローチ方法などの確認が必要である(A-②)。この確認を前提として，関節可動域や筋力，痛みの程度，起き上がりなどの動作分析を行っていく。中殿筋の筋力低下によりTrendelenburg歩行やDuchenne歩行がみられることもあるため，歩行分析を行う。また，評価は健側から行うことで左右差を比較することができ，損傷組織の推定に役立つ[1]。

リハビリテーションの進め方

術前

基本的に股OAの保存療法と同様のプログラムとなるが，特に術後の脱臼や深部静脈血栓症(deep vein thrombosis；DVT)，腓骨神経麻痺の予防を行う。具体的には脱臼，神経麻痺には禁止肢位の指導を行い，DVTには足関節底背屈の自動運動を行う(B-①, E-①)。

術後から退院まで

術後早期から足関節底背屈の自動運動や股関節の自動介助運動，大腿四頭筋の等尺性収縮運動を行う(B-②, C-②)。また，主治医から情報を得たうえで，股関節の関節可動域運動や禁止肢位の再指導を行う。また，起居動作(寝返り，起き上がりなど)や端座位，車いすへの移乗など痛みに応じて獲得していく(G-①)。

荷重および歩行練習は術後数日から全荷重で開始することが多いが，術式(骨移植術や骨切り術など)によっては荷重時期を遅らせる場合もある。股OAからTHAを行う場合，高度な骨変形による外転筋(主に中殿筋)の筋力低下が起こることもある。そのため，筋力強化練習は痛みの状態をみながら臥位でも股関節を軽度内旋位または中間位で中殿筋の自動運動を行い[2,3](図7)，車いす座位が獲得されれば股関節屈曲や膝関節伸展運動などのOKCを行い，全荷重の許可に伴いスクワットなどのCKCへと進めていく(C-②)。さらに，通常の歩行練習以外にも横歩きや腿上げ歩行などを行い，中殿筋や腸腰筋の筋力強化に努める(図8・9)。また，脱臼予防の観点から床上動作などのADL動作を指導する。

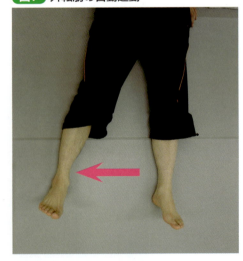

図7 外転筋の自動運動

図8 横歩き

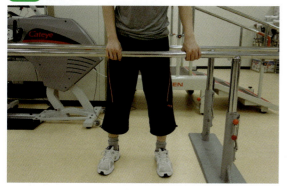

図9 腿上げ歩行

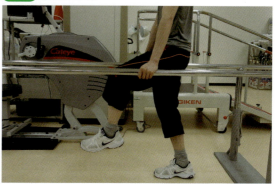

表1 人工股関節全置換術 リハプログラム

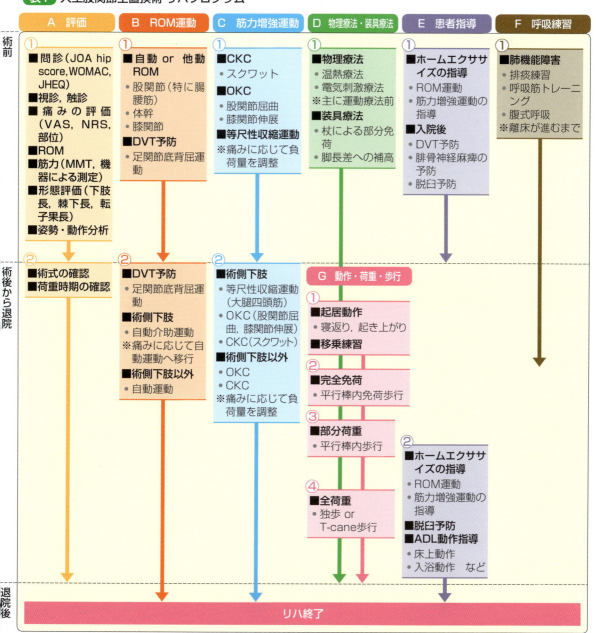

退院後

　歩行獲得し，退院した後でも下肢筋力維持・強化により運動耐容能やADLを向上することが重要となるため，ホームエクササイズの指導をする。また，職能やスポーツなどの生活動作，体重コントロールなどを指導することも重要である(E-②)。

脱臼

　THA後の脱臼は術式（アプローチ法）やインピンジメントなどに起因すると考えられている[4]。

　脱臼肢位として，前方進入では股関節伸展＋内転＋内旋，後方外側や外側進入では股関節屈曲＋内転＋内旋（外旋の場合もある）が知られている。しかし近年，術式やインプラントなどの進歩により脱臼率は以前より少なく，禁止肢位も減少している。そのため，低負荷なスポーツであれば，許可されるまでになった。

　THAのリハビリを進めていくなかで，術後から退院までは軟部組織が不安定な状態（柔軟性や筋力の低下など）であるため，脱臼に留意する必要はあるが，退院後は主治医と相談しながら禁止肢位を減少することも可能である。　　　（渡邉基起）

股関節, 大腿
骨盤骨折

リハビリテーションに必要な解剖・疾患の知識

解剖

骨盤は左右の寛骨（腸骨, 恥骨, 坐骨）と仙骨, 尾骨からなり, 左右の寛骨は前方では恥骨結合, 後方では仙腸関節で仙骨と結合して骨盤輪を形成する（図1）。骨盤腔内には腸管のほか尿管, 膀胱があり, 男性の場合は前立腺や精嚢, 女性の場合は子宮, 卵巣, 卵管が存在する。主な脈管としては下大動静脈から分岐する外腸骨動静脈と内腸骨動静脈があり, 後者からは多数の枝が骨盤内に分布する。脊柱の各椎間からは神経根とよばれる末梢神経線維が伸びてきて腰神経叢・仙骨神経叢を形成し, そこから大腿神経や坐骨神経などに分かれて骨盤外に出ていく（図2）。

骨盤骨折の治療は外傷のなかでも最も困難なものといえる。骨盤の複雑な三次元構造の再建や股関節の完全な整復固定が技術的にきわめて難しいうえに, 血管損傷や内臓器損傷を合併していることが多いため, 複数科による集学的な治療が必要になる。

原因

大別すると高エネルギー外傷によるものと, 軽微な外傷によるものがある。主に外科的治療の対象になるのは交通外傷や転落など高エネルギー外傷で起こる骨折がほとんどである（図3）。強力な外力が直接骨盤に加わって骨折する場合と, 下肢の加わった力が介達外力として骨盤に伝わり骨折する場合がある。

一方, 軽微な外傷による骨折はほとんどが骨粗鬆症を基盤として発生する。立った位置からの転倒が最も多い原因であり, その場合の好発部位は恥骨上下枝・坐骨枝である。

骨粗鬆症が高度な高齢者の場合, 外傷歴なく骨折が生じ, さらに偽関節や多発骨折に移行する場合がある（図4）。

図1 骨盤を構成する骨・関節

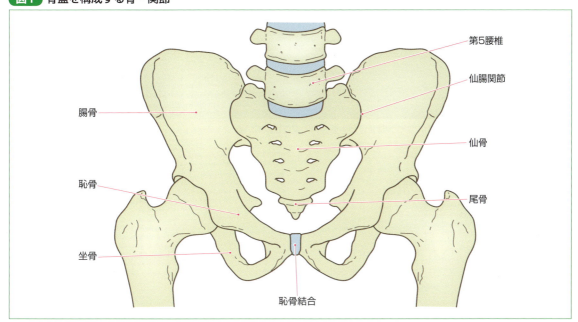

図2 骨盤の動脈と神経の走行

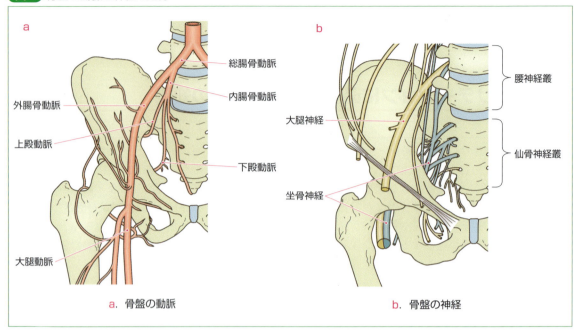

a. 骨盤の動脈

b. 骨盤の神経

図3 転落による骨盤骨折

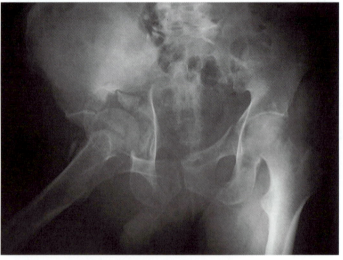

介達外力により大腿骨頭が骨盤腔内に突き抜けている

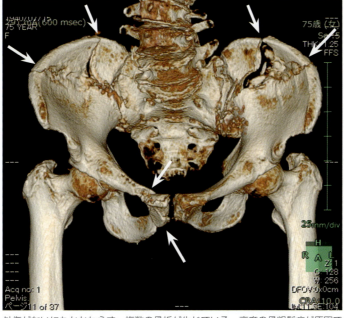

図4 高齢女性に生じた多発性骨盤脆弱性骨折

外傷がないにもかかわらず，複数の骨折が生じている。高度の骨粗鬆症が原因である

検査

高エネルギー外傷の場合は骨盤以外にもさまざまな損傷が生じていることが多いため，損傷が疑われる部位のX線検査はもちろん，頭部から体幹にかけてのCT検査が行われる。また，骨盤骨折に伴って骨盤腔内の大出血が生じ急激な血圧低下から死に至る場合もある。血圧が安定しない場合は緊急で血管造影検査を行い，出血源の同定とカテーテル操作による止血を行う（図5）。

軽微な外傷による骨折はX線検査にて診断可能である場合が多いが，X線検査で骨折を同定できずMRI検査で判明することもある。発症機転や臨床症状が大腿骨近位部骨折と類似しているため診察の際に注意する。

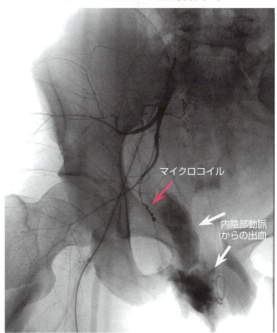

図5 骨盤骨折に合併した右内陰部動脈損傷（⇨）マイクロコイルによる止血操作（→）

リハビリテーションの知識

治療

　高エネルギー外傷の場合，救命処置が最優先される。骨盤骨折に対しては出血を抑えるために創外固定（図6）や骨盤ベルトにより可及的に整復位に戻す。これらの処置にても出血がコントロールできなければ，血管内にカテーテルを挿入し出血点の同定と止血を行う（図5）。全身状態が安定したら骨折型に応じて治療方針を決定する。不安定性が強い骨折型や股関節の破壊を伴う場合はプレートやスクリューによる骨接合術が必要になる（図7）。

　軽微な外傷による骨折の場合は手術が必要になることはほとんどない。3～4週間程度の安静・免荷により自然に治癒することが多い。

禁忌事項

　保存的治療であれ手術的治療であれ，骨癒合が得られるまでは骨折部への負荷は禁忌である。リハビリは個々の症例に合わせて慎重に進める必要があり主治医との申し合わせが重要である。多くの場合，数日から数週間の臥床期間が必要になるため，廃用予防の訓練，拘縮予防，深部静脈血栓症の予防等について骨折部位に配慮しながら行う必要がある。

（山田　晋）

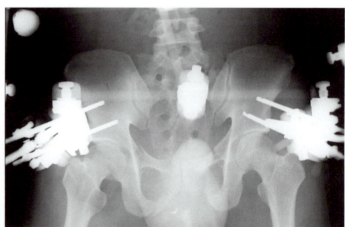

図6 骨盤骨折に対する創外固定

両腸骨に2本ずつピンを刺入し固定

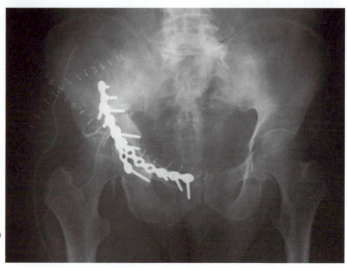

図7 骨盤骨折に対する骨接合術

骨盤前方と後方を2枚のプレートで固定した

評価

　骨盤骨折には骨盤輪骨折と寛骨臼骨折がある。骨盤輪骨折はAO分類でtype A（安定型），type B（部分不安定型），type C（完全不安定型）の3つに分けられる。type Aは安定型のため，保存療法で数週間の安静が必要であり，type BおよびCは不安定型のため，手術適応となることが多い。また，寛骨臼骨折は，高所転落や交通事故による高エネルギー外傷で受傷し，股関節の受け皿となる部分が骨折するため評価やリハビリテーションに注意が必要となる。

術前および保存療法

　骨盤骨折では，主治医に損傷の重症度を確認し，受傷機転を聴取することが重要である。ROMや筋力測定では骨折部位にストレスがかからないように配慮して行わなければならない（A-①）。

術後

　術後は，主治医から整復の状態や固定性，荷重時期などを確認する。術前の状態や主治医の情報を基に関節可動域や筋力，痛みの程度などを行っていく（E-②）。

リハビリテーションの進め方

保存療法

　骨盤輪骨折のtype Aには裂離骨折や転位のない骨盤輪骨折，仙骨や尾骨の横骨折がある。保存療法としては骨癒合が得られるまではベッド上安静となるため，患肢以外の関節可動域練習や筋力強化練習を行う（B-①）。骨折の程度によっては健側下肢の関節可動域練習であっても，患肢へ影響を与えることもあるためX線所見や主治医と相談して行う必要がある。

　骨癒合が得られるにしたがって，起居動作や車いすへの移乗練習を行う（D-①）。荷重や歩行練習は，部分荷重から開始されることが多いため，漸次負荷量を増加させる（D-②・③）。全荷重が許可されたら，片脚立位などのバランス練習を行う（図8・9）。

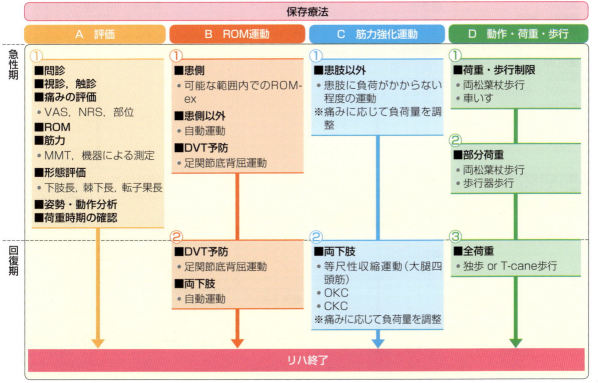

表1　骨盤骨折 リハプログラム（保存療法）

図8 片脚立位

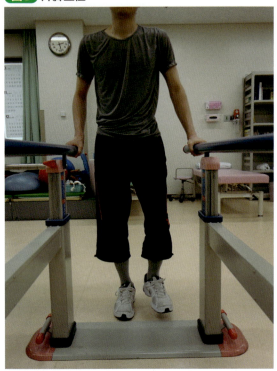

図9 片脚立位（バランスディスク使用）

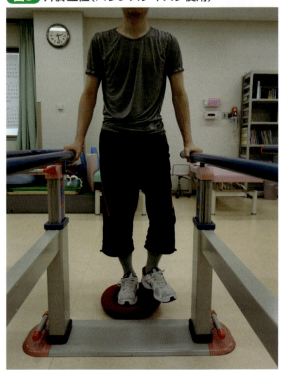

表2 骨盤骨折 リハプログラム（手術療法）

	E　評価	F　ROM運動	G　筋力強化運動	H　動作・荷重・歩行
術前	① ■問診 ■視診，触診 ■痛みの評価 ・VAS，NRS，部位 ■ROM ■筋力 ・MMT，機器による測定 ■形態評価 ・下肢長，棘下長，転子果長 ■姿勢・動作分析	① ■患側 ・可能な範囲内でのROM-ex ■患側以外 ・自動運動 ■DVT予防 ・足関節底背屈運動	① ■患肢以外 ・OKC ・CKC	① ■荷重・歩行制限 ・両松葉杖歩行 ・車いす
術後	② ■荷重時期の確認 ■術式の確認 ■上記，記載項目	② ■DVT予防 ・足関節底背屈運動 ■術側下肢 ・自動介助運動 ・自動運動 ■患肢以外 ・自動運動	② ■両下肢 ・OKC ・CKC ※術側下肢は痛みに応じて負荷量を調整	② ■部分荷重 ・両松葉杖歩行 ③ ■全荷重 ・独歩 or T-cane歩行
退院後			③ ■両下肢 ・CKC ・エルゴメータ	
			リハ終了	

手術療法

骨盤輪骨折のtype B・Cでは，術後は痛みや腫脹の状態を観察しながらリハビリを進めていく。術前は骨折部の状態を確認し，痛みに配慮しながら可能な範囲で関節可動域練習を行い，DVT予防や患肢以外の筋力増強練習に努める。術後早期から足関節底背屈の自動運動によるDVT予防や術側の大腿四頭筋の等尺性収縮運動を行う（F-②，G-①）（図10・11）。創外固定やプレート固定でも骨粗鬆症などの全身状態によっては股関節の可動域制限を設けることもある。荷重や歩行に関しても同様に固定性がよいものであれば漸次運動を進めていくことがあるため，主治医と相談しながら行っていく（H-①・②）。

寛骨臼骨折においては，大腿骨の受け皿が損傷しているため，骨癒合がある程度得られるまでは頸部軸を中心とした関節可動域練習や筋収縮程度の筋力増強練習にとどめたほうがよいとされている[1]。

（渡邉基起）

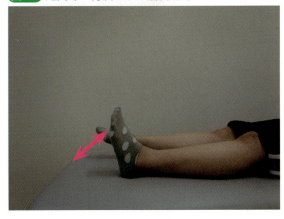

図10 足関節の背屈および底屈運動

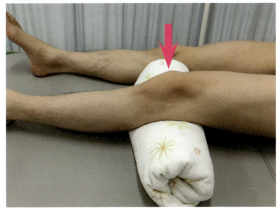

図11 大腿四頭筋の等尺性運動

膝関節下のタオル等を押しつけるように行う。指導の際は，膝蓋骨の動きや大腿四頭筋の筋収縮を確認する

4 股関節，大腿
大腿骨頸部骨折

リハビリテーションに必要な解剖・疾患の知識

■解剖

大腿骨頸部とは大腿骨頭と大腿骨転子部を繋いでいる部分であり大腿骨頭よりも断面積が小さい。大腿骨頸部と大腿骨骨幹部は125°～130°程度の角度（頸体角）をもって屈曲しており，大腿骨頸部から転子部にかけては荷重ストレスが集中しやすい構造になっている（図1）。

大腿骨頸部の表面は大腿骨頭の栄養血管を含む被膜に覆われている（図2）。大腿骨頸部骨折に伴い被膜の断裂が生じると骨折部には関節液が流入し骨癒合の阻害因子になる。また，被膜の断裂が広範囲に及ぶと大腿骨頭への血流が途絶し，癒合不全や大腿骨頭壊死が生じる（図3）。したがって治療方法を選択する場合は被膜（栄養血管）の損傷がどの程度生じているかを考慮して決定する必要がある。

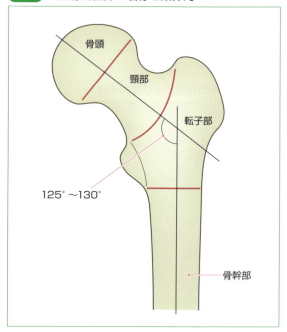

図1　大腿骨近位部の名称と頸体角

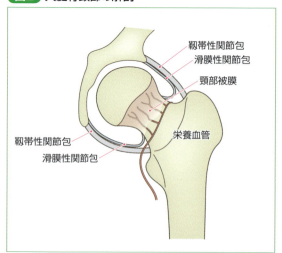

図2　大腿骨頸部の解剖

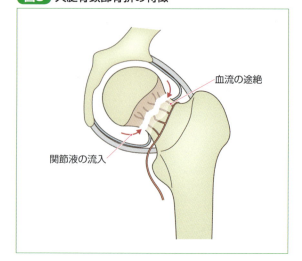

図3　大腿骨頸部骨折の特徴

原因

ほとんどが骨粗鬆症を基盤に発症するため，高齢者，特に女性に多い。受傷機転は転倒やベッドからの転落が多いが，極端に軽微な外力（つまずきや下肢ねじり動作など）で生じることもある。若年者であっても，高所からの転落や交通事故など強い外力が加わると発症することがある。

検査

通常はX線撮影のみで診断は可能であるが，治療を進めていくうえで骨折型や転位の程度を詳細に把握する必要があるのでCT検査も行うべきである。まれにX線やCTで骨折線が明らかでなくとも骨折が生じている場合がある。このような場合，MRIを追加することにより骨折を同定できることがある。

治療方法を検討する際，Garden（ガーデン）のstage分類（図4）が用いられる[1]。一般的にstageⅠ，Ⅱでは骨接合術が選択される。stageⅢでは大腿骨頭への血流が低下しているため人工骨頭置換術が選択されることが多い。stageⅣではほとんどの場合人工骨頭置換術が選択されるが，若年者の場合はstageⅣでも骨接合術が行われる場合がある。

図4 大腿骨頸部骨折の分類（Garden分類）

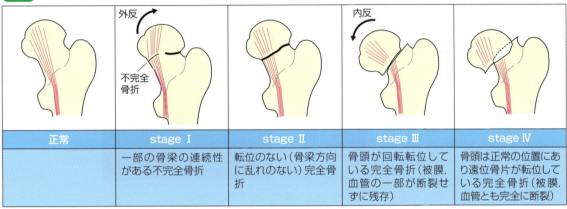

文献1）より引用

リハビリテーションの知識

治療

ほとんどが高齢者に発症するため早期離床・早期リハビリが求められる。したがって転位がほとんどない骨折であっても手術療法が基本となる。

手術方法には骨接合術と人工骨頭置換術（含む人工股関節置換術）があり，転位の大きさや年齢によって選択する。転位が少なく，免荷を守れる症例の場合は骨接合術を選択する。転位が大きい場合は大腿骨頭壊死や偽関節が生じやすくなるため，人工骨頭置換術が選択される。転位が少なくとも免荷が困難な症例には人工骨頭置換術を選択することもある。逆に，転位が大きくても若年であれば骨接合術を試みる場合もある。

骨接合術はほとんどがHansson pin（図5）かcannulated cancellous screwによって行われる（図6）。この両者の間で適応や術後成績に明らかな違いはない。Garden分類stageⅠとⅡが一般的な適応だが，stageⅢ，Ⅳに行うこともある。骨折部に転位がある場合は，整復操作ののち骨接合術を行う。いずれも3〜5cmの皮膚切開で手術が可能である。

人工骨頭置換術はGarden分類stageⅢとⅣが対象になる。高齢者が多いので，術後は可及的早期にリハビリを行うことにより機能回復を図る。

■禁忌事項

　骨接合術の場合，症例ごとに骨質や骨折型が違うためリハビリ強度は加減する必要がある。高齢者の場合，免荷をコントロールできないため，全荷重に耐えることができるかどうか主治医に確認することが大切である。

　人工骨頭置換術の場合，免荷は不要であるが，脱臼について十分な配慮が必要である。特に手術直後は関節包を切開しているため脱臼抵抗性は低い。屈曲可動域運動は90°程度までにとどめておくのが無難である。また，正座動作は脱臼を誘発しやすいので入院中は禁忌と考えたほうがよい（退院後は許可する場合もある）。

　順調にリハビリが進み退院が決まった途端に再転倒，再骨折（あるいは対側骨折）ということも少なくない。退院間際に油断して転倒しないように意識付けを行うことと，補装具や住居設備を充実させることが重要である。

（山田　晋）

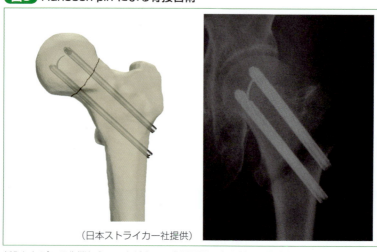

図5　Hansson pinによる骨接合術
（日本ストライカー社提供）
刺入したピンの先端からフックが出て，大腿骨頭に突き刺さる機能をもつ

図6　cannulated cancellous screwによる骨接合術

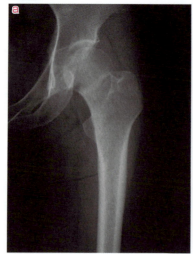

a．術前
Garden分類stage Iの骨折

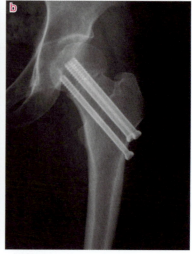

b．術後
スクリュー3本による固定

評価

股OAと同様に，カルテや本人・家族からの情報収集を行う．さらに基礎情報（年齢，職業，外出頻度など）や医学的情報（合併症の有無，既往歴，X-Ray所見など），社会的情報（社会的背景，家族構成，居住内・外の環境など）を踏まえて，リハビリテーション評価を行っていく．

術前（A-①）

大腿骨頸部骨折では不用意な関節運動により転位を引き起こす可能性もあるため，患側を安静に保つことが多い．そのため，骨折の程度などの情報収集が非常に重要となる．

痛みについては，主観的評価であるvisual analog scale（VAS）やnumerical rating scale（NRS）を用いる．安静時痛か運動時痛かを明確にし，どの程度の強さかを把握する．関節可動域は，術前は基本的に健側の評価となり，術後のゴール設定などに役立てる．筋力も同様に健側のみの評価となるが，代償動作による痛みの誘発などを考慮して行う必要がある．形態測定では，特に浮腫の状態を把握しておく必要がある．

術後

大腿骨頸部骨折に対する手術は障害の程度によって，人工骨頭置換術または骨接合術が選択される．

●人工骨頭置換術

THAの項（p.136）を参照．

●骨接合術（A-②）

骨接合術では，主治医から整復の状態や固定性，荷重時期などを確認する．術前の状態や主治医の情報を基に関節可動域や筋力，痛みの程度などを行っていく．また，手術による切創周囲の軟部組織の癒着や腫脹を注意深く観察し，治療に繋げる必要がある．

リハビリテーションの進め方

大腿骨頸部骨折は高齢者が受傷しやすく，その原因の90％以上が転倒に起因している[2]．その背景には高齢者に多い脳卒中片麻痺やパーキンソン病などの疾患が関わっていることも少なくない．そのため，単に整形外科的な評価のみならず包括的なリハビリテーションを行う必要がある．

術前

大腿骨頸部骨折の治療は原則として手術を早期に行うことが推奨されている．しかし本邦の現状として，骨折から入院まで平均3.1日，入院から手術まで平均11.2日という報告もあるため，術前リハビリが必要となる場合もある[3]．

大腿骨頸部骨折は高齢者が受傷しやすいため，廃用性変化や褥創，深部静脈血栓症（DVT），肺機能障害といった二次障害を起こさないためにも早期から介入する必要がある[4〜5]（B-①）．DVT予防のため，両側の足関節底背屈の自動運動を行う．廃用による関節拘縮や筋力低下を予防するため，患肢以外の関節可動域練習や筋力強化練習を行う（C-①）．また，健側下肢のみによるブリッジ動作を指導することで褥瘡予防に努める（図7）．

肺機能障害の予防には呼吸筋トレーニングや排痰練習を行う（D-①）．主治医の指示によりギャッジアップが許可されている場合は，積極的に座位保持時間を増やし，せん妄や荷重側肺障害を予防する．基本的に術前は安静を強いられるため，患側股関節が外旋位となり腓骨頭直下（腓骨の外側）の総腓骨神経が圧迫され麻痺を生じることもあるため，良肢位保持を指導する（図8）．

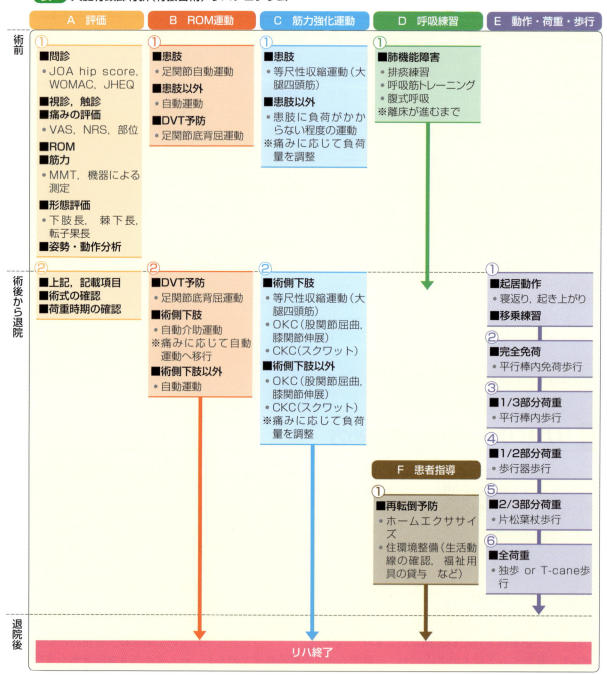

表1 大腿骨頸部骨折(骨接合術)リハプログラム

術後から退院まで

●人工骨頭置換術

THAに比べて脱臼しにくいが，軟部組織が不安定な退院までは注意が必要となる。具体的なリハビリテーションの進め方はTHAの項（p.136）を参照。

●骨接合術

術後早期から足関節底背屈運動によるDVT予防や術側下肢の大腿四頭筋の等尺性収縮運動，関節可動域練習として自動介助運動を行う（B-②）。痛みに応じて起居動作（寝返り，起き上がりなど）や端座位，車いすへの移乗動作を獲得していく（E-①・②）。荷重時期については，非転位型骨折であれば早期から荷重可能となる例が多く，転位型骨折であれば荷重時期を遅らせることが多い。しかし，転位型骨折であっても骨折の整復や固定性が良好な例では早期から荷重可能な例もあり，さらに骨癒合の状態にも左右されるためX線所見と主治医の指示を確認して荷重練習を行う。歩行練習は1/3部分荷重で平行棒内歩行練習，1/2部分荷重で歩行器歩行練習，2/3部分荷重で片松葉歩行練習と負荷量を増加させていく（E-③〜⑥）。

筋力強化練習は車いす座位が獲得されればOKC（股関節屈曲や膝関節伸展運動など）を行い（図9・10），全荷重の許可に伴いCKC（スクワットなど）へと進めていく（C-②）。また，転倒による受傷である場合は，退院に向けて再転倒予防のため手すりや生活導線を見直すなどの住宅環境の整備を検討する（F-①）。

退院後

退院後も受傷起点となった転倒などの予防に努め，ADL維持のために筋力強化練習やバランス練習などを含めたホームエクササイズの指導を行う。

（渡邉基起）

図7 健側での片脚ブリッジ動作

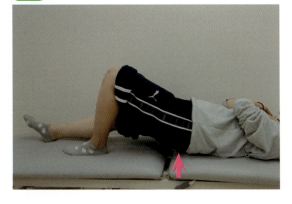

図8 腓骨神経の圧迫回避

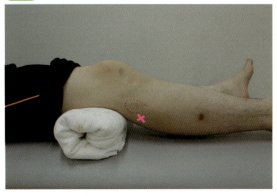

図9 膝関節の伸展運動

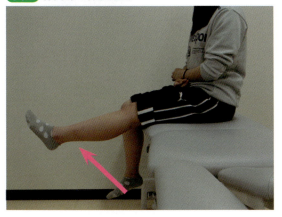

図10 股関節の屈曲運動

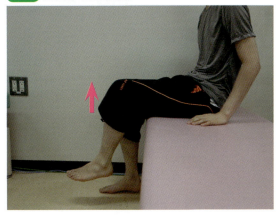

5 股関節，大腿
大腿骨転子間骨折

リハビリテーションに必要な解剖・疾患の知識

■解剖

　大腿骨転子部とは，関節包外で大転子および小転子を含む部分をさす。大転子には外転筋（中殿筋・小殿筋）が付着し，小転子には腸腰筋が付着する（図1）。

　大腿骨転子間骨折とは大転子と小転子の間に生じる骨折のことである。骨折により大腿骨転子部の形態が破綻すると，大転子を含む骨片は外転筋の作用により上内方に牽引され，小転子を含む骨片は腸腰筋の作用により上前方に牽引される（図2）。転子部は血流が豊富であり，骨癒合には有利に働く。

■原因

　大腿骨頸部骨折とほぼ同様で，ほとんどが骨粗鬆症を基盤に発症するため，高齢者，特に女性に多い。受傷機転は転倒やベッドからの転落が多いが，大腿骨頸部骨折のように極端に軽微な外力（つまずきや下肢ねじり動作など）で発症することは少ない。若年者であっても，高所からの転落や交通事故など強い外力が加わると発症することがある。

■検査

●大腿骨転子間骨折の分類

　Evans（エバンス）のtype分類[1]（図3）が最も汎用されており，有用である。この分類のなかでtype1が転子部骨折でありtype2は転子下骨折に相当する。type1はさらに4つのgroupに分けられる。group1，2は安定型とよばれ，group3，4は不安定型といわれる。

　近年，国内では3D-CTを用いた分類が普及し活用されている。単純X線のみによる評価ではわからない骨折型であっても，3D-CTであれば明白になる。3D-CT所見に基づく中野分類[2]（図4）では，転子部骨折を4つのparts，すなわち

1. 骨頭骨片，
2. 大転子骨片，
3. 小転子骨片，
4. 骨幹部骨片，

の組み合わせと捉え，7typeに分類している。そして，2part骨折と3part骨折の一部を安定型，3part骨折の一部と4part骨折を不安定型と位置付けている。

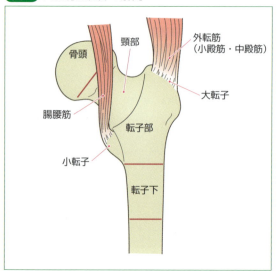

図1 大腿骨近位部の解剖

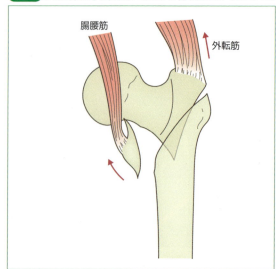

図2 大腿骨転子間骨折で生じる骨転位のメカニズム

図3 大腿骨転子間骨折の分類（Evans分類）

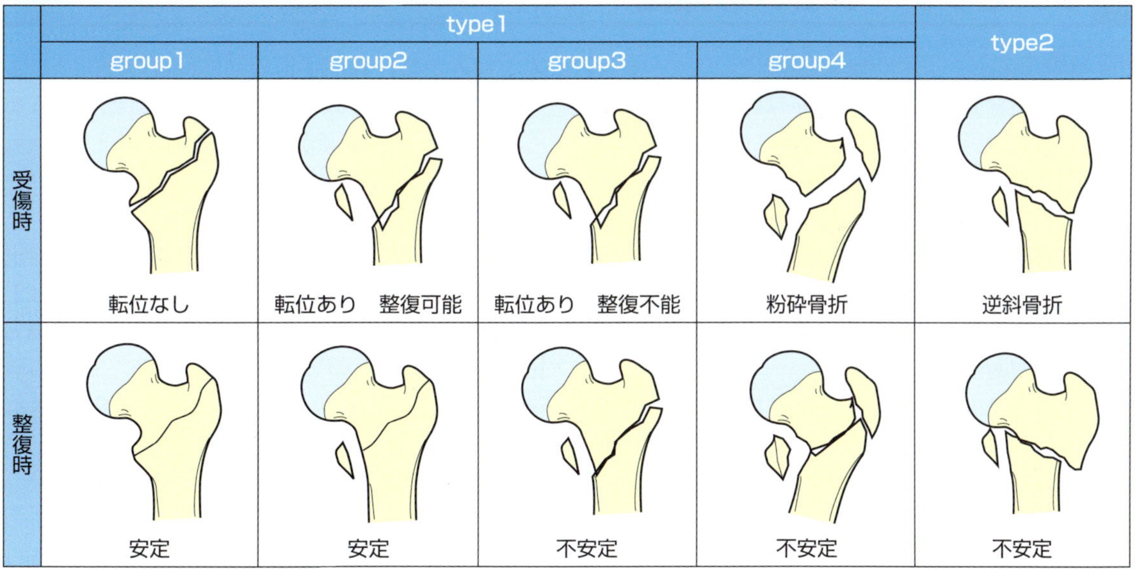

	type1				type2
	group1	group2	group3	group4	
受傷時	転位なし	転位あり 整復可能	転位あり 整復不能	粉砕骨折	逆斜骨折
整復時	安定	安定	不安定	不安定	不安定

文献1）より引用

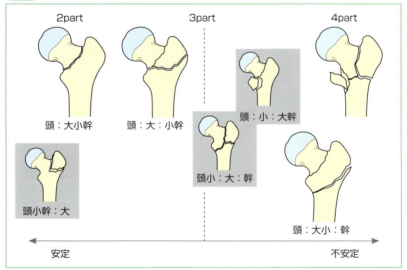

図4 3D-CT所見に基づく中野分類

右側ほど不安定性が強い。■は症例数が少ない型

文献2）より引用改変

リハビリテーションの知識

■治療

　大腿骨頸部骨折と異なり関節包外の骨折であるため骨癒合は得られやすい。治療は手術が選択されることが多いが，保存的治療でも骨癒合が得られるため全身状態が不良の場合や高度の認知症を有する場合は保存的治療が選択されることもある。

　骨折部の変形が強い場合は手術を行っても完全な整復固定は難しく，骨癒合後に機能障害が残存することがある。

　Evans分類のgroup1，2は安定型とよばれgroup3，4は不安定型といわれる。group1はほとんど痛みがなければ手術の適応はないが，そのような症例はまれであり，機能回復を目標とするならばほとんどの症例が手術の適応と考えてよい。また，不安定型は術後も変形が進行しやすいので，リハビリは慎重に行う必要がある。

　大腿骨転子間骨折の骨接合術に用いられる固定材料は多数あるが，現在用いられているものは1. sliding hip screwタイプ（図5）か2. short femoral nailタイプ（図6）の二つに大別できる。両者の構造的な差は，1. プレートか，それとも2. 髄内釘か，である。

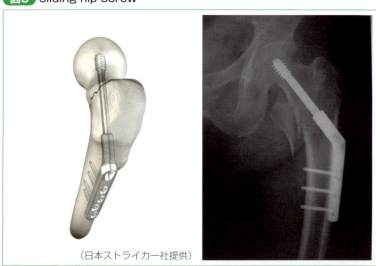

図5 sliding hip screw

（日本ストライカー社提供）

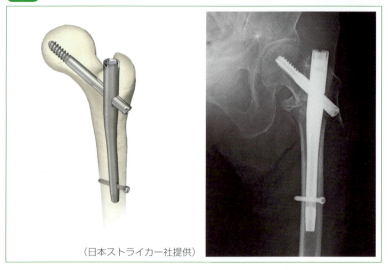

図6 short femoral nail

（日本ストライカー社提供）

1．2．いずれも大腿骨転子間骨折に用いることができるが，Evans分類group 4の粉砕骨折や中野分類の不安定型についてはshort femoral nailタイプが用いられることが多い．手術展開部位に違いがあり，1．は外側広筋を，2．は中殿筋を展開する．

術後のリハビリや機能回復については1．2．の両者に差がないといわれているが，short femoral nailタイプに大腿骨骨幹部骨折などの合併症の報告が多いのは注意すべき点である．

禁忌事項

症例ごとに骨質や骨折型が違うためリハビリ強度は加減する必要がある．高齢者の場合，免荷をコントロールできないため，全荷重に耐えることができるかどうか主治医に確認することが大切である．

順調にリハビリが進み退院が決まった途端に再転倒，再骨折（あるいは対側骨折）ということも少なくない．退院間際に油断して転倒しないように意識付けを行うことと，補装具や住居設備を充実させることが重要である．

（山田　晋）

評価

術前

大腿骨転子間骨折では大腿骨頸部骨折と同様に不用意な関節運動により転位を引き起こす可能性もある．特に大転子や小転子の骨折を伴うこともあるため腸腰筋や中・小殿筋の筋収縮を引き起こさないように注意する必要がある[3,4]（図7・8）．そのため，問診や骨折の程度を含めた情報収集が重要となる．痛みや関節可動域，筋力，形態測定の評価は大腿骨頸部骨折の術前（p.149）を参照（A-①）．

術後（A-②）

大腿骨転子間骨折にはCHS法やγ-nail法などの骨接合術を用いることが多く，主治医から整復の状態や固定性，荷重時期などを確認する．

術前と同様に大転子や小転子の骨折例では筋収縮を起こさないような配慮が必要であり，可動範囲などに関しても主治医と相談する必要がある．術前の状態や主治医の情報を基に関節可動域や筋力，痛みの程度などを行っていく．また，手術による切創周囲の軟部組織の癒着や腫脹を注意深く観察し，治療に繋げる必要がある．

図7　大転子骨折の場合

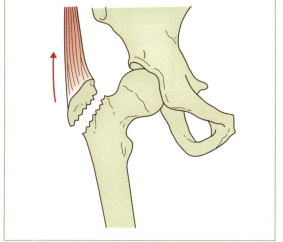

大転子は中殿筋や小殿筋の停止部のため，骨折に伴い上方に偏位することがある

図8　小転子骨折の場合

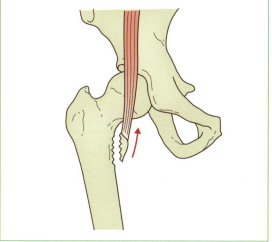

小転子は腸腰筋の停止部のため，骨折に伴い上方に偏位することがある

表1 大腿骨転子間骨折 リハプログラム

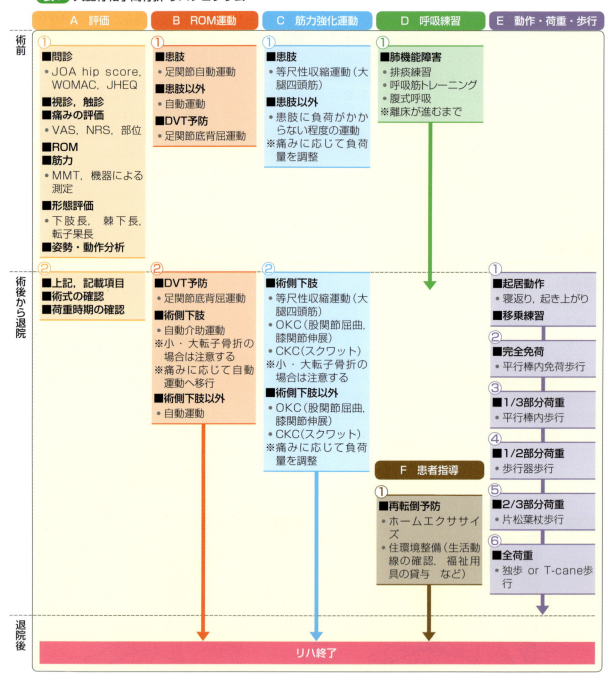

リハビリテーションの進め方

　大腿骨頸部骨折と同様に高齢者が受傷しやすく，その原因の90%以上が転倒に起因している[5]。そのため，単に整形外科的な評価のみならず包括的なリハビリテーションを行う必要がある。

■術前

　術前は大腿骨頸部骨折と同様に，ベッドサイドにて廃用性変化や褥創，DVT，肺機能障害といった二次障害を起こさないように早期から介入する（B-①，D-①）。大腿骨頸部骨折の術前を参照。

■術後から退院まで

　術後は痛みや腫脹の状態を観察しながらリハビリを進めていく。術後早期から足関節底背屈の自動運動によるDVT予防や術側の股関節自動介助運動，大腿四頭筋の等尺性収縮運動を行う。さらに，早期離床を促すため，起居動作（寝返り，起き上がりなど）やベッド端座位，車いす移乗練習を行い，座位保持時間の延長を図る。

　荷重および歩行練習は，骨折の状態（安定型または不安定型）によっては荷重時期を遅らせる場合もある。そのため，大腿骨頸部骨折と同様にX線所見と主治医の指示を確認して荷重練習を行う。

歩行練習は1/3部分荷重で平行棒内歩行練習，1/2部分荷重で歩行器歩行練習，2/3部分荷重で片松葉歩行練習といった目安で進めていく（E-②～⑥）。

　筋力強化練習を行う際に，大腿骨転子間骨折が小転子や大転子の骨折を伴うことも念頭に置く必要がある。小転子骨折を伴う場合は腸腰筋の筋収縮を控え，大転子骨折を伴う場合は中殿筋や小殿筋，梨状筋の筋収縮を控え，骨癒合による安定化を待つほうがよい。特に小転子骨折例では腸腰筋は疑似臼蓋作用があるため注意深く経過をみていく[3, 6]。

　骨癒合という観点では早期荷重は重要な要素となるが，痛みや股関節自体の機能を改善しながら歩行を獲得させていく必要がある。歩行の獲得後は，自宅退院に向けて個々の住環境を考慮したADL指導や自主練習の指導を行う（F-①）。

■退院後

　退院後は大腿骨頸部骨折と同様に，受傷起点となった転倒などの予防に努め，ADL維持のために筋力強化練習やバランス練習などを含めたダイナミックフラミンゴ療法[7, 8]などのホームエクササイズの指導を行う（図9）。

（渡邉基起）

図9　ダイナミックフラミンゴ療法

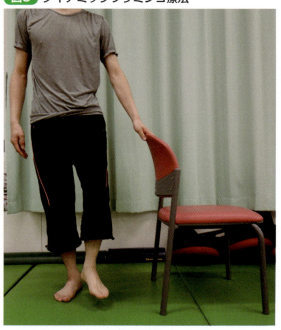

1分間の開眼片脚立位を3回/日実施する。高齢者などのバランス能力が低下している例では，テーブルや椅子などに軽く手を添えて行ってもよい

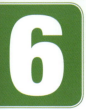

6 股関節，大腿
大腿骨骨幹部骨折

リハビリテーションに必要な解剖・疾患の知識

■解剖

　大腿骨は人体のなかで最長の長管骨であり近位部は大腿骨頭として股関節を，遠位部は大腿骨顆部として膝関節を形成する．大腿骨の近位部と遠位部を繋ぐ棒状の部分を大腿骨骨幹部とよぶ（図1a）．大きな荷重負荷に耐えつつ，大腿四頭筋，大腿二頭筋，内転筋などの強力な筋群の付着部として機能しているため（図1b），皮質骨は厚く骨強度は高い．

■原因

　転落や交通事故などの強い外力によって生じることが多い．外力が大きいため多発外傷や開放骨折になってしまう場合が多い（図2）．外傷以外では，人工関節周囲に生じる骨折（図3），骨粗鬆症による骨折，骨腫瘍による病的骨折などがある．

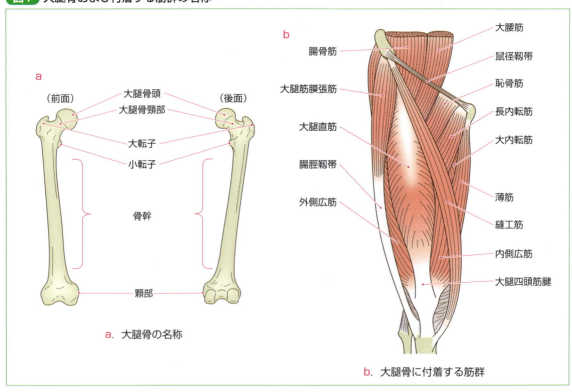

図1　大腿骨および付着する筋群の名称

a. 大腿骨の名称

b. 大腿骨に付着する筋群

図2 転落による大腿骨骨幹部骨折

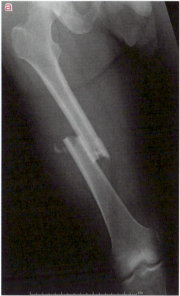
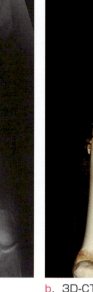

a．X線像

b．3D-CT像
骨幹部中央で小骨片を伴った横骨折を認める

図3 人工関節先端部に生じた大腿骨骨幹部骨折

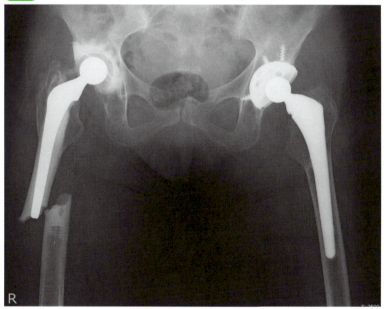

右人工股関節のステム先端に横骨折を認める

検査

　外傷の場合，骨折の状態把握のため単純X線検査を行う。可能であればCT検査を行い，より詳細な骨折形態の把握を行う。軟部組織の損傷があった場合，開放骨折かどうかの判定にもCTが有用であり，骨折部近傍に空気の存在を認めた場合は開放骨折である可能性が高くなる（図4）。

　外傷以外の場合もX線検査とCT検査が基本となる。骨粗鬆症が要因になっていると考えられる場合は骨密度測定や骨代謝マーカーを調べる。

　末梢循環が不良の場合血管損傷の存在が示唆される。血管造影または超音波ドップラー検査で末梢の血流を確認する。

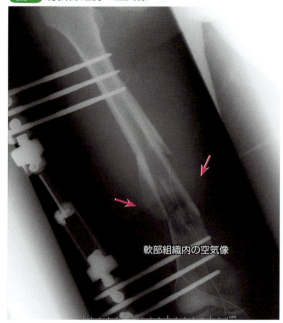

図4　骨折部近傍の空気像

骨折部近傍の軟部組織内に空気像を認めた場合は，開放骨折として扱う

リハビリテーションの知識

治療

　外傷・非外傷に関わらず，ほとんどの症例で手術が必要になる。手術までの待機期間は直達牽引を行って局所の安静と短縮予防に努める。理学療法も併用し廃用・拘縮・深部静脈血栓症に対する対策を講じる。

　手術は，開放骨折でなければ髄内釘もしくはプレートによる整復固定術が選択される。開放骨折の場合は感染が危惧されるため，骨折部に金属物を留置する方法は避けたほうがよい。したがって髄内釘やプレートではなく，創外固定術が第一選択となる（図5）。感染がほぼ否定された場合，創外固定から髄内釘やプレートに移行することもある。

　人工関節周囲に生じた骨幹部骨折の場合，治療方法は症例ごとに検討する必要がある。人工関節が外せない場合は髄内釘を使用できないことが多いのでプレートもしくは創外固定で治療することになる（図6）。人工関節が外せる場合は，人工関節と髄内釘が組み合わさったような形のインプラントで再建することもある（図7）。

　手術後は膝関節の拘縮が生じやすいので，端座位やCPM（continuous passive motion）訓練を積極的に行う。

図5 大腿骨開放骨折に対するイリザロフ創外固定

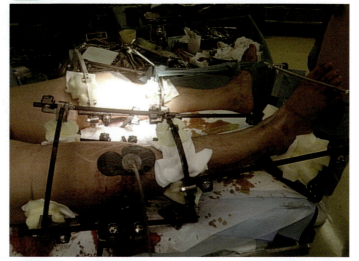

骨折部から離れた場所にピンを刺入し，これをリングとロッドで連結して固定する

図6 人工関節周囲骨折に対するロッキングプレート固定

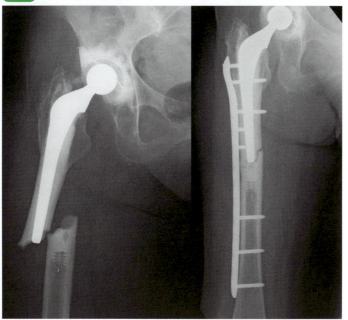

人工関節を避けてスクリューを刺入し，プレートで固定する

禁忌事項

受傷直後はどうしても大腿部（骨折部）に注意を奪われるが，上肢や脊椎，あるいは内臓器に損傷を合併していることがあるので注意する．直達牽引を行っている期間，下肢（股関節）外旋位になると腓骨頭部分で腓骨神経が圧迫されて腓骨神経麻痺を生じることがあるため，同部に圧迫が加わらないように十分配慮する（図8）．

手術を行った場合，骨折型と固定方法，骨質によりリハビリはさまざまである．即日全荷重が可能になる場合もあれば，骨癒合が生じるまで長期間免荷を要する場合もある．画一的なリハビリは禁忌であり，主治医との打ち合わせが大切である．

（山田　晋）

図7 インプラント間で骨折した症例

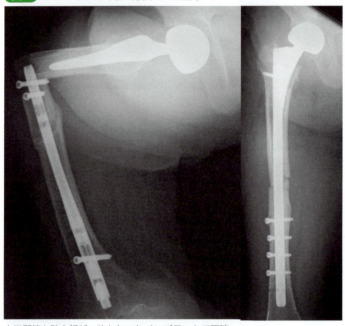

人工関節と髄内釘が一体となったインプラントで再建

図8 腓骨神経圧迫による腓骨神経麻痺の予防

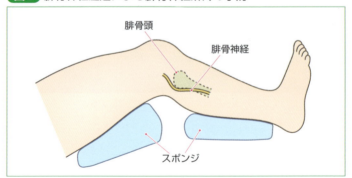

評価

■術前(A-①)

受傷状況や転倒歴，服薬状況，既往歴，合併症，などの情報収集が再受傷の予防に重要となる。また，X線所見による骨折の種類や部位の確認を行う。患肢以外の関節可動域や筋力の測定，形態測定も行えるとよい。

■術後(A-②)

術後は侵襲による痛みや骨折の程度によっては骨折周囲の軟部組織が損傷していることも考えられるため，身体機能の評価には十分配慮する必要がある。特に大腿の骨幹部は中間広筋や内側広筋と接触する面が多いため，膝の屈曲制限や自動伸展不全が残存しやすいため，膝の関節可動域は注意深く観察していく[1]。

X線所見や主治医への確認により荷重時期や荷重量を確認する。完全免荷では健側片脚立位のバランス能力を評価し，部分荷重が進むにつれて歩容の動作分析も必要になっていく。

リハビリテーションの進め方

■術前

術前は大腿骨頸部骨折と同様に，ベッドサイドにて廃用性変化や褥瘡，DVT，肺機能障害といった二次障害を起こさないように早期から介入する(B-①，D-①)。大腿骨頸部骨折の術前(p.149)を参照。

■術後から退院まで

術後は痛みや腫脹の状態を観察しながらリハビリを進めていく。術後早期から足関節底背屈の自動運動によるDVT予防や術側の股関節自動介助運動，大腿四頭筋の等尺性収縮運動を行う(B-②，C-②)。さらに，早期離床を促すため，起居動作(寝返り，起き上がりなど)やベッド端座位，車いす移乗練習を行い，座位保持時間の延長を図る(E-①)。

大腿骨骨幹部骨折の手術は骨折型の分類や全身状態などにより，プレート固定法や髄内釘固定法，創外固定法が選択される。大腿骨骨幹部骨折は受傷時に中間広筋が損傷されやすく，特に膝蓋上嚢部にかかる場合は癒着剥離や筋の滑走性を維持する必要がある[1]。また，筋の損傷を受けて股関節および膝関節の拘縮となりやすいため，注意深く観察しながら関節可動域練習を進めていく。

●プレート固定法

プレート固定法の多くは外側からの侵襲のため，外側にある大腿筋膜張筋や外側広筋といった軟部組織が癒着しないようにリハビリテーションを進める必要がある(B-③)(図9・10)。

荷重および歩行練習は，骨折の状態(AO分類：単純骨折，楔状骨折，複雑な骨折)や骨癒合などにもよるため，大腿骨頸部骨折と同様にX線所見と主治医の指示を確認して荷重練習を行う。歩行練習は1/3部分荷重で平行棒内歩行練習，1/2部分荷重で歩行器歩行練習，2/3部分荷重で片松葉歩行練習といった目安で進めていく。

●髄内釘固定法

髄内釘固定法はインプラントの固定性が良く，早期から全荷重が許可されることが多いため，痛みの状態に応じて荷重や歩行練習を進めていく。

順行性髄内釘法では中殿筋や小殿筋の筋収縮を促し，筋の滑走性を維持する(図9)。一方，逆行性髄内釘法では，膝蓋骨の可動性維持や膝蓋下脂肪体の柔軟性維持とともに膝蓋上嚢など膝関節周囲の浮腫管理を行う(B-④)。

● **創外固定法（リング型）**

　従来，開放創で感染のリスクがある症例に対して，一時的に単支柱型の創外固定を用いて全身状態の改善を待ち，髄内釘固定やプレート固定へ移行していた。しかし近年，偽関節や変形強制などにも応用可能なリング型創外固定が広く応用されるようになり，最終的な骨癒合まで用いられることもある。

　大腿骨骨幹部骨折では関節外固定のため，基本的に全荷重が許可される。創外固定は強固な固定が得られるという特徴から，早期から荷重および歩行練習を荷重痛の状態をみながら行う。歩行器や杖などの歩行補助具を用いて，終日歩行の獲得をめざす[2]（図11）。

　膝蓋上嚢にかかる骨折の場合はプレート固定法と同様に癒着剥離や筋の滑走性維持を行わなければいけないが，手指衛生などによりワイヤー刺入部などの感染を徹底する（B-⑤）。　　（渡邉基起）

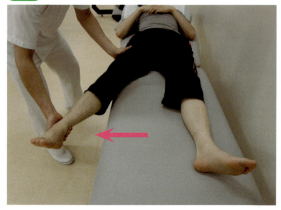

図9　中殿筋の自動介助運動

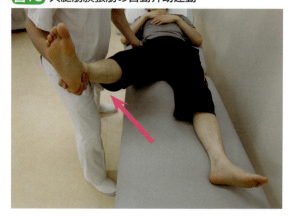

図10　大腿筋膜張筋の自動介助運動

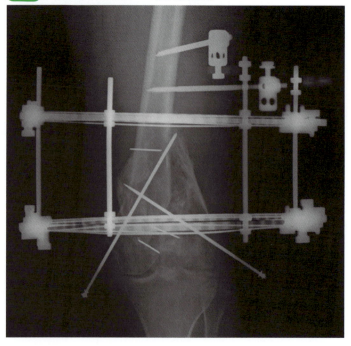

図11　大腿骨骨幹部骨折への創外固定術

表1 大腿骨骨幹部骨折 リハプログラム

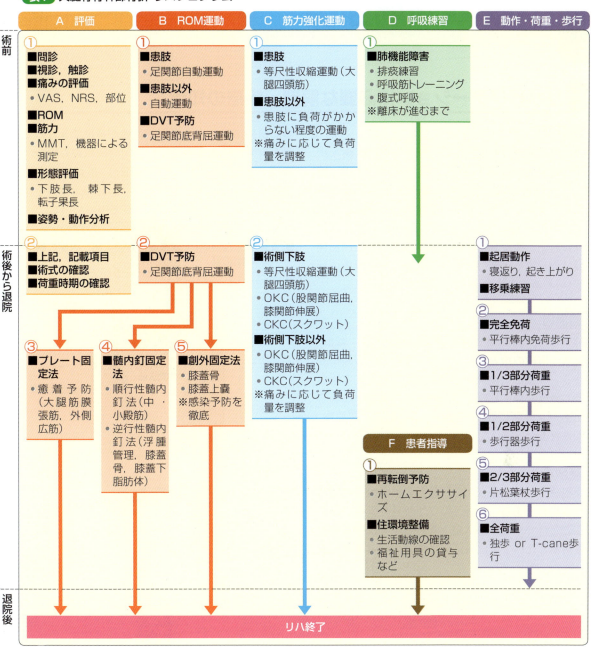

7 股関節，大腿
大腿四頭筋断裂

リハビリテーションに必要な解剖・疾患の知識

解剖

　大腿四頭筋は4つの筋，すなわち大腿直筋・中間広筋・内側広筋・外側広筋から形成される（図1）。大腿直筋は，骨盤の臼蓋と下前腸骨棘から起始し膝蓋骨に停止する二関節筋で，股関節屈曲と膝関節伸展に作用する。残りの3つの筋は大腿骨に起始し膝蓋骨に停止する。いずれも膝関節伸展に作用する。断裂形態には大別して筋線維の断裂（いわゆる肉離れ）と腱断裂がある。

原因

　スポーツ活動で受傷することが多いが，転倒，転落，階段の踏み外し，交通外傷などでも起こりうる。大腿部に直接外力が加わって断裂する場合と，過度な伸張性収縮を強制されて断裂する場合がある。外傷以外の要因としては肥満，膠原病，慢性腎不全（透析）などがリスクとして挙げられる。

検査

　視診，触診で体表から凹みとして断裂を確認できる場合がある。単純X線では断裂を直接確認することはできないが，完全断裂の場合は膝蓋骨が反対側と比べて遠位側にシフトしている場合がある。MRIでは筋肉の走行や血腫を描出できるので最も有効な検査といえる。四頭筋腱断裂の場合は断端の形状を確認できる（図2）。超音波検査はMRIに比べて解像度は劣るが，筋腱の連続性をリアルタイムに動的評価できる点で優れている。

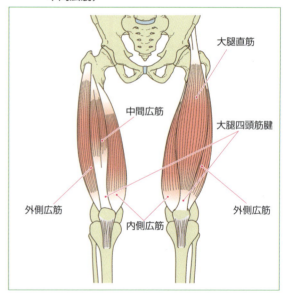

図1　大腿四頭筋（大腿直筋，外側広筋，内側広筋，中間広筋）

リハビリテーションの知識

■治療

　筋線維の断裂の場合は保存的治療の対象となることが多い。膝完全伸展～軽度屈曲位で疼痛が軽減するまで安静を保持する。多量の筋内出血によりコンパートメント症候群を呈したり，激痛を伴ったりする場合は緊急手術にて筋膜切開を行う。

　腱断裂の場合は保存療法では不十分である場合が多く，筋力低下や再断裂のリスクが高いので，原則的に手術にて再建する。膝蓋骨に骨孔を作成しそこを貫通させた糸にて縫合する。スーチャーアンカーやワイヤーを併用することもある[1]。

■禁忌事項

　膝関節拘縮予防のためには膝屈曲動作が必要であるが，これは断裂部に緊張を加える動作でもある。特に腱断裂の症例においては，手術したとしても腱の十分な回復には3カ月程度を要するため，膝可動域運動，荷重訓練は段階を踏みながら徐々に進めていく必要がある。

（山田　晋）

図2　大腿四頭筋腱断裂のMRI所見

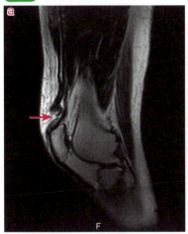 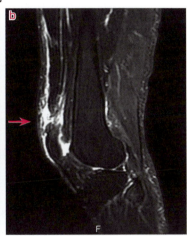

a．T1強調像　　　　　　　　　　　　　b．脂肪抑制像T2強調像
→部分に大腿四頭筋腱の断裂を認める

評価

保存療法および術前(A-①, F-①)

大腿四頭筋断裂では，主治医に損傷の重症度を確認し，受傷機転を聴取することが重要である。また，炎症症状(疼痛や腫脹，熱感，発赤)や皮下出血の状態を把握する必要がある。ROMや筋力測定では断裂した筋にストレスがかからないように配慮して行わなければならない。

術後(F-②)

術後は，主治医から縫合の状態や固定性，荷重時期などを確認する。また，ヒンジ付き装具やギプスによって固定されていることがあるため，術前の状態や主治医の情報を基に可能な限り関節可動域や筋力，痛みの程度などを評価していく。

リハビリテーションの進め方

保存療法

急性期

受傷直後の初期治療(〜48時間)にはRICE処置(安静，冷却，圧迫，挙上)や荷重歩行の制限を行い，大腿内の出血や腫脹を減らすことが重要である。重症度によってはギプスやサポーターを用いて固定する場合もある。出血や腫脹，痛みの軽減に伴い，リハビリ前の温熱療法とリハビリ後の寒冷療法を行う(D-①)。

運動療法は，患肢の制限付き関節可動域練習や両上肢および健側下肢の筋力増強練習などを行う。特に，患肢の関節可動域練習では断裂部の筋の伸張を徒手的に固定するように行う(B-①)(図3)。

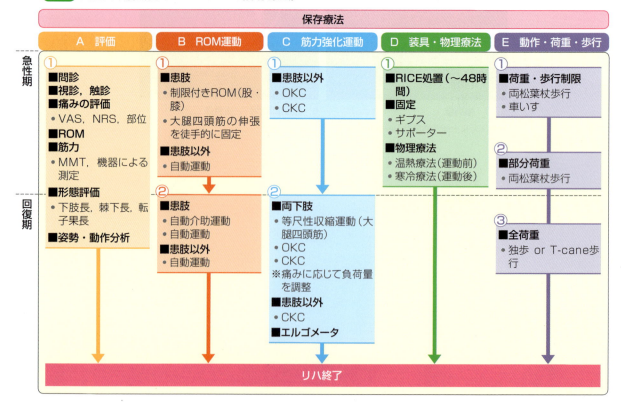

表1 大腿四頭筋断裂 リハプログラム(保存療法)

●回復期（C-②）

痛みの状態を確認しながら，筋力増強練習を等尺性収縮からOKC，CKCと順次移行していく。また，自主練習の指導を行う。さらに，エルゴメータを利用し，持久力の向上やスムーズな関節運動の拡大を図る。

■手術療法

●術前

保存療法の急性期を参照。

●急性期（術後）

術後はヒンジ付き膝装具やギプスを用い，膝関節伸展位でロックする（I-①）。術側下肢の大腿四頭筋の等尺性運動やstraight leg raising（SLR）を術後1週程度から開始する[2]（H-②）（図4）。また，術側下肢以外の四肢の筋力増強練習や荷重歩行練習を荷重痛の状態を考慮しながら行う。荷重練習は主治医との連絡が非常に重要となる。

表2 大腿四頭筋断裂 リハプログラム（手術療法）

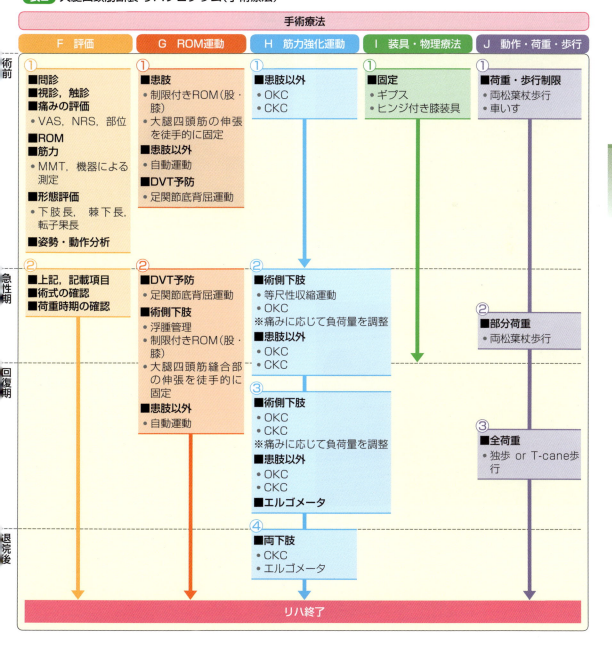

●回復期

ギプスやヒンジ付き膝装具による固定が外れると，主治医の指示に沿って部分荷重練習から行っていく（J-②）。また，患肢の関節可動域練習は縫合部周囲の軟部組織を徒手的に固定するように行うことで他動的に可動域の拡大を図る[3]（G-②）。

さらに，術側下肢の筋力増強練習を等尺性収縮から開始し，痛みの状態を確認しながらOKC，CKCまで進めていく。退院に向けて自主練習の指導も必要である。

●退院後

退院後は筋力増強練習をOKCへと移行し，痛みがなくスムーズに行うことができれば，CKCへと進めていく。また，エルゴメータを利用した，持久力の向上やスムーズな関節運動の拡大も効果的である（H-③）。関節可動域練習は縫合部の状態を主治医と相談しながら，伸張量を増やしていく（図5）。

（渡邉基起）

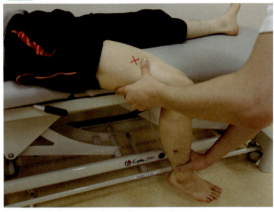

図3 大腿四頭筋の断裂部固定後の関節可動域練習

断裂部（図の×）より遠位を圧迫固定し，伸張刺激が加わらないように配慮しながら他動的に関節可動域練習を行う

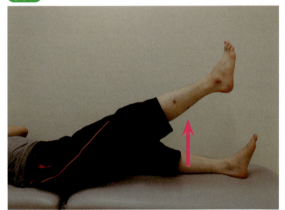

図4 SLR

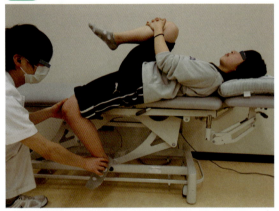

図5 大腿四頭筋の関節可動域練習

骨盤の前傾を押さえるため，健側の股関節を屈曲位に保ちながら股関節伸展＋膝関節屈曲させる

7章　膝関節，下腿

変形性膝関節症（保存療法）

人工膝関節全置換術後
（変形性関節症，関節リウマチ）

前十字靭帯損傷（保存療法，再建術後）

半月板損傷

膝蓋骨骨折

大腿骨顆部骨折・顆上骨折（観血的整復固定術後）

脛骨プラトー骨折

脛骨骨幹部骨折（保存療法・観血的整復固定術後）

1 膝関節，下腿
変形性膝関節症（保存療法）

リハビリテーションに必要な解剖・疾患の知識

■解剖

　膝関節は，大腿骨-膝蓋骨-脛骨の3つの骨から構成され，膝蓋大腿関節，大腿脛骨関節を作る（図1）。膝関節屈曲伸展の動きのなかで，伸展域ではscrew home，中間屈曲域ではmedial pivot，深屈曲域ではロールバックし，その結果，大腿骨と脛骨関節面には，約22°の回旋運動も生じている[1]。

　関節内は，関節軟骨（硝子軟骨），半月板（線維軟骨），関節包，靱帯，滑膜から構成される。関節軟骨には，血管がなく，関節液で栄養されるため，損傷された場合には，程度により修復されるが，線維軟骨様組織として修復され，硝子軟骨に修復されることはない。歩行時に大腿脛骨関節には，体重の2～3倍の荷重が，階段昇降時には，5倍の荷重が生じる。半月板は，関節接触面の安定化，荷重の分散と吸収する機能をもつ。

　脛骨プラトーの内側と外側では構造が異なる。内側プラトーは外側プラトーに比べ大きく，窪んだ凹構造であるのに対し，外側プラトーは，凸構造をしている（図2）。さらに，屈曲により外側半月板は，内側半月板に比べ，ロールバックと同調するように後方に大きく移動する（図3）。膝のリハビリテーションを行う際，これらを熟知する必要がある。

図1 膝関節の解剖

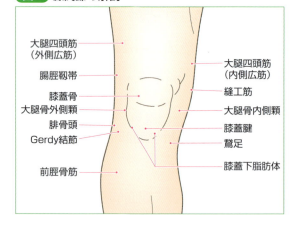
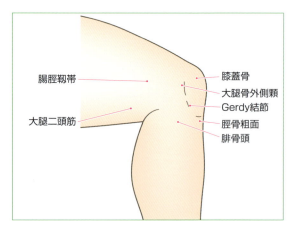

図2 脛骨プラトーの骨形態－内側と外側の違い－

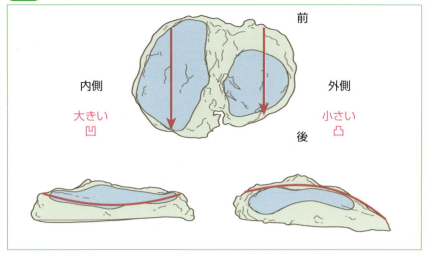

内側　大きい　凹
外側　小さい　凸
前／後

図3 外側半月板の動き

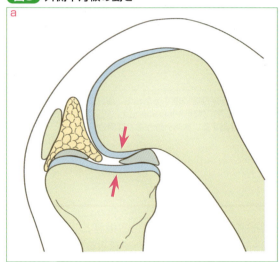

a．内側プラトー　凹

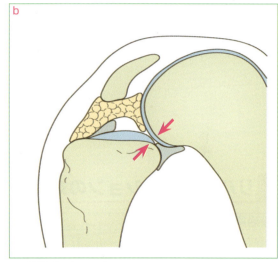

b．外側プラトー　凸

ロールバック時の半月板の動き：内側に比べ，外側半月板は深屈曲により後方に亜脱臼する
等信号領域（灰色）＝関節軟骨

原因

変形性膝関節症は，関節構成体の退行性疾患で，中高年におけるcommon diseaseである．日本における変形性膝関節症（OA）の人口は，2,530万人と推定される[2]．

OAは多因子疾患であり，一般的な全身的要因として，加齢，肥満，性別，遺伝的素因，局所的要因として，関節の外傷（靱帯・半月板損傷）や過度の力学的負荷が挙げられる．

検査

徒手検査は，
- 圧痛点，
- 可動域計測，
- 内外側の靱帯機能を評価する内外反ストレステスト，
- 前十字靱帯（ACL）機能を評価するLachman testやJerk test，
- 後十字靱帯（PCL）機能を評価するposterior drawer test，
- 後外側回旋不安定性を評価するdial test[3]（図4），

を行う．

単純X線検査では，下肢アライメントを評価するために立位下肢全長撮影や，正確に関節裂隙の狭小化を評価するために両膝立位Rosenburg撮影，PCL機能を評価するためにgravity sag撮影[4]，膝蓋大腿関節症を評価するためにskyline撮影をルーチンとしている（図5）．荷重位でX線撮影する意義は大きい．

軟骨や半月板，靱帯の状態はMRIで評価可能である．大腿骨や脛骨の回旋変形は，CTで評価する．

図4 dial test

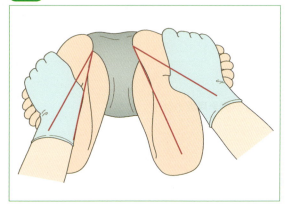

膝後外側不安定性を評価するために，腹臥位として膝屈曲30°と90°で脛骨に外旋ストレスを加え，足底が大腿部の軸に対する角度を計測する．異常外旋があれば陽性

文献3）より引用

リハビリテーションの知識

治療

保存療法は積極的なアプローチで行われなければならない．変形性膝関節症といっても，その病態や進行度はさまざまであり，危険因子や軟骨破壊の程度に応じて行う．

具体的な方法として，医療者のポジティブな対応，患者教育（日常生活指導，体重のコントロール），温熱療法，冷療法，薬物療法（内服薬や関節内注射），装具療法（足底板，膝サポーター），運動療法（筋力訓練，ストレッチング，歩行訓練，膝蓋骨モビライゼーション，有酸素運動，振動刺激法）などがある．日常生活指導として，正座を避けることや杖を使うことで荷重軽減を図ること，ゆっくりあること，減量などがある．

禁忌事項

医療者の患者に対するネガティブな対応は厳に避ける．関節炎症状の強い時期は積極的な関節可動域訓練は避け，リラクセーション程度の介入にとどめる．関節水腫がある場合には，屈曲位で疼痛が増悪する場合があり，関節液穿刺が必要な場合がある．

（齊藤英知）

図5 各種X線撮影法

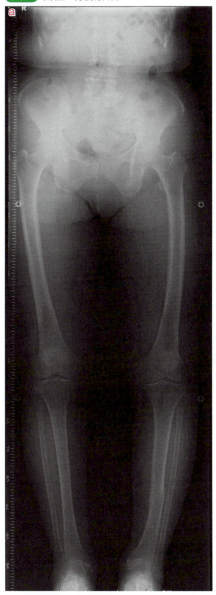

a. 両下肢立位全長

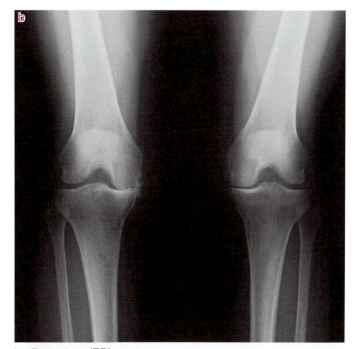

b. Rosenburg撮影

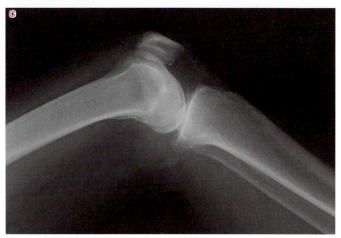

c. gravity sag撮影

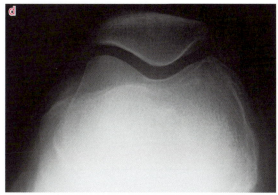

d. skyline撮影

評価

◼ 視診や触診

大腿脛骨角（FTA）や大腿骨，脛骨の変形を吟味する．内反（外反）ストレステストを行い，不安定性を評価する．また，前十字靱帯，後十字靱帯の動揺性も評価する．スクリューホームムーブメントは，骨形状だけでなく前十字靱帯の緊張が必要で，動揺性により関節運動に破綻が生じる．また，熱感や腫脹，筋萎縮の程度や関節内水腫などを評価する必要がある．

◼ 関節可動域の測定

膝関節屈曲，伸展を測定する．伸展可動域制限を伴った例が多い．また，スクリューホームムーブメントが欠如している例が多数みられる．

膝関節の関節可動域，膝蓋骨の可動性を評価するだけでなく，膝蓋骨の位置や皮下組織の柔軟性，最終可動域での疼痛やエンドフィールを確認する．

◼ 筋力測定

extension lag（図6）の評価を行う．大腿四頭筋だけでなく，股関節，足関節，体幹安定性などを評価する．徒手筋力計や等速度性運動機器を用いて客観的な値の算出が望ましい．

◼ 疼痛

VAS（visual analog scale）で自己評価させる．

◼ 歩行能力

跛行の程度や歩行速度，6分間歩行試験，TUG（Timed Up and Go）などを測定する．

図6 extension lag

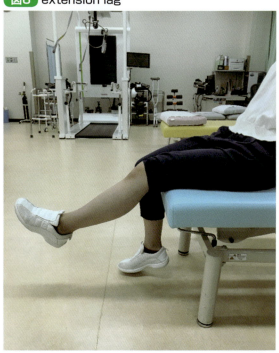

他動的に完全伸展可能だが，自動的に抗重力位で最終伸展域での伸展筋力が不十分であるもの．ハムストリングスの伸張性低下と鑑別するため，テスト前に他動的伸展ができるか確認すること

表1 変形性膝関節症 リハプログラム

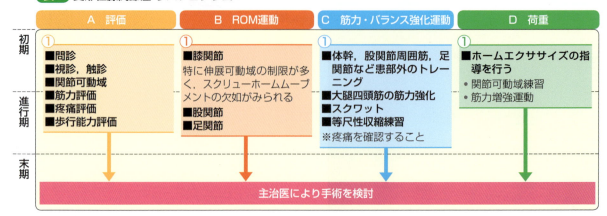

リハビリテーションの進め方

保存療法の観点

- 膝関節痛を軽減させ，日常生活の活動性を維持，向上させること。
- 膝関節そのものに視点が集まりやすいが，体幹や股関節，足関節からの影響が大きいことを念頭に置く必要がある。
- 画像評価は，骨棘の有無や関節裂隙の狭小化，変形形態のみならず，脛骨プラトーの傾斜などを把握することが重要となる。
- 股関節や膝関節の可動域制限や筋力低下，代償による過緊張を見つけるようにする。

　変形性膝関節症の原因因子は，メカニカルストレスや外傷，炎症性サイトカイン，加齢変化や遺伝子的要素などが報告されている。そのなかでもメカニカルストレスや加齢による運動機能低下は運動療法で改善することが可能である。

　日本人は内側型変形性膝関節症が多く，内側コンパートメントに発生する過剰なストレスを減少させるよう介入する。内側型症例の立位姿勢は，大腿骨が外転，外旋し，膝関節屈曲位を呈していることが多い。そのため，外部膝関節内反モーメントが増強する。考え方として，他の下肢疾患への理学療法と同様に体幹，股関節，膝関節，足関節からの影響を個別にみていくと理解しやすい。

関節可動域（B-①）

　大腿骨に対する脛骨の内旋可動域および伸展可動域の改善が重要とされている[5]。変形性膝関節症者では脛骨の回旋副運動が制限されていることが多く，大腿筋膜張筋や腸脛靱帯，外側側副靱帯や膝窩筋複合体，球状靱帯などが原因として挙げられている。また，膝関節伸展制限の原因には，骨棘や関節軟骨損傷など関節面の障害や軟部組織などが考えられており，スクリューホームムーブメントを引き出すことが重要となる（図7）。股関節，足関節からの影響も強く，多面的に評価，介入する必要がある。

運動療法（C-①）

　変形性膝関節症に対する運動療法のエビデンスとして，有酸素運動や筋力増強練習に関する報告が多い。そのなかで膝関節伸展筋に対する介入が最も多く，階段昇降や立ち上がり，歩行速度への効果が多数報告されている。特に内側広筋の活動性を向上させるようにする。また，股関節外転筋への介入も重要である。

　これら運動療法の比較研究では有酸素運動と抵抗運動，講義のみといったコントロールの比較[6]や等運動性，等尺性，等張性，対照群の比較[7]など多数報告されており，そのほとんどの論文で運動療法群は対照群と比較し疼痛，機能障害が改善するとしている。

（畠山和利）

図7　膝関節伸展可動域運動

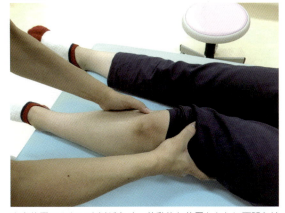

完全伸展できない症例が多く，他動的な伸展とともに下腿を外旋させるようにスクリューホームムーブメントを誘導する

2 膝関節，下腿
人工膝関節全置換術後
（変形性関節症，関節リウマチ）

リハビリテーションに必要な解剖・疾患の知識

◨解剖

　変形性膝関節症において，半月板損傷や軟骨損傷が進行し，関節変形や可動域制限，著しい疼痛により日常生活動作に支障をきたした膝に対しては人工膝関節全置換術（total knee arthroplasty；TKA）が行われる。

　関節リウマチは，遺伝的因子に環境的因子が加わって発症すると考えられており，関節滑膜の異常増殖に伴い骨・軟骨，靱帯が破壊される。破壊による膝関節の著しい機能低下をきたした場合には，TKAが治療の一つとして選択される。

荷重分散機能があり，多くの軟部組織の絶妙なバランスで，安定性と可動性を保持している。したがって，TKAに，たとえ軟骨の表面置換を行うデザインを採用したとしても，安定性と可動性を担保しつつインプラントの磨耗，破損，骨への固着性など膝機能維持に必要な多くの因子をうまくコントロールしうるものでなければならない。

　TKAの素材としては，大腿骨や脛骨コンポーネントに関しては，強度や靱性に優れたコバルトクロム合金が使用されることが多く，摺動部材には，超高分子量ポリエチレンが用いられる。

◨TKAの歴史的背景

　TKAの発展には長い歴史があり，現在使用されているようなTKAは1960年代頃から歴史に登場した。もともと膝関節は多中心性の動きと高い

◨TKAの種類（表1，図1）

　TKA術後のリハビリテーションを行ううえで，どのような種類のTKAが使用されたかを理解することは，重要である。

表1　TKAの種類

	前十字靱帯（ACL）	後十字靱帯（PCL）	
CR（cruciate retaining）型，図1a	切離	温存	
MP（medial pivot）型	切離	温存または切離	内側がball-in-socket構造で，外側では前後方向を許容するデザインであり，膝屈曲に伴い内側を中心としたpivot運動が生じる
BiCR（bi-cruciate retaining）型，図1b	温存	温存	脛骨コンポーネントが特徴的な馬蹄形である。ACLとPCLの脛骨付着部は島状に温存される（図2）。正常膝と変わらないkinematicsを示す（ligament guided motion）
BiCS（bi-cruciate substituting）型	切離	切離	正常膝に近い動きをインプラントデザインで再現した（implant guided motion）
MB（mobile bearing）型，図1c	切離	切離	ポリエチレンのbearingは大腿骨コンポーネントと脛骨コンポーネントの2つの摺動部をもつ。回旋ミスマッチに対するセルフアライメント機構が利点である
PS（posterior stabilized）型，図1d, e	切離	切離	post/cam機構によるPCL機能を再現した

図1 TKAの種類（Zimmer biomet社提供）

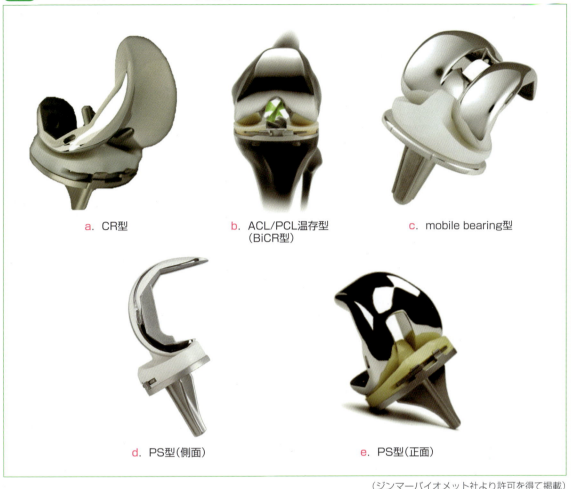

a. CR型
b. ACL/PCL温存型（BiCR型）
c. mobile bearing型
d. PS型（側面）
e. PS型（正面）

（ジンマーバイオメット社より許可を得て掲載）

図2 BiCR型TKA

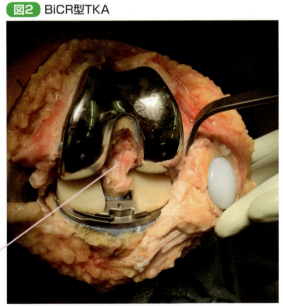

ACL

ACLとPCLの脛骨付着部は島状に温存される

リハビリテーションの知識

治療

　TKAのリハビリのゴールは疼痛の回避，機能回復，ADLの再獲得，早期社会復帰である。長期間の術前病悩期間例では，関節拘縮が存在する。日本の場合，内反変形に伴うことが多い。

　手術アプローチは，内側侵入路をとる以下の3つがある。para-patellaアプローチ，内側広筋への侵襲を抑えたsubvastusアプローチ，両者の中間的特徴を有するmidvastusアプローチ，最小侵襲アプローチとしてmini-midvastusがある。

　ほとんどの機種で，大腿骨遠位骨切り面は，荷重軸に垂直になるように行われる。大腿骨の回旋は，多くの指標を参考とするが，特に，SEA（surgical transepicondylar axis）を確認することが重要である。前方のnotchを作成すると，術後顆上骨折が生じやすくなるので特に注意する。脛骨の骨切りでは，脛骨軸に対して垂直に行うが，脛骨後方傾斜は機種により推奨角度が異なる。脛骨コンポーネントの設置角度が，膝蓋骨のトラッキングに強い影響を与える。

　膝蓋骨を置換するか否かは，意見の分かれるところであるが，置換後の膝蓋骨の厚さは15mmを確保することが必要である。骨切り終了後は，インプラントで骨に固定するが，近年は骨セメントを使用することが多い。膝前面は軟部組織も薄く，血流も多くはないため，手術の際には，軟部組織に対する侵襲性も常に考慮しておく必要がある。

禁忌事項

　高齢で合併症が多い例では，周術期合併症に注意する。特に深部静脈血栓症や続発する，肺動脈血栓塞栓症が知られている。術後早期の疼痛や腫脹が強い時期には，無理な可動域運動は避け，リラクセーションや腫脹軽減に努める。合併症が生じた際には，主治医や合併症担当科と相談し，リハビリプロトコールを再考する。　　（齊藤英知）

評価

視診および触診

　術後の創部状態，皮膚の色調変化，熱感，腫脹，皮下出血の有無，筋萎縮の程度，関節水腫などを評価する。

関節可動域

　術前および術中の可動性を事前に確認しておくことが重要となる。術後は術中の可動性を目標に行うが，疼痛や癒着，腫脹，筋活動，心理状態などが影響を与える。

　膝関節の関節可動域，膝蓋骨の可動性を評価するだけでなく，膝蓋骨の位置や皮下組織の柔軟性，最終可動域での疼痛やエンドフィールなどを考慮する。

筋力評価

　術前より大腿四頭筋など膝関節周囲筋の筋力を確認する。MMTが簡便で臨床上多く用いられているが，徒手筋力計や等速度性運動機器を用いて客観的な値の算出が望ましい。

疼痛

　VAS（visual analog scale）で自己評価させる。

歩行能力

　歩行速度や6分間歩行試験，TUG（Timed Up and Go）などを測定する。跛行を十分捉えるようにする。体重心と膝関節，足圧中心の位置をイメージし，立脚相でどのように床反力が作用しているか吟味する。

リハビリテーションの進め方

■手術療法

●術前

　術後の膝関節関節可動域の獲得や筋力強化（C-①）へスムーズに移行するためにも，術前からの指導が重要となる．関節破壊の進行により，疼痛や筋力の不均衡が生じ，動作時に正常な筋活動が発揮できないことが多い．術後は立位アライメントの変化や歩行時の膝関節側方動揺性が減少することで歩行時の床反力を利用しやすくなる．術前からできる限り活動性の低い筋活動を改善し，術後の準備をしておくことが重要となる．体幹筋や股関節周囲筋，大腿四頭筋の筋力強化以外に足趾や足関節の底背屈も十分に行う．また下腿三頭筋の伸張性も十分に促す（図3）．

　変形性膝関節症発症の因子としてメカニカルストレスや外傷による直接的損傷[1]，炎症性サイトカイン，加齢による変化や遺伝素因[2]など数多く報告されており，非術側にも影響が懸念される．非術側であっても機能評価を怠ってはならない．

　また，術前から軟部組織の腫脹が強い場合は，腫脹や疼痛軽減を目的に十分時間をかけて愛護的に関節可動域練習を行う（B-①）．関節内水腫は反射抑制により筋力発揮能の低下や筋萎縮をまねくため，アイシングや関節穿刺後の圧迫などを行い，可能な限り対処する．

●術直後

　術直後は可動性が必要な部位の腫脹を抑え，アイシングを併用（D-①）し炎症の減退に努める．術直後から患肢の浮腫を軽減させるため，膝蓋骨周囲をスポンジやキャスト用下巻き材で圧迫する（B-②）．術後早期より足関節底背屈運動やパテラセッティングを開始する（C-②）．

　人工膝関節置換術は手術展開が広範囲にわたり軟部組織が侵襲されるため，癒着が生じやすい．皮膚や筋の柔軟性および滑走性を再獲得することが関節可動域改善に有用である．術直後より全荷重歩行が許可（D-①）となるが，疼痛が強く全荷重できない症例は，疼痛に応じて荷重量を徐々に増加させる．関節可動域練習や歩行練習後には熱感が増強していないか確認し，十分なアイシングを行う．

　関節可動域は120°以上（B-③）を第1目標にする．日常生活で膝関節に必要な屈曲可動域は，階段昇降90°，椅子からの立ち上がり100°，自転車120°，正座は150°といわれている．術後早期より開始している大腿四頭筋の等尺性収縮，SLRなどの他に，座位にてチューブを利用した等張性収縮（図4），スクワットなど荷重下での筋力強化を行う．筋力トレーニングは疼痛を引き起こさないことが大切となる．負荷量の増加とともに関節水腫にも配慮する．関節水腫は反射抑制による筋萎縮，筋力発揮抑制などをきたす．階段昇降は過負荷となりやすいため，手すりの利用や2足1段で行うなどの指導が必要である（D-②）．

　自宅復帰へ向けた指導が最も重要となってくる．特に肥満に対する指導や自宅での継続した筋力強化，術側および対側を保護した動作指導や留意点などを指導する．床からの立ち座りの方法も明確に反復し，満足度をさらに向上させるよう努める．

（畠山和利）

図3 下腿三頭筋ストレッチング

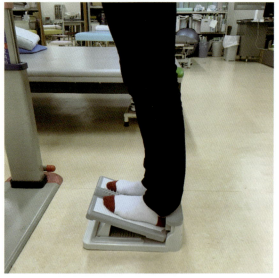

ストレッチングボードの使用や，丸めたタオルを前足部の下に置き背屈位としてもよい。膝関節屈曲および足関節背屈位から徐々に膝関節を伸展すると，伸張部位が変化する

図4 大腿四頭筋筋力増強

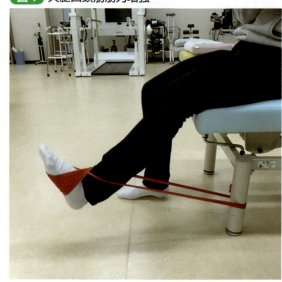

大腿四頭筋の筋力強化は非常に重要であり，継続して行うことが重要である

表2 人工膝関節置換術術後 リハプログラム

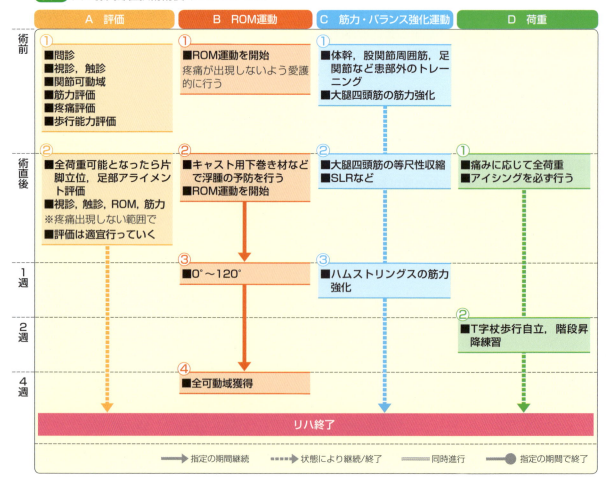

	A 評価	B ROM運動	C 筋力・バランス強化運動	D 荷重
術前	① ■問診 ■視診，触診 ■関節可動域 ■筋力評価 ■疼痛評価 ■歩行能力評価	① ■ROM運動を開始 疼痛が出現しないよう愛護的に行う	① ■体幹，股関節周囲筋，足関節など患部外のトレーニング ■大腿四頭筋の筋力強化	
術直後	② ■全荷重可能となったら片脚立位，足部アライメント評価 ■視診，触診，ROM，筋力 ※疼痛出現しない範囲で ■評価は適宜行っていく	② ■キャスト用下巻き材などで浮腫の予防を行う ■ROM運動を開始	② ■大腿四頭筋の等尺性収縮 ■SLRなど	① ■痛みに応じて全荷重 ■アイシングを必ず行う
1週		③ ■0°〜120°	③ ■ハムストリングスの筋力強化	
2週				② ■T字杖歩行自立，階段昇降練習
4週		④ ■全可動域獲得		

リハ終了

→ 指定の期間継続　⇢ 状態により継続/終了　═ 同時進行　●─ 指定の期間で終了

膝関節，下腿
前十字靱帯損傷（保存療法，再建術後）

リハビリテーションに必要な解剖・疾患の知識

◆解剖

　前十字靱帯（ACL）は，大腿骨外顆内側面の後方のresident's ridgeと後方軟骨面の領域に付着部をもち（図1），脛骨内側顆間隆起を内側縁，前方の骨性突起（Parson's knob），外側を外側半月板前角とするいわゆるC型の狭い領域に停止している[1～5]。ACLの実質部は平坦でリボン状を呈している[5]（図2）。ACLは膝伸展位付近での膝前後方向の安定性，回旋安定性に寄与する。

図1 ACLの大腿骨及び脛骨付着部（上）

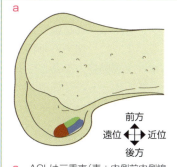
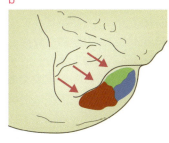
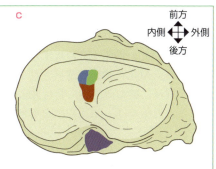

a. ACLは三重束（青：内側前内側線維AM-M，緑：外側前内側線維AM-L，赤：後外側線維PL）からなる。大腿骨内顆外側壁における付着部を示す

b. ACLの大腿骨付着部は前方のresident's ridgeと後方，下方は関節軟骨に囲まれている

c. ACLとPCLの脛骨付着部を示す

Otsubo, 2011 #416より引用改変

図2 正常ACLのMRI像

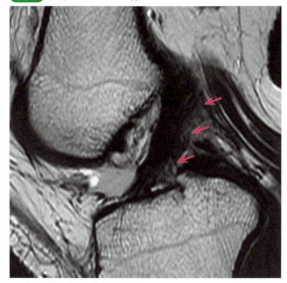
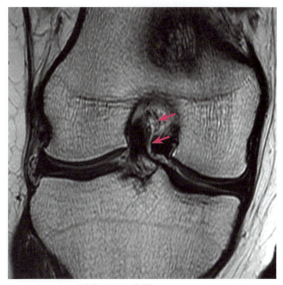

a. 矢状断におけるACL実質

b. flat-ribbon形状のACL実質

■原因

バスケットやサッカーなどのスポーツでは，急激な方向転換や，ジャンプの着地，ストップ動作などの際に受傷する非接触型損傷が30％，柔道やラグビーなどコンタクトスポーツで生じる接触型損傷が70％といわれている。

合併損傷として，半月板損傷や軟骨損傷，複合靱帯損傷などがある。放置した場合には，二次性に半月板損傷や，軟骨損傷が発生することが知られている。また，近年，大腿骨孔位置不良が原因のACL再建後のACL不全膝も多く見られる。

■検査

Lachman test, Pivot shift test, Jerk testなど徒手検査の他に，X線・MRIなどの画像検査が必須である。

リハビリテーションの知識

■治療

保存治療は，骨端線閉鎖前の学童で，ACL再建による骨端線損傷から下肢の変形（成長障害）を引き起こすことが危惧される場合や，活動性の低い中高年の受傷で選択される場合があるが，保存治療でACLが元の機能まで治癒することはほとんどないため，ACL再建術が選択される。移植腱として，半腱様筋腱や薄筋腱，骨付膝蓋腱が主に選択される。近年では，ACL線維を解剖学的に模倣した，半腱様筋腱を用いる三重束ACL再建[6]（図3）や，狭い大腿骨付着部に長方形に骨孔を作成し，骨付膝蓋腱を移植する長方形骨孔ACL再建などが報告されている[6]（図4）。

リハビリテーションとしては，移植腱に対して力学的な負荷を与えないように，関節可動性や筋力を維持し，かつスポーツ運動能力を落とさないことが重要である[7]。アスリートの受傷前レベルへのスポーツ復帰は，リハビリテーションの目標

図3 半腱様筋腱を用いた三重束ACL再建における骨孔と再建靱帯

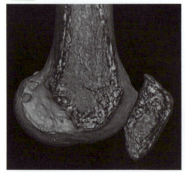
a. 大腿骨に作成された骨孔位置

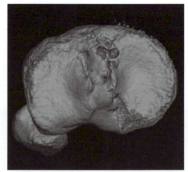
b. 脛骨に作成された骨孔位置

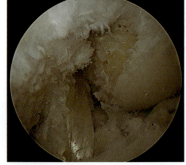
c. 三重束で再建された靱帯

図4 骨付膝蓋腱を用いた長方形骨孔ACL再建術における骨孔と再建靱帯

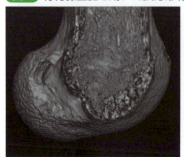
a. 大腿骨孔位置

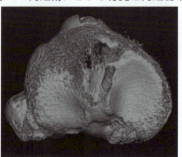
b. 脛骨骨孔位置

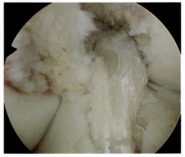
c. 再建靱帯

となる．メディカルリハビリテーションとアスレチックリハビリテーションは，手術からのおおよその時期で分けて行い，徐々にメディカルリハからアスレチックリハに移行していく[7]（図5）．

禁忌事項

高いアスリートレベルの選手や女性で，再受傷する率が高く，膝周囲のリハビリテーションだけでなく，体幹機能や運動連鎖，神経筋制御を考慮したアプローチも必要である．　　　（齊藤英知）

図5 リハビリテーションの流れ

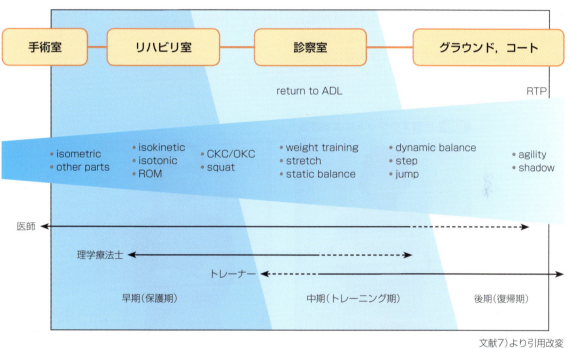

文献7）より引用改変

評価（保存療法・再建術後）

■視診や触診

浮腫や皮下出血の程度，腫脹などを確認する。

■関節可動域の測定

前十字靱帯は，膝関節屈曲50°程度から伸展に伴い前内側線維の張力が増加する。屈曲に伴い張力は減少するが，屈曲150°で再度増加する[8]。この点を十分に留意し関節可動域の測定を行う。

■筋力測定

術前や保存療法時には，靱帯や半月板などの損傷部を拡大させないよう十分配慮し測定する。術後早期では，移植腱にストレスをかけないことが重要となる。膝関節屈曲0°～60°では大腿四頭筋の筋力により脛骨が前方に引き出されるため注意する。移植靱帯が成熟するまでは移植腱に力学的負荷を与えないよう配慮する。

■体幹・下肢の機能評価

非接触型前十字靱帯損傷の受傷原因は，他関節の機能低下の場合が多い。四つ這い，不安定板での立位，片脚立位や片脚スクワットなど行い，体幹の動揺性などを確認する。Hallら[9]は片脚スクワットテストで体幹非対称性，骨盤の傾き，股関節内転や内旋，膝関節外反，バランス低下で運動機能を評価している（図6）。また，着地時の重心の後方変位も確認する。重心の後方変位は，大腿四頭筋の過活動により脛骨の前方引き出し力が増大する。

パフォーマンステストとして，片脚ホップテストや階段走行，8の字走行，垂直跳びなど[10～12]を行う。

図6 片脚スクワットによる評価

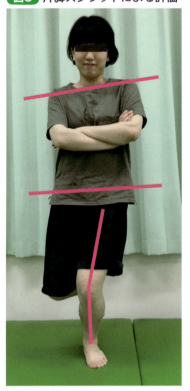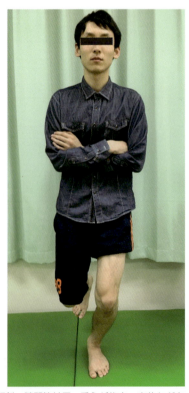

体幹非対称性，股関節が内転しないか，骨盤傾斜，膝関節外反，重心が後方へ変位などをチェックする。

文献2）より引用改変

リハビリテーションの進め方

保存療法(表1)

受傷肢の機能回復と再損傷予防の目的でリハビリテーションが行われる。損傷靱帯が受傷前と同等の強度を再獲得することは困難であるため，スポーツ復帰が目的の場合は再建術が選択される。

受傷直後はキャスト用下巻き材などで圧迫し，出血や浮腫を最小限に抑えることが重要となる(B-①)。圧迫しすぎには十分に気をつけること。また，アイシングにより炎症や内出血を拡大させないよう配慮しなければならない。打撲や筋損傷など疼痛の減少に伴い徐々に関節可動域改善，筋機能改善に励む。受傷機転が非接触型損傷の場合は，再受傷を予防するため靱帯損傷に至った身体特性(骨形態や運動機能など)を十分に把握する必要がある。

筋力増強の方法は，荷重下と非荷重下の2種類がある。受傷直後は非荷重下で大腿四頭筋(C-①)や体幹(C-②)の筋力強化を行う。荷重下と非荷重下の2つを比較すると，大腿四頭筋の筋力強化は膝関節屈曲0°～64°で非荷重下のほうが前方引き出しを発生させること[13]やハムストリングスの同時収縮により前方引き出し力が減少する[14]などの報告があり，荷重下でのトレーニングが推奨されている(C-③)。

受傷原因の把握

前十字靱帯損傷の受傷原因は諸家により多数報告[15～17]されている。大腿骨顆間窩幅(notch width index；顆間窩幅と大腿骨遠位端幅の割合)や脛骨プラトーの傾斜角度など直接的な骨形態やアライメント，先天的なACLの量，関節弛緩性や性別(女性に多い)，体幹や股関節周囲筋の筋力，足部の形状などである。この原因に対し，骨形態の改善には観血的な介入が必要となる。関節弛緩性への対応は非常に難しく，固有受容器に対する介入[18～21]や装具の併用が報告されている。

運動療法で大きく改善が期待できることに他関節の安定性が挙げられる。体幹はmobilityとstabilityの機能[22]があるが，それに加え，股関節外転筋力の低下や膝関節伸展筋力の筋力低下，膝関節伸筋と屈筋のバランス破綻，距骨下関節の回内などさまざまな機能低下が結び付き，結果として全体のstability破綻に繋がる。このstability低下の原因を探し出す。

前十字靱帯損傷は，足底が急激に床面に接地し，膝関節に対して大きなモーメントが働き発生すると考えられ，外力を自らの筋力で吸収できなかったと捉えることができる。急激な減速，カッティング，

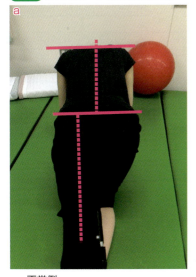

図7 四つ這いでの安定性評価
a. 正常例

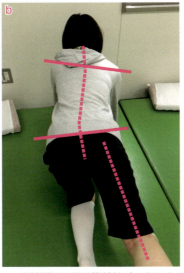

b. 体幹側屈や股関節外転がみられる

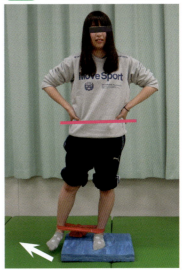

図8 不安定板での股関節外転

骨盤が動かないようにし，外転や伸展など股関節の運動を行う

表1 前十字靱帯損傷 リハプログラム（保存療法）

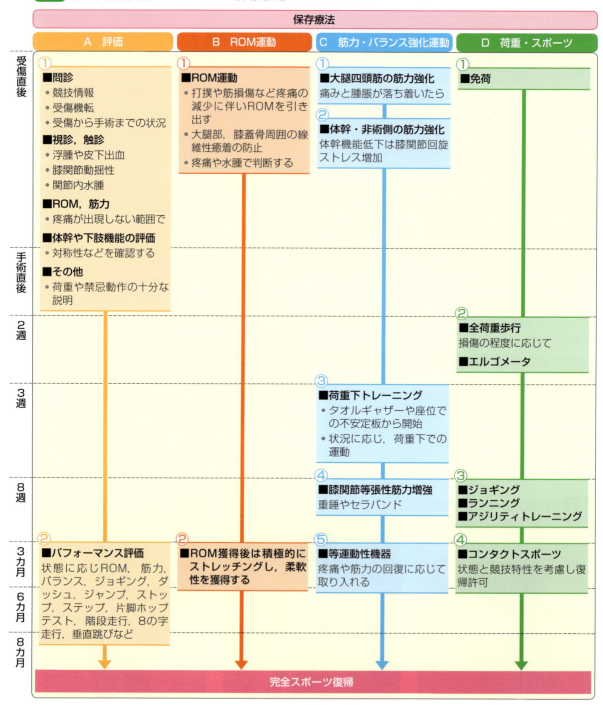

ジャンプ着地などの動的瞬間に骨盤や下肢の回旋を制御できるようstabilityを高める練習を行う。

初めに静的な環境下での制御を習得させる(図7)。立位でのチェックとして体幹の側屈(骨盤の水平を維持できない)や膝関節外反、重心の後方変位を確認する。片脚立位時に体軸を崩さないことが重要であり、膝関節屈曲位で感度が高まる[9,23]。静的な安定性が獲得されたら、次いで動的環境下での制御をめざす(図8)。

諸家により前十字靱帯予防プログラムが報告されている。方法はさまざまであるが、どれもが筋力、バランス、ジャンプを組み合わせて作成されており、体軸を崩さないよう動的安定化をめざすものである(図9)。最終的にあらゆる環境下で重心を制御し崩れない身体を構築することが課題となる。

手術療法(表2)

●術前

受傷直後は、保存療法の項に従い炎症の減退に努める。受傷時の打撲や筋損傷、疼痛などさまざまな要因により関節可動域制限が生じている場合がある。可及的に可動域制限を改善させることが重要となる(F-①)。また、術前の筋力強化の有用性が報告[24]されており、十分に筋機能を向上させる(G-①・②)。

受傷機転が非接触型であれば、受傷に至った原因を解明、改善し、再受傷の予防に努める(保存療法を参照)。

●術直後～3週

術直後はできる限り浮腫を抑え、炎症の減退に努める(人工膝関節全置換術後p.181を参照)(F-②)。移植腱は術後の阻血性壊死[25]により強度が低下するため、過剰な膝関節伸展運動や脛骨近位端の前方引き出しなど負荷がかからないようにする。この時期に膝関節屈曲位を保つためのタオルを膝窩に置く場合は、脛骨近位端にタオルがかからないよう大腿骨遠位部に置く(図10)。Active SLRは前方引き出し力が発生するため全荷重が開始されてから行う。

膝関節伸展可動域確保時期は術中の骨穴の位置および移植腱の初期張力により異なる。当院では術後1週で伸展可動域練習を開始し(F-③)、可及的早期に伸展可動域を確保するようにしている。その際、脛骨前方引き出しを起こさないよう留意する。屈曲可動域は制限を特に設けていない。しかし、半月板縫合を併施した場合は、縫合部位が安定する8週までは120°以内にとどめる(F-⑤)。

荷重は術後2週より1/3PWBを開始し(H-③)、3週で全荷重(H-④)としている。半月板縫合を併施した場合、縦断裂や水平断裂は3週から全荷重

図9 動的安定化プログラム

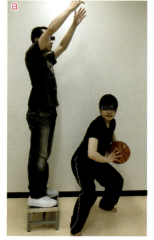

a. ジャンプしボールをキャッチし、膝関節外反をとらないようきちんとパワーポジションをとる

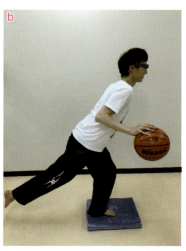

b. 不安定な環境下にてドリブルやパス練習

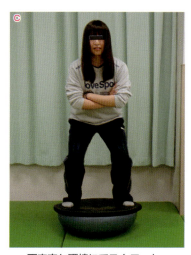

c. 不安定な環境にてスクワット

とし，横断裂の場合は安定性により異なるため術者と十分に意思疎通を図る．全荷重が許可されたら大腿四頭筋とハムストリングスの同時収縮の目的でスクワットを開始する．術後8週まで移植腱は血流再獲得，リモデリングの時期であり強度が低下していることを念頭に入れる．

●トレーニング期

荷重下でのトレーニングやDYJOCトレーニングを継続して行う（G-④）．また，保存療法の項に従い，徐々に動的環境下での制御を行う．術後3カ月でジョギング（H-⑤），4カ月でジャンプ，6カ月より練習に参加し（H-⑥），8カ月で完全復帰をめざす．

靱帯の完全成熟には12カ月必要[25]との報告もあるため，競技レベルが高い場合は，復帰を12カ月とし，完全に復帰できるよう十分なトレーニングを行う．

（畠山和利）

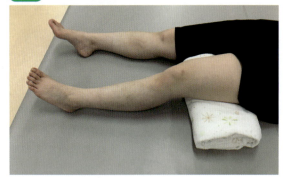

図10 タオルの位置

タオルは大腿部に置き，脛骨近位部にはかけないようにする

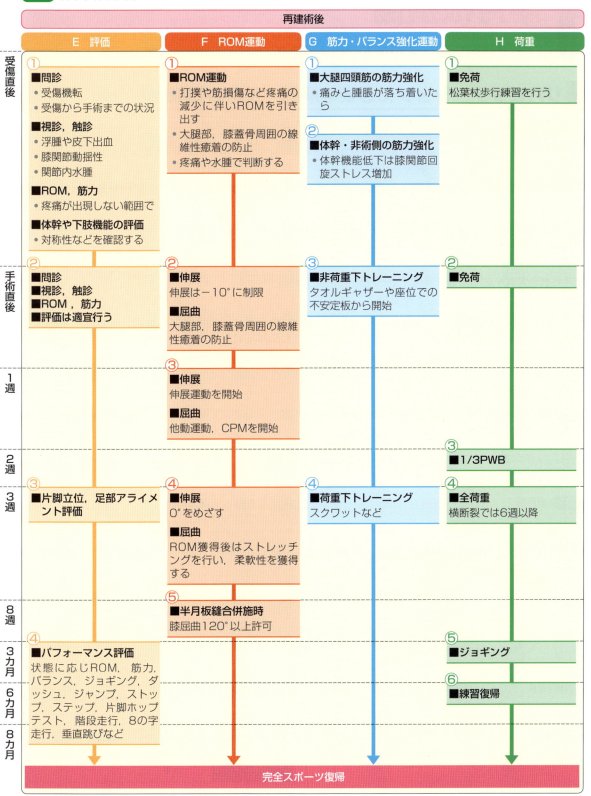

表2 前十字靱帯損傷 リハプログラム（再建術後）

4 膝関節，下腿
半月板損傷

リハビリテーションに必要な解剖・疾患の知識

解剖と原因

半月板の基本的機能は，荷重分散，衝撃吸収，関節安定性保持，関節潤滑，軟骨への栄養供給である[1]。内側半月板はC型，外側半月板はO型を呈しており，それぞれ，前角と後角で脛骨プラトーに骨性に付着している。辺縁部は関節包と連続している。外側半月板の中後節部には膝窩筋腱裂孔があり，膝窩筋腱が走行している（図1）。

半月板を構成するコラーゲン線維（circumferential fiber, radial fiber）は，主として荷重によるフープストレスに対して応答する。したがって，これらのコラーゲン線維の破綻により生じた半月変性は，半月板損傷や軟骨損傷の原因の一つと考えられている。

基本断裂形態にはcircumferential fiberと同じ方向に損傷された場合を「縦断裂」，circumferential fiberと垂直方向に損傷された場合を「横断裂」，半月板が脛骨プラトーと平行に損傷された「水平断裂」があり，「フラップ断裂」「複合断裂」など，それらの基本損傷の合併損傷もある（図2）。損傷部位としては中節から後節が多いが，近年は内側半月板の後角損傷によるフープ機能を喪失し，内側への逸脱が注目されている（図3）。

半月板損傷では，蹲踞姿勢など，膝の深屈曲時に疼痛を訴えることが多い。

検査

理学所見には，圧痛やMcMarrayテストが有用であるが，関節水腫や，屈伸時に引っかかり症状も高頻度に見られる。しかし，これらの症状は半月板損傷に特異的とはいいがたい。

画像検査には，単純X線，MRI，超音波，関節鏡などを用いるが，半月板損傷に対してMRIが有用である。関節鏡で確定診断する。見逃しやすい損傷に内側半月板後角損傷（図3）と外側半月板中節横断裂がある（図4）。

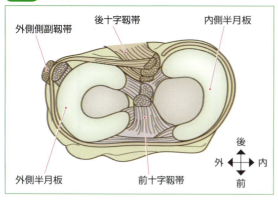

図1 半月板

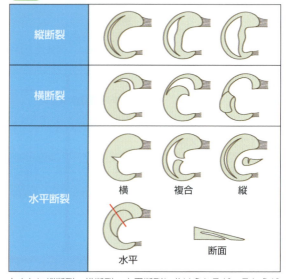

図2 半月板損傷の形態

大まかに縦断裂，横断裂，水平断列に分けられるが，それらが重複し，フラップ断裂や複合断裂の形態を呈する

図3 内側半月板後角損傷と内側逸脱

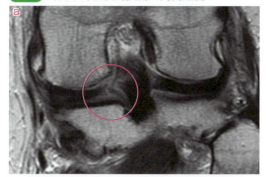
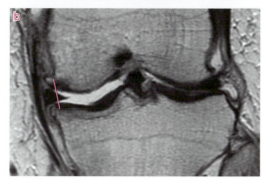
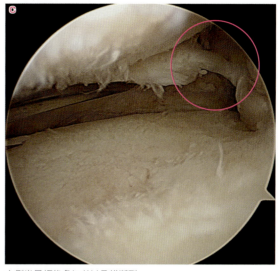

内側半月板後角における横断裂

図4 外側半月板中節の断裂

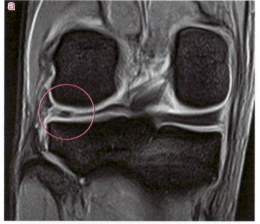
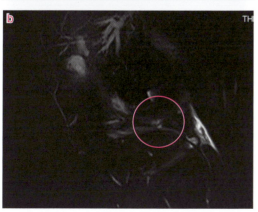
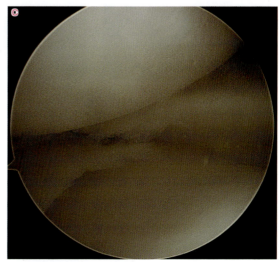

外側半月板中節における横断裂

リハビリテーションの知識

治療

　保存療法として，深屈曲の制限，スポーツ活動の制限，ハイインパクト動作の制限など，膝関節の衝撃ストレスのかかる動作を控えることで，膝関節機能の改善がみられる。特に，内側半月板の水平断裂の損傷部が全周に対して30％以下であれば保存治療の効果が期待できる[2]。

　手術治療には，部分切除術と縫合術がある。内縁部の小さい範囲での損傷であれば，関節鏡下部分切除で症状の緩和が得られるが，半月板実質から辺縁部に及ぶ損傷に対して，切除術を行った場合，半月機能の喪失が大きく，筆者らは，できるだけ半月板を温存した縫合術を行っている（図5）。

　縫合方法としては，inside-out法，outside-in法，all-inside法などがあるが，筆者らは，中節から後節の半月板損傷においては，縫合数の多いinside-out法で縫合し（図6），前節の損傷においては，outside-in法で縫合している（図7）。また，損傷にcircumferential fiberの断裂が含まれている場合（横断裂，フラップ断裂，複合断裂）には，tie-grip縫合[3]を行っている（図8）。

　後療法は断裂形態により異なる。変性がなく，circumferential fiberの方向の損傷（縦断裂）の場合，術後2週から全荷重を許可する場合もある。一方，circumferential fiberの断裂がある場合は，原則1カ月の免荷を要するが，軟骨損傷を伴っている場合には，高位脛骨骨切り術を併用し，荷重軸を移動させることでより早期に荷重を許可している。

禁忌事項

　半月板は，屈曲により後方に移動変形が起きるので[2]，術後のリハビリテーションにおいて，半月板の生体力学をよく理解して行う。深屈曲位での荷重動作は，半月板縫合部への力学的ストレスが大きいと思われるので，回避する。

（齊藤英知）

図5　鏡視下半月板縫合術

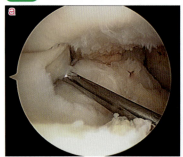
a．内側半月板のバケツ柄状断裂・ロッキング

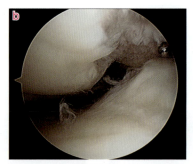
b．ロッキングの整復後

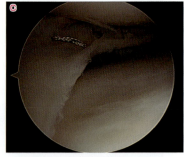
c．inside-out法で縫合後

図6　縦断裂に対するinside-out法による半月板縫合方法

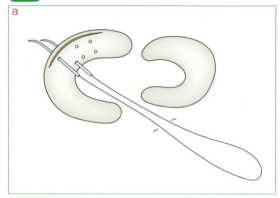
a．関節鏡を用いて，関節内から関節外方向に両針縫合糸で縫合する

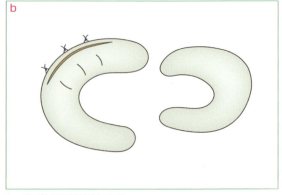
b．結び目は関節外に作る

図7 outside-in法による半月板前節の縫合方法

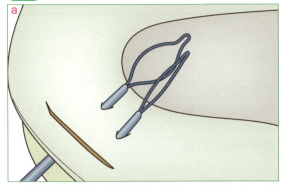

a. 注射針を関節外から関節内に挿入し，関節内でループを挿入する

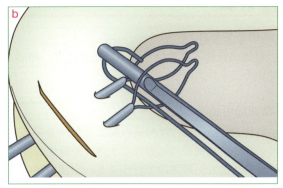

b. 別のポータルから縫合糸を挿入し，ループに通す

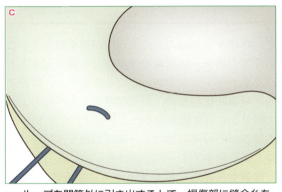

c. ループを関節外に引き出すことで，損傷部に縫合糸を通す

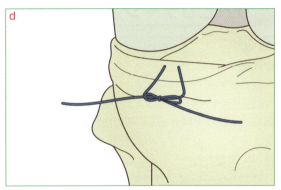

d. 関節外で結び目を作る

図8 tie-grip縫合

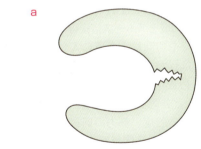

a. 中節の横断裂

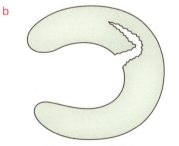

b. 中後節部のフラップ断裂

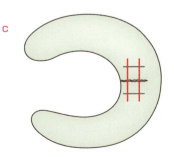

c. tie-grip法による縫合

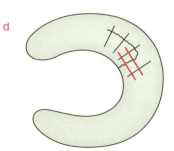

d. フラップ断裂に対する縫合例

評価

■ 視診や触診
浮腫の程度，打撲痕や皮下出血の程度，熱感，腫脹などを確認する。

■ 関節可動域の測定
膝関節，股関節，足関節の関節可動域測定を行う。膝蓋大腿関節の可動性も十分に把握する。疼痛が発生しない範囲内で行うこと。膝関節屈曲に伴い半月板は後方へ移動するため，受傷後や縫合術後はストレスをかけないよう十分に配慮する。

■ 筋力評価
術前は，半月板の損傷を拡大しないよう配慮する。

■ 体幹機能評価
前十字靱帯保存療法の項(187ページ)を参照。

リハビリテーションの進め方

■ 切除術

●術前
筋萎縮の進行予防のため，疼痛が生じない範囲で積極的な筋力トレーニングが必要である(C-①)。関節内水腫は大腿四頭筋の筋活動を抑制するため，アイシングや必要であれば関節内穿刺および穿刺後の圧迫など行う。

断裂部位や断裂形態の把握は重要である。これらの確定は内視鏡下になるが，術前での画像所見よりおおよその状態を把握する。膝関節のバイオメカニクスを考慮し，膝関節のロッキングを発生させないよう，トレーニングを行う(B-①)。

体幹機能低下の把握は重要なポイントとなる(C-②)。体幹不安定性が存在することで，不必要な膝関節回旋ストレスが増加することになる。術前での評価および継続したトレーニングが推奨される。

●術直後
術後のリハビリテーションは，炎症の早期減退および膝関節の関節可動域改善が重要となる(B-②)。炎症および腫脹の減退にはアイシングを推奨し，早期に組織の回復を促す。

術後早期より線維性癒着や軟部組織の腫脹予防を行うことが，術後の関節機能向上のために必要となる。術直後に膝蓋骨周囲の軟部組織(内外側支帯や膝蓋大腿靱帯，膝蓋脛骨靱帯，膝蓋上囊，膝蓋下脂肪体など)が癒着しないよう十分に留意することがポイントである。術直後からスポンジやキャスト用下巻き材で圧迫し浮腫を抑える(図9)。

膝蓋大腿関節の可動域練習として，膝蓋骨を上下左右に十分動かす。膝関節屈曲練習の前提として，疼痛や恐怖感のため大腿四頭筋を脱力できない症例があり，筋収縮や弛緩などを繰り返すなどリラクセーションを図ることを考慮する。膝蓋上囊の癒着防止のため，軟部組織を上方へ持ち上げ大腿骨から引き離すようにストレッチすることや，大腿四頭筋の筋収縮により膝関節筋を作用させ膝蓋上囊を動かすように心がける。

膝蓋骨を左右に動かすとともに膝蓋骨の内側，外側端を真下に圧迫することで対側を浮き上がらせ，膝蓋大腿靱帯を十分にストレッチする。圧迫の場所を移動させることで膝蓋下脂肪体もストレッチすることができる(図10)。浮腫の予防や可動域練習，筋収縮などを行い癒着を予防することで膝関節の可動域をスムースに獲得することができる。

切除部位や切除量を考慮に入れるが，基本的に屈曲制限は行わない。可及的に可動域を引き出していく。術後早期ではタオルギャザーや座位での不安定板など非荷重下でトレーニング(C-③)を行い，炎症や疼痛の程度，筋力の回復に応じて重錘やセラバンドを用いた等張性筋力増強練習(C-④)やスクワットなど荷重下でのトレーニングを行う。荷重は術直後から全荷重歩行を許可している(D-②)。

術後1週程度より状態を確認し，エルゴメーターを行う(D-③)。回復に応じて等運動性機器などを用いてもよい。3週よりジョギング(D-④)を開始し，4週よりランニング(D-⑤)を許可する。パフォーマンス評価(A-③)を行うことが重要であり，バランス能力やランニング，ジャンプ，ステップ動作など行っている種目を考慮し確認する。敏捷性などのトレーニングを徐々に取り入れていく。

3カ月で膝関節の状態や行っている競技の特性

を考慮し，総合的にスポーツ復帰可能か判断する。術前に体幹機能障害が確認された場合は，継続したトレーニングと評価がポイントとなり，スポーツ復帰後も総合的な身体のメンテナンスが重要となる。

表1 半月板切除術 術後リハプログラム（切除術）

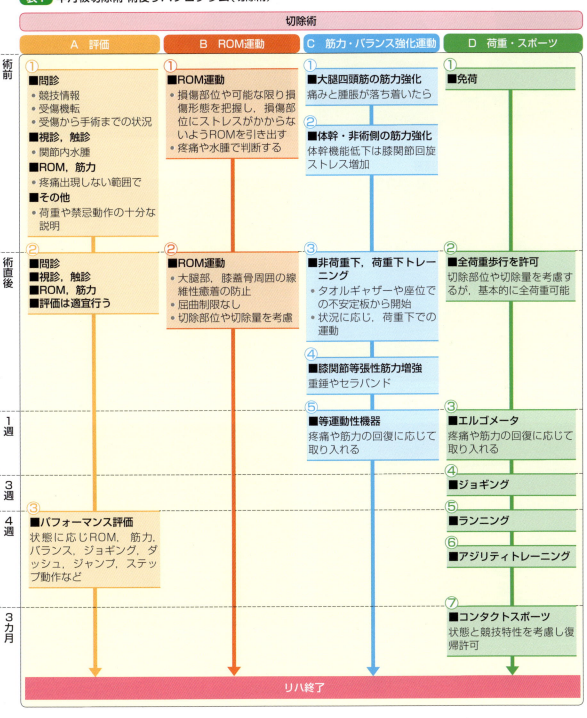

図9 キャストの下巻き材による浮腫対策

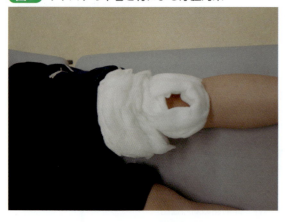
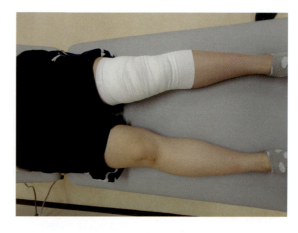

図10 膝蓋大腿関節の可動域練習

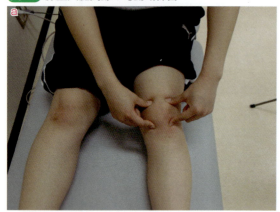

a. 膝蓋骨をしっかりと保持し，上下左右に動かす

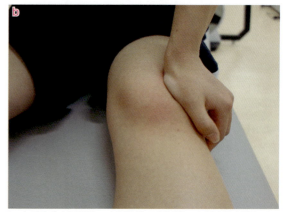

b. 内側膝蓋大腿靱帯，内側膝蓋脛骨靱帯，内側膝蓋支帯などのストレッチング

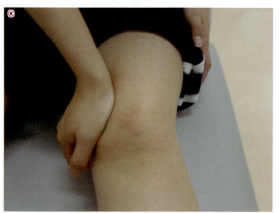

c. 外側膝蓋大腿靱帯，外側膝蓋脛骨靱帯，外側膝蓋支帯などのストレッチング

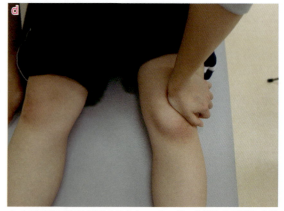

d. 内側膝蓋下脂肪周囲のストレッチング．体圧迫の場所を変えることで，全体的に膝蓋骨周囲の柔軟性を高める

■半月板縫合術

最近，切除術後の変形性膝関節症変化が多数報告[4～6]され，縫合術が積極的に選択されている[7]。縫合術後に最も重要なポイントは，半月板損傷の部位と断裂形態を把握することである。半月板は屈曲に伴い後方へ移動することが知られており[8,9]，縫合術後の屈曲制限が必要となる。また，全荷重は3週（H-④）から可能であるが，横断裂などhoop機構を修復した場合は6週間以降に全荷重を開始している。

●術前

半月板切除術に準じて行うが，損傷を拡大させないことに最大の配慮をしつつ，筋力や可動域を引き出す（F-①，G-①・②）。評価が重要となり，特に術後に行われる荷重制限や屈曲制限，禁忌動作の指導に十分な時間を割く（E-①）。

術前は関節内水腫により大腿四頭筋の筋力が抑制されるため関節内穿刺などで排液し，ストレスを最小限に抑えたトレーニングを行う。疼痛や炎症が強い場合は等尺性筋力強化により筋力維持に努める。術後は3週まで全荷重歩行ができないため，術前から松葉杖歩行練習を行っておく（H-①）。また，受傷部にストレスがかからない程度に非術側の筋力トレーニングや体幹トレーニング（G-②）を行う。

●術直後

ROM制限を発生させないコツは予防に尽きる（F-②）。術後早期の介入が最も重要で，膝蓋骨周囲をドーナツ状にくり抜いたスポンジやキャストの下巻き材などで圧迫し，術後の浮腫を最小限に食い止める。また，術後の大腿四頭筋等尺性収縮は非常に重要である。中間広筋深層に位置する膝関節筋は膝蓋上嚢に停止しているため，等尺性収縮により牽引される。また，膝蓋骨を下方へ引き下げと等尺性収縮を交互に行うことにより膝蓋上嚢の癒着予防に繋がる。術後は免荷とし，タオルギャザーや座位での不安定板制御（G-③）から開始する。

術後2週より1/3部分荷重（H-③）を開始し，3週で全荷重（H-④）を許可する。しかし，横断裂などは6週以降に全荷重を許可する。評価では片脚立位時の膝関節や足部のアライメントを評価する。半月板を損傷した原因の追究を心がけ，体幹機能低下や股関節，膝関節，足部など機能低下が存在しないか念入りにチェックする。全荷重開始後にスクワット（G-④）を追加するが，縫合部位にストレスが生じないよう配慮する。すべての動作時では回旋が生じないよう細心の注意を払うとよい。術後8週で膝関節120°以上（F-③）の屈曲を許可する。

術後3カ月でランニング（H-⑤）を許可する。この頃にパフォーマンス評価（E-④）を行い，バランス能力やランニング，ジャンプ，ステップ動作など行っている種目を考慮し確認する。またプライオメトリックトレーニングやアジリティトレーニング（H-⑥）を徐々に取り入れ，術後4カ月でのスポーツ復帰へ向けパフォーマンスを向上させていく。横断裂や半月板自体の不安定性があると判断された場合，スポーツ復帰は6カ月（H-⑦）としている。

（畠山和利）

表2 半月板縫合術 術後リハプログラム（縫合術）

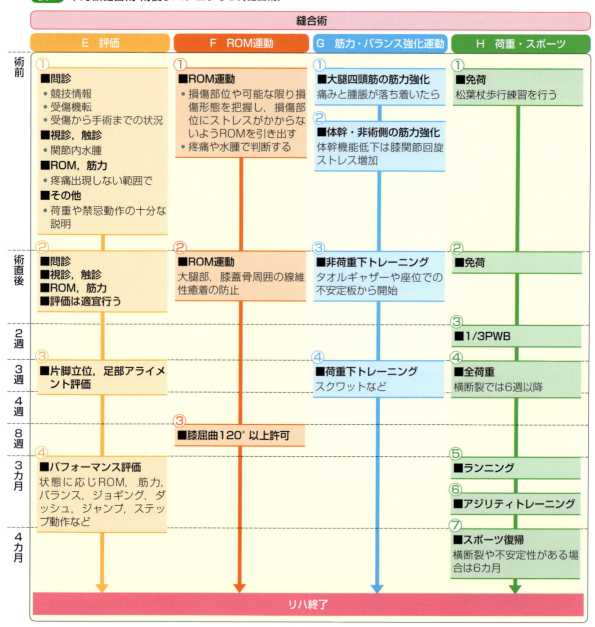

膝関節，下腿
膝蓋骨骨折

リハビリテーションに必要な解剖・疾患の知識

解剖

膝蓋骨は人体で最大の種子骨であり，大腿骨滑車を滑走し，近位部より大腿四頭筋腱により包まれ，遠位部では膝蓋腱となる．膝蓋骨と大腿骨滑車のなす関節面は，膝蓋大腿関節とよばれる．膝蓋骨には6つの形態学的バリアントが報告されている（図1）．

膝蓋大腿関節における接触面は，屈曲20°では膝蓋骨遠位部が接触を開始する．その後，屈曲45°付近で接触は最も広範囲の楕円形となり，90°付近で接触面は近位へ移動する．さらに屈曲すると接触面は2つとなり，外側でより大きくなる[1]（図2）．

膝蓋骨の主要な生体力学的機能は，大腿四頭筋のモーメントアームを増加させることである．膝蓋骨関節面は，膝伸展により，最大で体重の約7.6倍の関節反力にさらされている．膝蓋骨骨折は，単純骨折，粉砕骨折，裂離骨折に分類される[2]（図3）．

原因

直達外力，介達外力によるもの．

検査

単純X線で分類可能である．CTを用いることでより詳細に分類できる．MRIは近傍の軟部組織損傷を評価するのに有用である．

図1 Wiberg's and Baugartl's分類

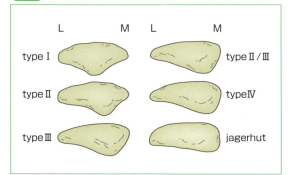

図3 膝蓋骨骨折の分類

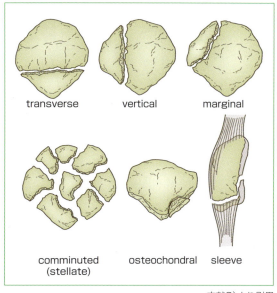

文献2）より引用

図2 膝蓋大腿関節の接触面の変化

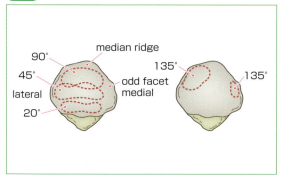

文献1）より引用

リハビリテーションの知識

治療

　膝蓋大腿関節の適合性が良いものについては，膝伸展位でのシリンダーキャストを4〜6週巻くことによる保存治療が選択される。

　荷重は早期から痛みに応じて許可している。等尺性大腿四頭筋訓練や，straight leg raise 訓練は，受傷後1週以内から開始している。重要なポイントは，適度な運動を行うことで関節線維症による関節拘縮を予防することである。

　手術治療3mm以上のギャップ形成と2mm以上のstep offがあれば，手術治療が選択される。原則は，適合性と固定性と膝関節機能が維持されることであり，外傷によりこれらが破綻されていれば，強固に固定し，早期に可動域訓練を行うことも間違いとはいえない。手術方法は，膝蓋骨周囲は軟部組織が薄く，大きいインプラントは不向きのため，軟鋼線やスクリューが用いられることが多い（図4）。

禁忌事項

　手術を行った後に長期の外固定は，関節拘縮を引き起こすので避ける。特に，関節線維症による関節拘縮には注意する。

（齊藤英知）

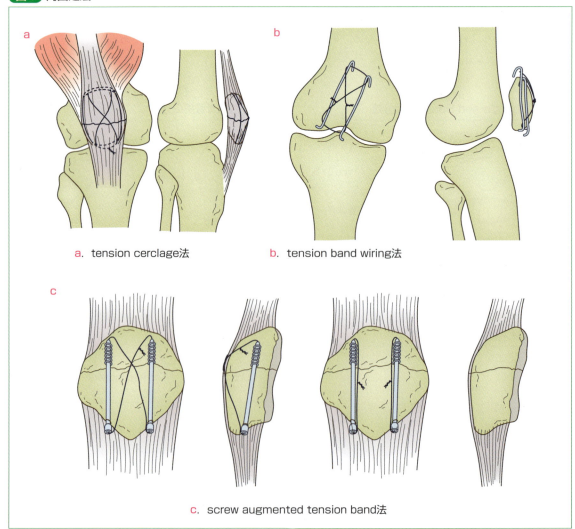

図4 内固定法
a. tension cerclage法
b. tension band wiring法
c. screw augmented tension band法

評価

■視診および触診（A-①）

保存療法でキャストを巻いている場合は，キャスト外の浮腫の程度や疼痛の確認を行う．knee braceで固定されている場合は，大腿部や膝蓋骨周囲の浮腫や軟部組織の柔軟性，皮膚の色調変化，熱感，皮下出血の有無，筋萎縮などを評価する．

■関節可動域

膝蓋上嚢や膝蓋支帯，膝蓋大腿靱帯，膝蓋脛骨靱帯，膝蓋下脂肪体など膝蓋骨周囲軟部組織の柔軟性を把握する．

骨折にストレスがかからないよう膝関節の関節可動域，膝蓋骨の可動性を評価する．また膝蓋骨の位置や皮下組織の柔軟性，最終可動域での疼痛やエンドフィールなども把握する．

距骨下関節の過剰な回内は膝蓋大腿関節の症状を悪化させる[3]．

■筋力評価

骨癒合が確認されてから大腿四頭筋の筋力評価を行う．抵抗はかけないよう配慮し，骨癒合の程度とともに抵抗を増加させていく．

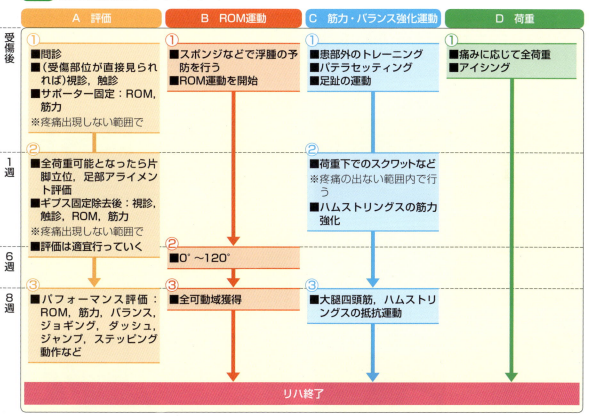

表1 膝蓋骨骨折術後 リハプログラム

リハビリテーションの進め方

初めに骨折形態を確認する。横骨折や粉砕骨折など骨折形態に応じて大腿四頭筋の収縮を避ける必要がある。基本的に転位が大きい場合は観血的療法が選択され初期固定力が強固となるが，骨癒合を十分に確認し理学療法に臨む必要がある。

術後は翌日より膝関節伸展装具を装着し全荷重歩行を許可（D-①）する。保存療法の場合は，疼痛に応じて全荷重歩行を許可するが，松葉杖など歩行補助具を併用する。

転位が大きい場合，膝蓋支帯など周囲の軟部組織損傷が疑われ，同部の柔軟性が低下すると考えられる。保存療法，観血的療法を問わず，浮腫の予防（半月板損傷の項196ページを参照，B-①）や炎症の減退に努める。

骨癒合の程度が重要となり，骨折部にストレスが加わらないよう十分に配慮する。膝蓋上嚢や膝蓋下脂肪体，膝蓋骨周囲の柔軟性を十分に獲得させる。この際，膝蓋大腿関節の可動性を引き出すことが大切であるが，骨折形態をイメージしながら離開する方向に張力が加わらないよう配慮する。筋力強化は骨癒合を十分に考慮し，徐々に行う。

患部外のトレーニングや足趾の運動は積極的に行わせる（図5）。また基本的にパテラセッティングや下肢伸展挙上，ハムストリングスの筋力強化は受傷後1週以内で開始（C-①）している。あくまでも疼痛が出現しない範囲内とし，筋力強化というより維持するよう心がける（図6）。

運動療法後は膝関節の熱感を伴うことが多いため，十分にアイシングを行う。横骨折の場合は骨折離開の可能性があるため，注意を払う必要がある。また特に完全伸展位付近では骨折離開の可能性が高まり注意が必要である。骨癒合を確認し，愛護的な荷重下筋力強化を行う（C-②）。徐々に抵抗運動（C-③，図7）へと介入範囲を広げていく。

（畠山和利）

図5 足趾じゃんけん

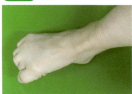
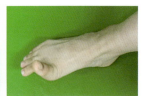
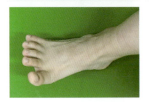

図7 筋力強化

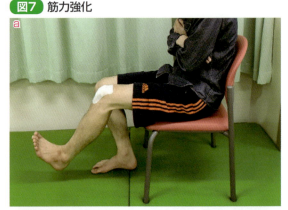

a. 自動運動から開始する

図6 ゴムバンドを使用した膝屈曲運動

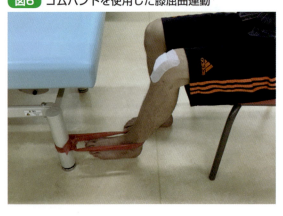

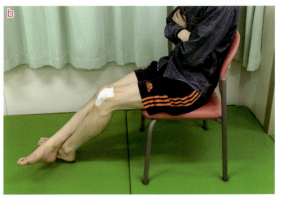

b. 対側下肢を用いた抵抗運動。疼痛の出現しない範囲であくまでも軽く徐々に行う

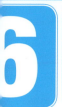

膝関節，下腿

6 大腿骨顆部骨折・顆上骨折
（観血的整復固定術後）

リハビリテーションに必要な解剖・疾患の知識

■解剖

骨折分類にはAO分類が，骨折の重症度とよく相関することから広く用いられている。大腿骨顆部～顆上骨折は，大腿骨遠位部にあり，AO-OTA分類でも遠位部として分類されている（AO/OTA分類33-A，B，C，図1）。彎曲した大腿骨の内側に荷重軸があるため，荷重により，大腿骨の外側には張力が生じ，内側には圧迫力が生じる。

■原因

大腿骨顆部・顆上骨折は，大腿骨骨折全体の6％を占める。若年者では，1/3が多発外傷に合併するものである。骨粗鬆症を有する高齢者では低エネルギー外傷で発生する。人工膝関節周囲骨折も近年増加傾向である。

■検査

神経血管損傷を合併する場合があるので，神経血管の状態を注意深く観察する。膝窩動脈損傷が疑われる場合には，ドップラー超音波装置や，超音波検査，血管造影を行い確認する。約3％に血管損傷が，約1％に神経損傷が発生している。圧挫損傷によるコンパートメント症候群が疑われる場合には，各コンパートメントの圧測定を行う。

骨折評価には単純X線検査やCTが有用であり，軟骨，半月板損傷などの軟部組織損傷の診断には，MRIが有用である。

図1 大腿骨遠位部骨折のAO/OTA分類

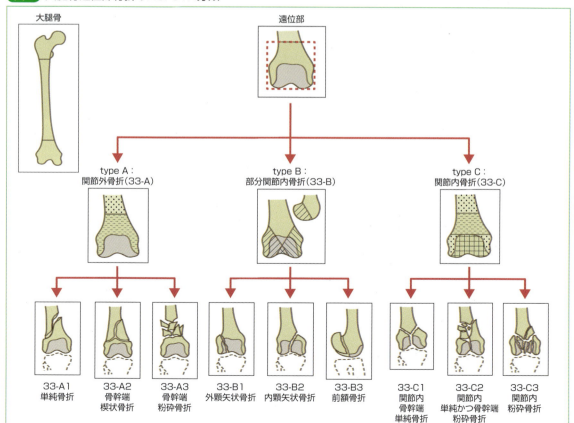

文献1）より引用

リハビリテーションの知識

治療（図2）

標準的治療は，骨折部の観血的整復内固定であり，保存治療の適応は，関節外骨折で転位のないもの，手術が行えない患者，あるいは寝たきりの場合のみである．手術治療は，関節面の解剖学的整復，回旋や軸アライメントの修復，骨折部の安定化，損傷靱帯の修復，術後早期機能訓練を目的とする．手術時期としては，可及的早期に最終的手術的治療を行う．多発外傷例など，最終的手術的治療がすぐに行えない場合，ダメージコントロール手術が必要となる．

使用するインプラントとしては，関節面と骨幹端部をKワイヤなどで整復仮固定したのちに，外側からロッキングプレートで固定するのが一般的である．粉砕のない例では，レトログレードの髄内釘や，軟部組織損傷の広範例では，創外固定が用いられる場合もある．

禁忌事項

手術を行った後に長期の外固定は，関節拘縮を引き起こすので避ける．特に，関節線維症による関節拘縮には注意する．プレートや髄内釘で固定した場合，架橋仮骨を単純X線で確認後，荷重開始を許可する．

（齊藤英知）

図2 大腿骨顆上骨折

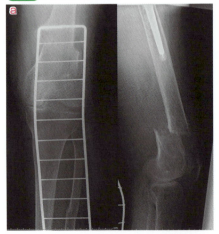

a. 受傷後単純X線像では，転位のある骨折を認める

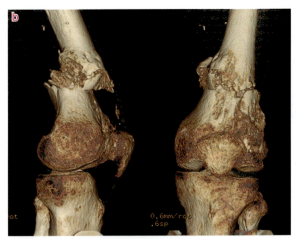

b. 骨折部に粉砕を伴っている

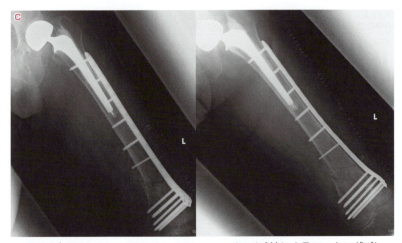

c. MIPO（minimal invasive plate osteosynthesis）法によるロッキングプレート固定を行った

評価

■深部静脈血栓

術後合併症として挙げられ，Ｄダイマー高値となる．肺へ播種すれば肺動脈血栓塞栓症となるので情報を得ることを忘れてはならない．

■関節可動域（A-①）

膝関節，股関節の可動域制限が生じやすい．特に膝関節では骨折による軟部組織のダメージにより癒着や滑走障害が発生する．膝蓋骨周囲の柔軟性，可動性を把握する．

■筋力

膝関節および股関節周囲筋の筋力を把握する．受傷時の筋損傷などによりextension lag（176ページ図6参照）が生じやすい（A-②）．

■視診や触診

術後の創状態，腫脹，発赤，熱感，浮腫の状態などを確認する．大腿部の皮膚など軟部組織の柔軟性をチェックする．

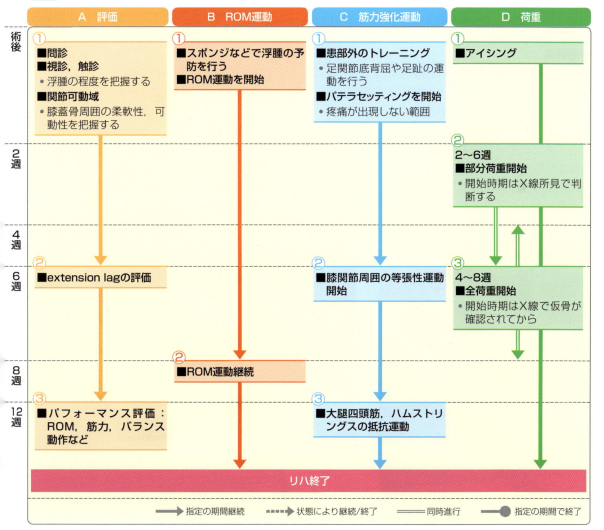

表1 大腿骨顆部顆上骨折術後 リハプログラム

リハビリテーションの進め方

■観血的整復固定術

AO/OTA分類でtype B, type C（図1）にあたる関節内骨折の場合は拘縮を伴いやすく、治療に難渋することが多い。骨折形態や軟部組織の柔軟性、滑走性を十分評価する。同じ骨折形態は存在しないため、症例ごとに十分吟味する必要がある。問診や画像所見により受傷機転を推測し、受傷時にどの部位の軟部組織がどのようにダメージを受けたのか？を考察する必要がある。

ダメージを受けた軟部組織は出血や腫脹などが生じるため、癒着や滑走障害に繋がる。また、術式が非常に重要となる。インプラントにはプレートや髄内釘が使用されるが、皮切や進入部位を把握し、軟部組織に与える影響を考慮する。

●術直後

術直後は可動性が必要な部位の腫脹を抑え（D-①）、炎症の減退に努める（半月板損傷の項、p.196を参照、B-①）ことは他の理学療法と大きく変わらない。骨折部位や形態に応じて発生した軟部組織のダメージを十分にイメージし、同周囲部にある軟部組織の癒着や滑走障害を一つずつ確認する。また、それに手術侵襲も加わり、手術による影響も考慮しなければならない。

大腿骨顆部骨折や大腿骨顆上骨折は膝蓋上嚢や大腿前脂肪体などの癒着を引き起こしやすい部位のため、膝関節の可動性に直接影響を与えないよう滑走障害を最小限にとどめることが重要となる。術後早期よりROM運動を開始する。膝関節を下垂できるようなら、膝関節屈曲時に大腿骨遠位部を近位側に引き上げることで、伸筋の滑走を促す（図3）ようにする。また、足関節底背屈や足趾の運動、疼痛が生じない範囲でのパテラセッティングを開始する（C-①）。

●術後2週～

2～6週で部分荷重（D-②）を開始する。開始時期はX線所見で判断する。また、X線で仮骨が形成されたのを確認後に4～8週で全荷重（D-③）を許可する。十分に執刀医とコミュニケーションを図ることが重要となる。膝関節の等張性運動（C-②）を行い、骨癒合を確認しながら積極的な筋力強化が望まれる。

大腿骨顆部顆上骨折は、extension lagが生じやすい（A-②）ため、十分に筋力強化に励む必要がある。関節可動域運動は引き続き行い（B-②）、膝関節自動運動（図4）も自主練習に加えながら関節可動域を改善させる。

（畠山和利）

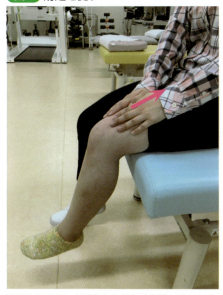

図3 滑走を促す

膝関節屈曲時に大腿骨遠位部を近位側へ引き上げ、伸筋の滑走を促す

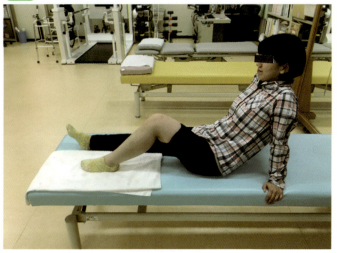

図4 膝関節自動運動

7 膝関節，下腿
脛骨プラトー骨折

リハビリテーションに必要な解剖・疾患の知識

■解剖

本稿では，脛骨プラトー骨折（AO/OTA分類41-A，B，C）について述べる（図1）。脛骨近位部関節面は，内側プラトー，外側プラトーからなり，それらの関節面は，内外側の顆間隆起により分けられる（p.173図2参照）。外側プラトーの関節軟骨の厚さは，内側の軟骨より厚く，矢状面では凸形状となっている。内側プラトー関節面は，外側より大きく，矢状面，冠状面ともに緩やかな凹形状となっている。

脛骨プラトー全体の関節面は前額面において，脛骨軸に対して，3°内反している。このことにより，歩行周期の立脚期において，joint lineが水平になることが可能となるのを理解しておくことは，重要である。

■原因

全骨折の1～2％を占めるが，高齢者では全骨折に約8％にのぼる[1]。大部分の原因は，軸圧下に内外反ストレスが加わり発生し，床レベルでの転倒といった低エネルギー外傷や，交通事故のような高エネルギー外傷でよく見られる。より高エネルギー外傷になると，AO/OTA分類でC型の骨折型となり，脛骨プラトー骨折の10～30％を占める[1]。

■検査

単純X線は，正面像，側面像，膝蓋骨軸写像が有用である。骨折型の評価にはCTが有用である。半月板や靱帯，軟骨などの軟部組織の描出にはMRIが優れている。

下腿部の阻血が疑われた場合には，血管損傷の診断のため，造影CTや血管造影検査を行う。阻血の遷延後，血流の再灌流に成功した場合でも，再灌流後コンパートメント症候群予防のため，筋膜切開を予防的に行う場合もある。

リハビリテーションの知識

■治療（図2）

高エネルギー外傷においては，軟部組織損傷の程度も大きいことが多く，観血的整復固定を行うまで，創外固定で軟部組織の腫脹が落ち着くまで待たなければならない。その理由として，腫脹が強い時期に手術を行うと，創治癒が遅れたり，創感染や，深部感染が起こりやすい。低エネルギー外傷では，軟部組織損傷の程度が少ないため，即時的に内固定を行っても合併症は増加しない。

保存治療に関するガイドラインはないが，3mm以下のstep-offまたは，5mm以下のgapであれば，保存治療の適応となる[2]。6週間以上の外固定で，不可逆性の関節拘縮が生じるので，仮に転位がさほど大きくなくても，保存治療して，6週以上の外固定を要すると予想される場合は，観血的整復固定を選択し，早期から可動域訓練を行う。

手術は，関節適合性，安定性，アライメントの再建を目的とする。早期から，痛みなく可動域訓練ができるように，骨折部安定性を獲得する。完全な膝関節機能を再獲得し，外傷後に関節症を発症させない。インプラントの選択に関しては，以上の要件を満たすように総合的に判断し選択する。軟部組織損傷の程度が大きい場合には，リング型創外固定により最終手術を行う。高齢者で，関節面の破壊の程度が大きい場合には，人工膝関節が選択される場合もある。

■禁忌事項

観血的整復固定術後の長期の外固定は，関節線維症が生じるので禁忌である。手術を行った場合には，早期から可動域訓練を行うことを原則とする。

（齊藤英知）

図1 脛骨プラトー骨折のAO/OTA分類

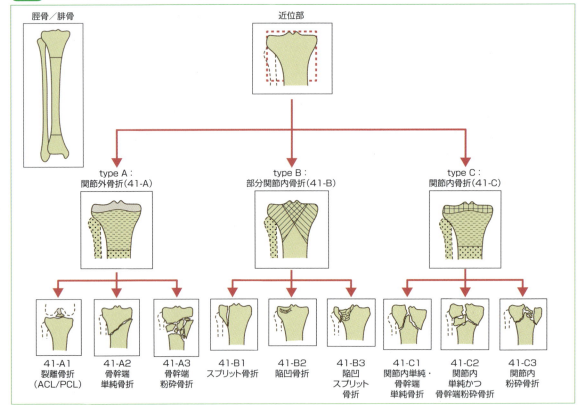

文献3)より引用

図2 脛骨プラトー骨折に顆間隆起骨折を合併した例

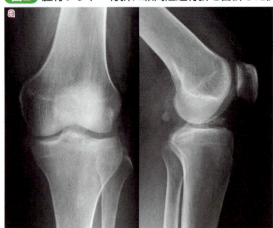

a. 受傷後単純X線像，顆間隆起骨折と外側プラトーのwideningと凹形変形を認める

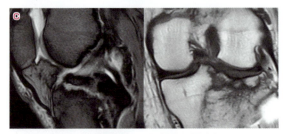

c. MRIでは，半月板損傷，ACL損傷は認めない

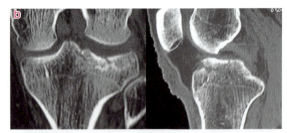

b. 単純CT，冠状断では，外側プラトーの陥凹とスプリットがあり，矢状断では顆間隆起の裂離骨片を認める

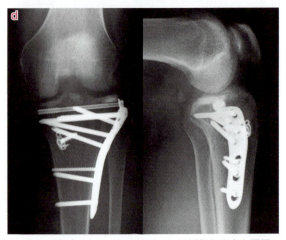

d. 術後の単純X線像，関節鏡視下に骨折整復固定と顆間隆起のpull-out固定を行った

評価

関節可動域（A-①）

他の膝関節周囲骨折と同様に膝蓋上嚢や膝蓋支帯，膝蓋大腿靱帯，膝蓋脛骨靱帯，膝蓋下脂肪体など膝蓋骨周囲軟部組織の柔軟性を把握する。

関節面の形状や半月板損傷の有無，前十字靱帯，後十字靱帯の損傷の有無を確認する。

疼痛の評価も行い，関節可動域に影響を与えている組織を探す。

筋力評価

骨癒合が確認された後に筋力評価を行う。抵抗はかけないよう配慮し，骨癒合の程度とともに抵抗を増加させていく。extension lagの有無も確認する。

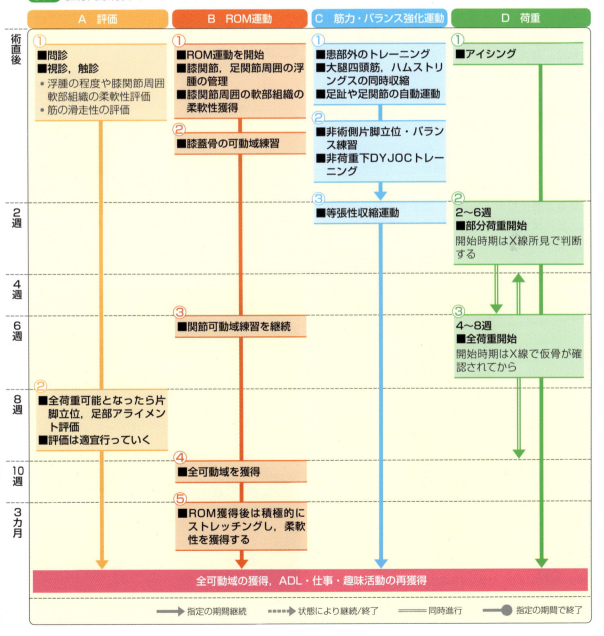

表1 脛骨高原骨折 リハプログラム

リハビリテーションの進め方

骨折形態を確認する。内外側スプリット型骨折（図3）など関節内骨折を伴っている場合は，半月板など他の組織の損傷がないか考慮する。膝蓋骨周囲の柔軟性が低下しやすいため，可動域確保のために術後早期から浮腫の予防や柔軟性の確保を行う。

術直後

術直後は膝関節，足関節に対し浮腫の予防（半月板損傷の項，p.196を参照，B-①），炎症の減退に努める（D-①）。大腿四頭筋の収縮（図4）を行わせ，筋萎縮の予防や機能の早期回復を心がける。これは，膝蓋上嚢の癒着予防にも繋がり，重要となる。また，可能な範囲内で足趾や足関節の底背屈運動を行うことで，滑走性の確保以外に深部静脈血栓の予防にも結び付く。疼痛がない範囲でゆっくりと時間をかけて行うことが効果的である。他の項目と同様に膝蓋骨の可動域練習（B-②）など十分に行う。これらは自主練習として指導し，なるべく介入時間を多くとるように心がけさせる。

膝蓋上嚢や膝蓋下脂肪体，膝蓋骨周囲の柔軟性を十分に獲得させる。特に膝関節伸展可動域制限が残存する例もあり，歩行をスムーズにするうえでも早期に獲得できるようにする。術後早期より大腿四頭筋やハムストリングスの同時収縮を疼痛が発生しない範囲内で行う（C-①）。また，足関節の底背屈や足趾の運動，体幹や非術側の筋力強化も併行して行う。タオルギャザー（図5）などを行ってもよい。

関節可動域練習や筋力強化練習の後は膝関節の腫脹，疼痛，熱感を評価し（A-①），アイシングを行う（D-①）。

図4 パテラセッティング

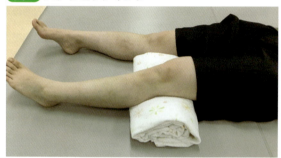

筋萎縮の予防や機能の早期回復のみならず，膝関節筋による膝蓋上嚢の癒着予防にも繋がる。

図3 内側スプリット型骨折

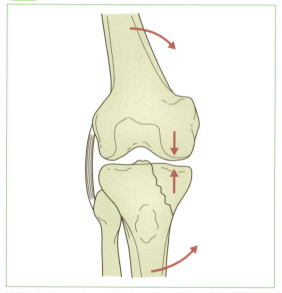

膝関節内反力により，外側支持組織が緊張し，内側顆部に圧迫力が加わる。

文献3）より引用

図5 タオルギャザー

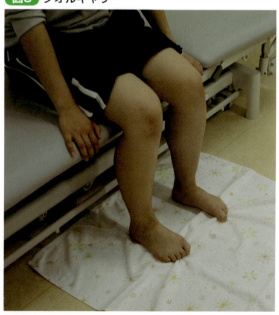

■術後2〜6週（D-②）

　X線で架橋仮骨が確認されると部分荷重が開始となる。1週ごとに荷重量を増加させていき，4〜8週程度で全荷重（D-③）となる。全荷重が可能となったら，足部や体幹を含めた全身の立位アライメントを評価する（A-②）。骨癒合を確認し，徐々に抵抗運動へと介入範囲を広げていく。軽い抵抗から開始し，疼痛が出現しない範囲で行っていく。

　関節可動域練習は引き続き行う（B-③）。膝蓋下脂肪体の柔軟性低下や内外側側副靱帯損傷を伴っている場合が多く，深屈曲が困難な例がある。日常生活で必要な膝関節関節可動域は，立ち上がり時で100°，階段昇降時で120°とされており[4]，最終的に120°以上の獲得をめざす。

（畠山和利）

8 膝関節，下腿
脛骨骨幹部骨折
（保存療法・観血的整復固定術後）

リハビリテーションに必要な解剖・疾患の知識

◾解剖

　本稿では，脛骨骨幹部骨折（AO/OTA分類42-A，B，C）について述べる（図1）。脛骨は，直接皮膚の覆われている領域が広く，骨折が生じた場合，その軟部組織には，何らかの損傷を伴っている。したがって，保存治療，手術治療の選択如何に関わらず，軟部組織損傷を評価することは避けては通れない。水泡のような軟部組織損傷を強く示唆する所見を認めた場合，創外固定でダメージコントロール手術を行い，皮膚に皺が出現するまで，最終固定は待機しなければならない。

　コンパートメント症候群の発症率も他の骨折に比べると高く，患肢をよく観察しておかなければならない。

◾原因

　高エネルギー外傷や低エネルギー外傷，直達外力や介達外力によるものがある。

◾検査

　単純X線，CTが標準的な検査であるが，コンパートメント症候群が疑われるような場合には，圧測定を行う。受傷後は，深部静脈血栓症のリスクもあり，血液検査でDダイマーの値を確認し，高値であれば，肺動脈血栓塞栓症のスクリーニングも兼ねて，造影CTを施行することを検討する。

図1　脛骨骨幹部骨折のAO/OTA分類

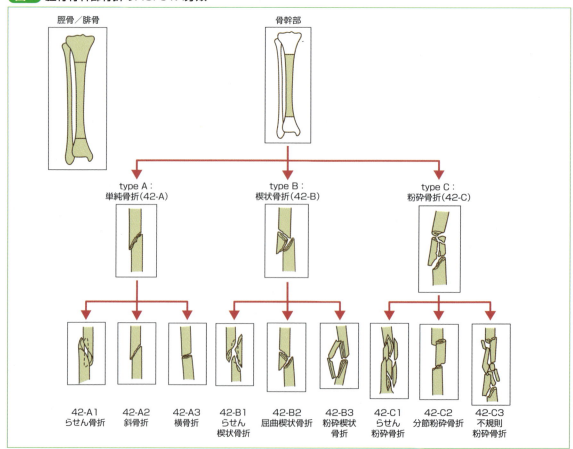

文献1）より引用

リハビリテーションの知識

治療

　安定型で転位のほとんどない骨折は，まずギプス固定を行い，その後，PTB（patellar tendon bearing）ギプスは，骨癒合を得るまで装着する。転位がある場合で，ギプスにより変形治癒が残存した場合，将来的に膝関節機能や足関節機能に深刻な機能低下をもたらす（図2）。

　手術治療においては，閉鎖性骨折では，髄内釘が好まれるが，開放骨折においては，イリザロフ型創外固定による強固な最終的手術を行うことで，従来から髄内釘やプレート固定で生じていた深部感染や感染性偽関節の発生率を低下させることができ，早期荷重が可能となる。

　使用するインプラントにより，骨癒合形態が異なる。プレート固定により絶対的安定性が得られた場合，架橋仮骨は生じない。骨癒合は，骨皮質の骨折線の消退で判断する。一方，外仮骨の存在は，髄内釘や創外固定により，相対的安定性が得られていることを意味する。

禁忌事項

　軟部組織の状態に注意してリハビリを行う。創外固定を装着している場合は，pin刺入部感染にも注視する。

（齊藤英知）

図2 保存治療により深刻な隣接関節障害が生じた例

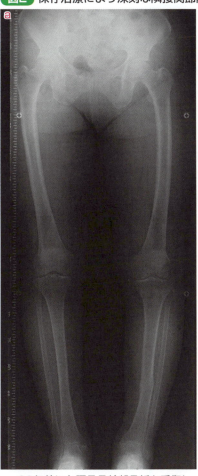

a. 38年前に左脛骨骨幹部骨折を受傷し，ギプスによる保存治療を受け，左膝痛と左足関節痛を主訴に来院

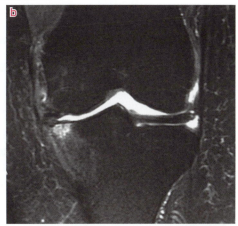

b. MRI上，内側コンパートメントの関節症性変化を認める

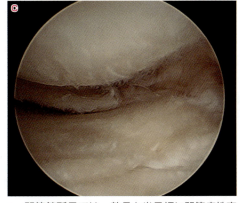

c. 関節鏡所見では，軟骨と半月板に関節症性変化があった

評価

脛骨骨幹部骨折は膝関節および足関節に機能障害が発生する可能性があるため，両関節を十分に確認する。

◾関節可動域

膝蓋上囊や膝蓋支帯，膝蓋大腿靱帯，膝蓋脛骨靱帯，膝蓋下脂肪体など膝蓋骨周囲軟部組織の柔軟性を把握する。

下腿に起始をもつ筋の滑走性を評価する。各筋が十分に伸張できるか確認する。

◾筋力評価

骨癒合が確認された後に筋力評価を行う。抵抗はかけないよう配慮し，骨癒合の程度とともに抵抗を増加させていく。

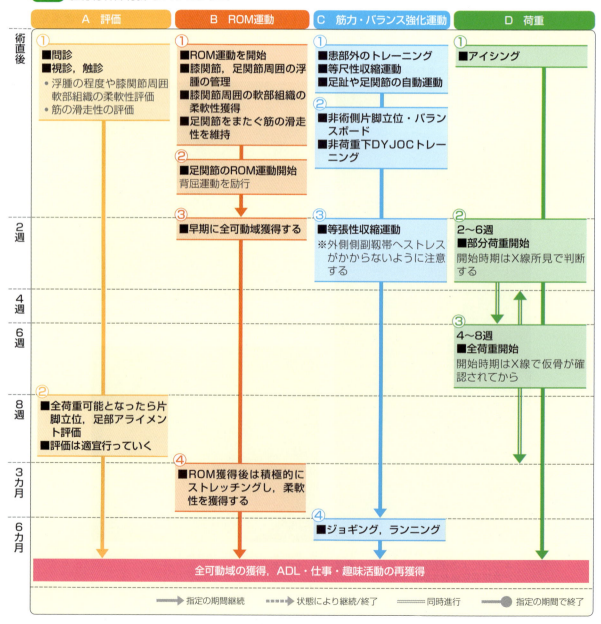

表1 脛骨骨幹部骨折 リハプログラム

リハビリテーションの進め方

　初めに他の骨折と同様に骨折形態を確認する。筋の付着部をイメージし，筋が損傷を受けていないか確認する。骨間膜は多数の筋が起始し，足関節や足趾を制御しているため，骨間膜が損傷するような骨折形態の場合は多数の軟部組織がダメージを受ける[2]。

　脛骨骨幹部骨折で転位がない場合は，ギプス固定後にPTB装具（patellar tendon bearing）を装着し，全荷重歩行となる。この際，正しく膝蓋靱帯に荷重されているか確認を怠らないこと。

　開放骨折でイリザロフ型創外固定にて固定されている場合は，早期から全荷重歩行を行う。その場合は，骨折部を固定する刺入ピンが軟部組織を貫くため筋が滑走できず，足関節の関節可動域制限が生じやすくなる。筋の全長にわたった滑走性維持は刺入ピンのため困難であるが，pretalar fat padやKager's fat padの柔軟性[3]を維持（図3）するよう心がける（B-②）。

　髄内釘やプレート固定術の術直後は膝関節，足関節に対し浮腫の予防（半月板損傷の項，p.196を参照，B-①），炎症の減退に努める。適度に圧迫（弾性包帯を置く程度）を加えること，アイシング（D-①）を徹底することを忘れないようにする。

　患部外の筋力増強トレーニングや大腿四頭筋，ハムストリングスの同時収縮などを行う（C-①）。足関節や足趾の自動運動は積極的に行わせ，筋の滑走性を維持改善させる。また，不安定板（図4，C-②）やタオルギャザーなど非荷重下での練習を考慮する。術側での筋力トレーニングは重錘バンドやゴムバンドを使用してもよいが，骨折部より近位に抵抗をかけることを忘れない（C-③）。また，片脚立位バランスが良好であれば，松葉杖歩行を導入し，全身持久力を低下させないようにする。

　骨折形態や使用するインプラント，骨折部の安定性により荷重時期が大きく変化する（D-②・③）。X線像上にて確認し，術者と連絡を密にとることが重要となる。

（畠山和利）

図3　脂肪体の柔軟性維持練習

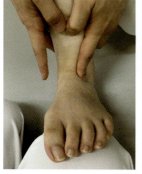
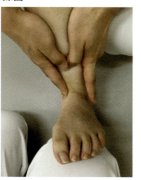

a．pretalar fat padの柔軟性維持練習

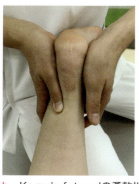
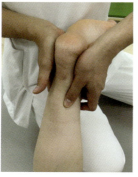

b．Kager's fat padの柔軟性維持練習

図4　不安定板を用いた練習

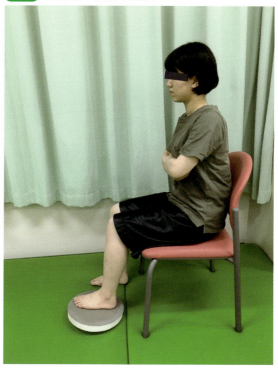

8章　足関節，足趾

足関節外側靱帯損傷

扁平足

踵骨骨折

中足部骨折

アキレス腱断裂

アキレス腱炎・周囲炎

足関節捻挫

1 足関節，足趾
足関節外側靱帯損傷

リハビリテーションに必要な解剖・疾患の知識

■解剖

前距腓靱帯（anterior talofibular ligament；ATFL）は外果遠位前面のinferior oblique segmentから起始して前内方に走行し，外果関節面に相対する距骨体部前外側にある骨性小隆起に付着する。その線維束は近位側の太くて頑丈なsuperior bandとその遠位にあるinferior bandの二本からなる（図1）。臨床的に重要なものはsuperior bandである。

踵腓靱帯（calcaneofibular ligament；CFL）は外果先端のATFLのinferior bandの直下から起始し，短・長腓骨筋腱の下を交差して後下方へ向かい踵骨の外側面に付着する。靱帯の大きさはATFLで長さ1.5～2.0cm，幅6～8mm，厚み2mm，CFLで長さ2～3cm，幅4～8mm，厚み3～5mmとされている。

後距腓靱帯（posterior talofibular ligament；PTFL）は最も強靱な靱帯であり，外果遠位より起始し距骨後方突起に停止している。ATFLとPTFLは関節包の一部が厚くなった関節包内靱帯である。

図1 足関節外側側副靱帯

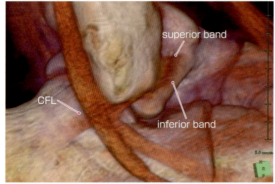

ATFLは距骨体部前外側にある骨性小隆起に付着する。近位側Superior bandとその遠位にあるinferior bandの二本からなる。CFLはATFLのinferior bandの直下から起始し，短・長腓骨筋腱の下を交差して後下方へ向かう

■原因

足関節外側靱帯損傷の受傷機転としては内がえし損傷（足関節底屈・踵部回外・前足部内転）と外がえし損傷（足関節背屈・踵部回内・前足部外転）に大別され，足関節外側靱帯損傷は内がえし損傷により生じる。受傷方向からみてATFL，CFL，PTFLの順に損傷していく。

ATFL損傷の約20%にしかCFL損傷を合併しないとされ，PTFL損傷はCFL損傷よりも少ない[1]。そのため捻挫の診断にあたってはATFL損傷の有無を見極めることが重要である。

■検査

ATFLは足部の前方移動をCFLは踵部の回内を制動している。足関節底屈位でATFLの緊張が，足関節中間位から背屈位でCFLの緊張が強くなる[2, 3]。重症度はⅠ度（微小損傷，靱帯の伸延：不安定性なし），Ⅱ度（部分断裂：不安定性なし），Ⅲ度（完全断裂：不安定性あり）と分類される[1]。

従来，単純X線像での画像診断が広く行われてきたが，靱帯そのものを見ることはできず，間接的な情報を見ていたにすぎない。

運動器疾患の診断における超音波診断の広がりは著しく，足関節外側側副靱帯損傷ではストレスをかけて不安定性も確認できる。超音波検査においてはⅠ度損傷では靱帯全体が腫脹し低エコー像を，Ⅱ度ではⅠ度の所見に加え部分断裂を示す不整像を，Ⅲ度では上記の所見に加え断裂像とその間に無～低エコーを示す血腫を認める。

●前距腓靱帯（ATFL）の観察（図2）

外果前方斜面にプローブを当てATFLの外果側の起始を探す。その後，距骨側のプローブを扇状に回転させることにより距骨体部の付着部を見つける。ATFLの距骨付着部には骨性の小結節があり，それを目安にする。

ATFLは線状高エコー像の層状配列fibrillar patternを示す高エコーとして描出できる。損傷

を受けると靱帯実質の腫大像，断裂を示す靱帯実質の不整像，血腫を認める。この際，踵部を固定して下腿部を床方向にストレスをかけることにより，安定性の評価ができる。

● 踵腓靱帯（CFL）の観察（図3）

CFLはやや後方へ走行するため足関節は中間位がよい。走行のバリエーションの多さ[5]や，長・短腓骨筋腱の下を走行することなどから描出が難しい。ATFLに比べて太く索状の靱帯構造をもつため，短軸像で卵円形のCFLを確認し，おおよその位置を確認した後に長軸像を見る。長軸像ではfibrillar patternを示す高エコーとして描出される。CFLはATFLのinferior bandのすぐ下方から起始していることも参考になる。

小児における捻挫は注意を要する（図4）。外果前方にはATFL・CFLの起始部が集中しているため，若年者で内がえし損傷が起きた場合，付着部が脆弱であるため靱帯でなく，その付着部の骨軟骨が裂離骨折を起こしやすい。10歳未満ではその頻度は61.1%と報告され，従来考えられていた頻度より高い[6]。

図2 ATFLの観察

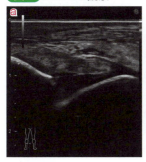
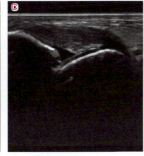
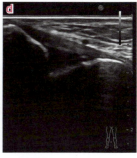

a. 受傷時　　b. 受傷後2週　　c. 受傷後3カ月　　d. 健側

受傷時は健側と比較すると靱帯が不整である。2週で断裂部が明瞭になっている。3カ月の時点ではATFLは腫大して断裂部は見えなくなっている

図3 CFLの観察

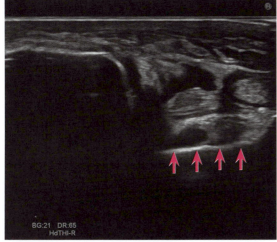

CFLはATFLに比べて太く索状の靱帯構造をもつが走行のバリエーションの多さや，長・短腓骨筋腱の下を走行することなどから描出が難しい。
図は損傷して腫大したCFL（→）を示す。長・短腓骨筋腱周囲に血腫があるのも参考になる

図4 小児足関節捻挫における裂離骨折

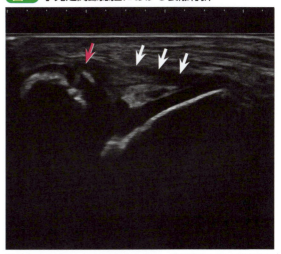

若年者で内がえし損傷が起きた場合，靱帯損傷でなく裂離骨折を起こしやすい。
健常なATF（⇒）の腓骨付着部に裂離骨片（→）を認める

リハビリテーションの知識

■治療

治療は受傷直後から始まる。受傷直後早期にRICE(Rest, Icing, Compression, Elevation)を施行することにより，損傷部位の浮腫，出血の抑制効果や不安定性による二次的な軟骨損傷の予防が期待できる。初期治療に冷却・固定を行った場合，炎症性サイトカインの漏出が抑制され有意にその後の腫脹・疼痛が軽減すると報告されている[7]。

その後の治療は新鮮例か陳旧例かにより異なる。近年は新鮮例に対する治療として保存治療が選択されるケースが多い。Ⅰ・Ⅱ度損傷に対してはほとんど保存治療を行うとされるが，Ⅲ度損傷に対しては手術を勧める報告もある[2]。

●保存治療

当科では安静，局所腫脹改善の効果を期待し初期は中間位ギプス固定としている。靱帯への適度な緊張を与えることが修復を促すことや，筋力低下・機能的不安定性予防という観点から疼痛に応じて荷重させている。2週後にギプス除去し，自発痛を含め疼痛・圧痛・腫脹が軽快している症例は装具に移行し，症状が遺残している症例には1～2週間ギプス固定を追加している。装具に移行した後は腓骨筋筋力訓練，バランスボード，可動域運動を主体としたリハビリを行っている。3カ月間は装具を続ける。経過中，夜間に足関節が底屈内反しないように夜間の装着を徹底させる。

●手術

捻挫を繰り返す例，不安定性の持続する例，疼痛が遺残する例など陳旧例に対しては外科的治療を考える。良好な残存靱帯がある場合，Broström法，Gras法など局所の靱帯を用いた再建が適応となる。

福原ら[8]は新鮮例と陳旧例での損傷部位の検討を行い，ATFL断裂は腓骨側だけでなく，中央部，距骨側でも高頻度に認めたとしている。断裂部位により術式選択に違いが生じるため，初回受傷時に断裂部位が腓骨側なのか距骨側なのかを超音波診断で鑑別しておくことは重要である。残存靱帯が再建に使用できない場合は，半膜様筋腱，短腓骨筋腱，長掌筋腱，骨付き膝蓋腱，薄筋腱など自家腱を用いた解剖学的再建術が行われる。donor site, isometric pointの考え方，腱の固定法などによりさまざまな術式があり，それぞれに良好な成績が示されている[9,10]。

（柏倉　剛）

評価

　足関節外側靭帯損傷の場合，その損傷の程度を主治医に確認し，腫脹，熱感，発赤，疼痛といった炎症症状や皮下出血の程度を実際に見て触れるとともに，受傷機転を聴取することが重要である。足関節外側靭帯損傷の受傷は主に接触型と非接触型とに分類される。足関節の内外反の筋力比が重要との報告[11, 12]もあり，特に足部外反の筋力の評価も重要となる。疼痛評価はどういった動きで痛みが出現するか，その程度はどうなのかをよく評価する必要がある。

足アーチの評価（図5）

　足部のアーチ低下や踵骨の過回内は衝撃緩衝機能と足部安定性の低下をもたらし，荷重応答期の逸脱運動を引き起こす要因となる。また，運動連鎖の観点からも足部のアライメント評価は重要である。アーチ高率（舟状骨内側アーチ高を内側足アーチ長で除算する）を非荷重位と荷重位とで比較し，アーチ沈降度を求める。これにより足部回内や足アーチの低下，ひいてはアーチ支持筋力の低下や足底筋膜の伸長がわかる[13]。

下腿踵骨角（図6）

　踵骨のアライメントの評価は，下腿踵骨角で行える。立位にさせ，踵骨中央を通る線（図6A）と下腿中央を通る線（図6B）との交点のなす角度を後方から測定することで求められる。これにより踵骨の過回内を評価できる。立位姿勢での静的なアライメント評価と，片脚で膝を屈曲させて行う動的なアライメントの評価が行える。

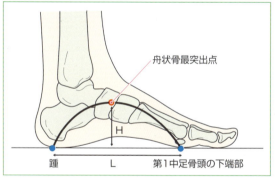

図5　足アーチの評価

文献10)より引用

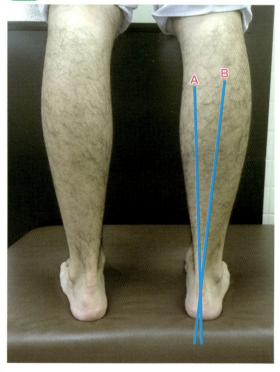

図6　下腿踵骨角

リハビリテーションの進め方

■受傷直後(急性期)

受傷直後はRICE処置を行い,腫脹をコントロールすることが重要である.重症度により異なるが,足関節の固定をサポーターやギプスを使用して行う(B-①).痛みに応じて全荷重歩行とし,必要に応じて松葉杖を使用する.

運動療法では急性期における腫脹を軽減させるため,下肢挙上位での足趾の自動運動を行う.可能な範囲で下腿筋の等尺性収縮運動を行う.

■受傷後2～3週後(回復期)

ギプス固定が外れると,必要に応じて足関節のサポーターを使用する.関節可動域運動は背屈方向に重点を置いて行う(C-②).痛みに応じてタオルを使用した背屈運動を膝関節伸展位と屈曲位で行い(図7),筋や足関節周囲の軟部組織の柔軟性を確保する.

腓骨筋群は足関節の外反に作用するため,内反方向の動きを制動するようチューブを用いた筋力トレーニングを行う(図8a).内がえしは外側靱帯の緊張を高めるため,下腿筋の等張性筋力ト

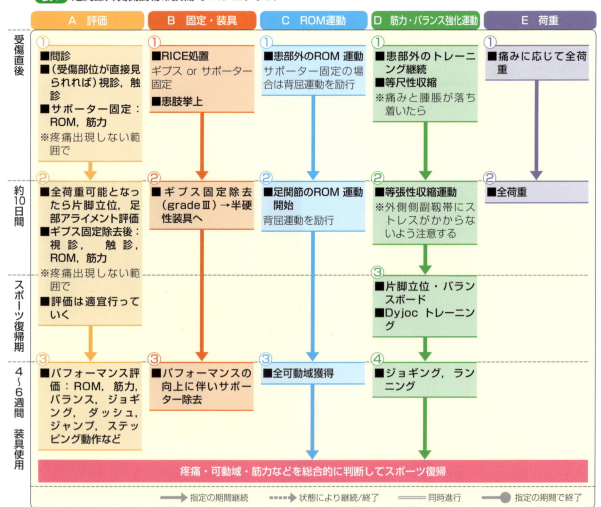

表1 足関節外側側副靱帯損傷 リハプログラム

レーニングを行う際は過度なストレスがかからないよう留意する。

固有感覚や下腿筋の協調性強化のため，バランスボード・不安定板を使用したDyjocトレーニングや片脚立位を行う（図8b，D-③）。すべての運動は疼痛が出現しない範囲で行う。

足関節背屈位での踵歩行やつま先歩行（図9）は筋力強化・協調性を取り入れた練習となる。

■スポーツ復帰期

スポーツ復帰は疼痛の軽減や筋力，身体パフォーマンスにより決定される。

外側靱帯損傷や捻挫は再発のリスクが高く，十分な筋力が必要であるため，まずはジョギングから開始し，徐々にアジリティトレーニングを取り入れる。バランスボードを使用したバランス練習も難易度を変えて段階を踏んで行う（図10）。

コンタクトスポーツの場合は特に再発のリスクが高いため，サポーターの使用やテーピングの指導を行う場合もある。　　　　　　　（柴田和幸）

図7 タオルを用いた関節可動域運動

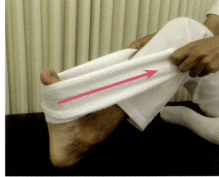
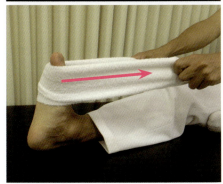

図8 筋力・固有感覚トレーニング

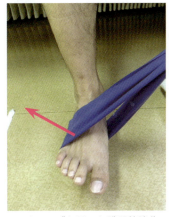
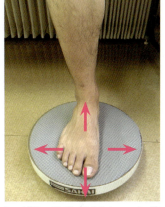

a. チューブを用いた腓骨筋強化　　b. バランスディスクトレーニング

図9 筋力・協調性トレーニング

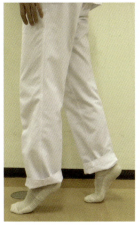
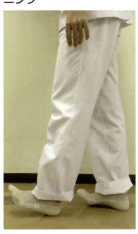

a. つま先歩行　　b. 踵歩行

図10 バランストレーニング

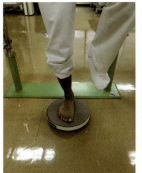
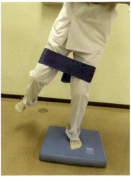

難易度を変えて行う。不安定板上での自動運動や閉眼して行うなど，さまざまな方法を取り入れる

2 足関節，足趾
扁平足

リハビリテーションに必要な解剖・疾患の知識

解剖

足は後足部（距骨，踵骨），中足部（舟状骨，立方骨，内側・中間・外側楔状骨，立方骨），前足部（1～5趾骨）に分けられる。後足部の距踵関節は距腿関節とは異なる運動軸を有し，後足部の回内・回外運動に関与している。この動きは距腿関節の底背屈と合わせて，足部がしなやかに動くことに大きく寄与している。

後足部と中足部を繋ぐChopart関節は屈曲，伸展，外転，内転など柔軟な可動性を有する。接地した際，足部回内（外反）位ではChopart関節では距骨と踵骨の回転軸が平行となるために柔軟な動きをもたらす。踵骨内側の載距突起からは舟状骨にばね靱帯（spring ligament：planter calcaneonevicular ligament）があり，距骨頭を足底から支えており足の縦アーチを維持するのに重要な役割を果たす[1]。

Lisfranc関節は中足部と前足部を連結する関節で，第2中足骨は3つの楔状骨でできたほぞ穴にはまり込み，可動性は少ないが，第1，5中足骨では可動性は大きい。ここが底屈位をとることにより足部縦アーチを形成に寄与する。

腱は外側で長・短腓骨筋腱が底側の内側楔状骨と第5中足骨基部に停止し外反底屈筋として作用し，内側では後脛骨筋が舟状骨結節から足底にかけて停止し，内反底屈筋として働く[2]（図1・2）。両者がバランスよく作用することにより正常足として機能するが，特に後脛骨筋に障害が生じると後足部の回内変形が進行し扁平足が発症する。

原因

扁平足は足の縦アーチ構造が破綻し，土踏まずが消失した状態を呈するものである（図3）。原因としては後脛骨筋機能不全，関節リウマチ，踵骨折が多い。足の縦アーチを維持する筋は内側が後脛骨筋，外側が長・短腓骨筋であり，お互いが釣り合いをとってアーチを維持している。

後脛骨筋機能不全は，後脛骨筋腱が内果後方で走行を変える部分で生じやすく，同部は血流が乏しいため，腱の微細損傷，腱鞘炎が生じやすく，その結果，腱実質の変性をきたし，最終的には腱が断裂することになる。当初は可逆性の扁平足だが，放置すると拘縮が生じ不可逆となる。後脛骨

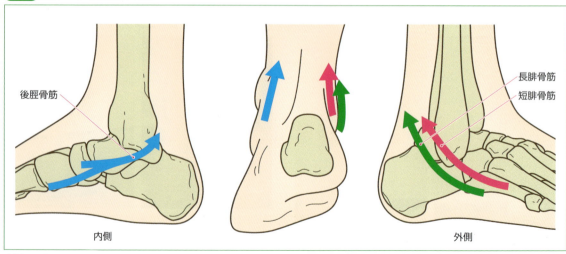

図1 縦アーチを維持する筋

内側では後脛骨筋，外側では長・短腓骨筋がバランスをとってアーチを維持している

筋筋力が舟状骨に伝達しないため中足部外転，距骨底屈，踵骨回内を呈し，外反扁平足となる。

関節リウマチの場合も同様な病態を呈する症例があると考えられるが，Chopart関節やLisfranc関節に生じた滑膜炎による関節破壊の結果，扁平足をきたす症例もある（図4）。進行すると踵骨が過度の回内をきたすため本来は内反底屈筋であるアキレス腱の走行も変化し，アキレス腱は外反筋となる。同時にアキレス腱も短縮するため尖足も合併する。

図4 扁平足変形

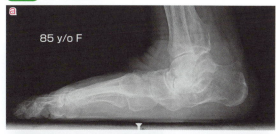
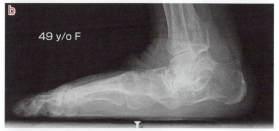
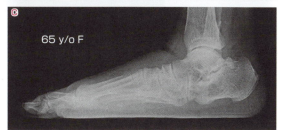

a. 後脛骨筋不全扁平足
b. 関節リウマチに伴う扁平足：関節破壊が目立つ
c. 踵骨骨折後の扁平足

図2 長腓骨筋腱と後脛骨筋腱の走行

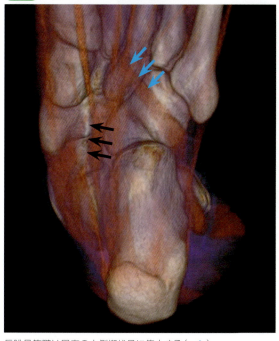

長腓骨筋腱は足底の内側楔状骨に停止する（→）。
後脛骨筋腱は舟状骨結節から舟状骨の足底にかけて停止する（→）。

図3 後脛骨筋不全扁平足

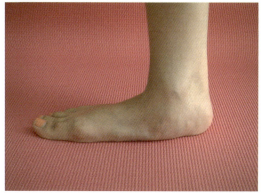
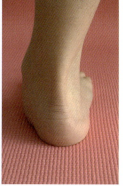

足の縦アーチ構造が破綻し，土踏まずが消失する。後足部は回内（外反）位をとる

■検査

　視診では後足部回内（外反），土踏まず消失，too-many-toe sign陽性を呈する（図5）。多くの場合，患側での片脚起立が困難であり，できた場合でも踵骨が内反（回外）することができない（single heel rise test陽性）。進行すると立位でのX線像で距骨底屈，踵骨外反，足高低下，前足部外転を呈する（図6）。重症度分類は離床所見と変形程度からstage1から4に分けられている[3]（表1）。

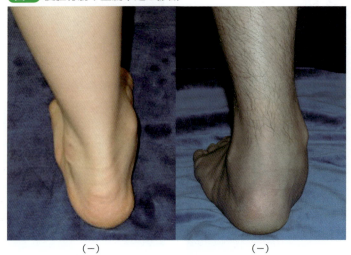

図5　後脛骨筋不全扁平足の診断

too many toes sign　　（−）　　（−）

表1　後脛骨筋不全扁平足病期分類

		stage1	stage2	stage3	stage4
扁平足変形の有無		−	＋	＋	＋
too many toe sign		−	＋	＋	＋
拘縮の有無		−	−	＋	＋
荷重位足関節正面X線で外側型OAの有無		−	−	−	＋
single heel rise test	踵離床の程度	わずか〜中等度	著明に制限	著明に制限〜不可能	不可能
	後足部の動き	回外減弱	回外減弱 or 不可能	回外不可能	回外不可能

文献3）より改変

図6 後脛骨筋不全扁平足のX線所見（左 85歳女性）

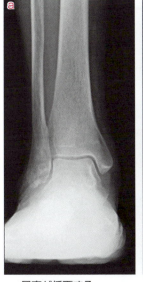
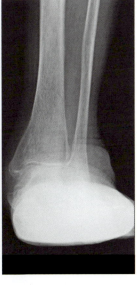

a. 足高が低下する

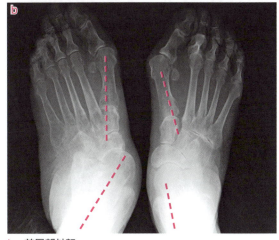

b. 前足部外転

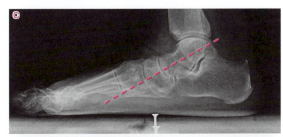
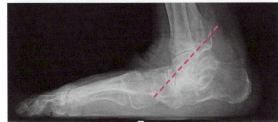

c. 距骨底屈

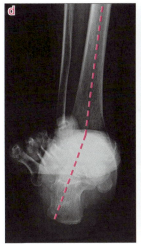
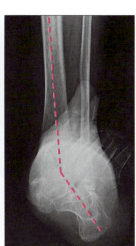

d. 踵骨外反

足関節 足趾 扁平足

リハビリテーションの知識

治療

　stage1，2は保存療法の適応とされる。後脛骨筋の筋力を補うため内反底屈訓練，アーチが破綻することによる腱への負担を軽減させるためアーチサポートや外側ウエッジの足底板を処方する。下腿三頭筋の短縮は踵回外を阻害するため十分にストレッチングを指導する。

　保存療法無効例，高度変形例では手術も考慮される。軟部組織手術としては，弱化した後脛骨筋筋力の強化とアーチ構造保持を目的に長趾屈筋を舟状骨に移行する。骨関節手術は関節症性変化の少ない例では踵骨内側移動骨切り術（図7）や外側支柱延長術が有効である。高度変形では三関節固定（図8）が行われることが多い。多くの場合，軟部組織だけでの再建は困難で，骨関節手術を組み合わせることが多い。いずれの場合でも下腿三頭筋の延長を併用したほうがよい。

禁忌事項

　発症早期は後脛骨筋腱鞘炎を呈し，同部に痛みもあるため腱鞘内注射をされることがあるが，ステロイド注射は腱実質の変性を起こすので避けるべきである。

（柏倉　剛）

図7　後脛骨不全扁平足手術症例

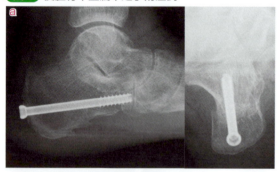

a．FDL移行術＋踵骨内方移動術

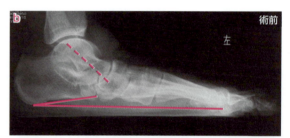

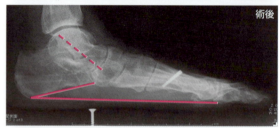

b．術後は距骨底屈，calcaneal pitchが改善している

図8　後脛骨不全扁平足手術症例

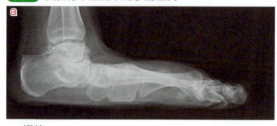

a．術前
重度変形であり，三関節固定術施行。足高も回復し，距骨底屈改善している

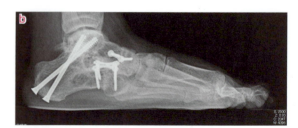

b．術後

評価

■ 足部アライメント評価

扁平足の評価として重要なものは足関節のアライメント評価である。前述した舟状骨高や回内・回外足の評価やtoo many toes sign（図9）で評価を行う。また，普段使用している靴のフィッティングや骨の隆起部の発赤や胼胝の有無を確認する。底側踵舟（スプリング）靱帯とよばれる靱帯は舟状骨と踵骨の載距突起を結ぶ靱帯で，距骨頭を支えることで足アーチの構造を支えているとされる。この靱帯の機能低下も足部アライメント，特に内側縦アーチの低下に繋がるとされるため，疼痛の有無を確認する。

■ ウィンドラス（巻き上げ）機構（図10）

立脚周期の蹴り出しの際，足趾が伸展することで，その張力が足底筋膜に伝わり，アーチの増大をもたらすことである。扁平足ではウィンドラスの低下を認める。

■ 筋・腱の評価

扁平足は後脛骨筋腱機能不全との関連性があり，その機能評価が必要である。後脛骨筋は舟状骨粗面から内果後方に触れる。また，アーチの形成に関わる前脛骨筋，長腓骨筋，長母趾屈筋なども同様に評価する。下肢を中心とした各筋の柔軟性の評価も重要である。扁平足では疼痛を誘発している原因の筋として，足底筋，長母趾屈筋，長趾屈筋，後脛骨筋，長腓骨筋などが挙げられる。

図9 too many toes sign

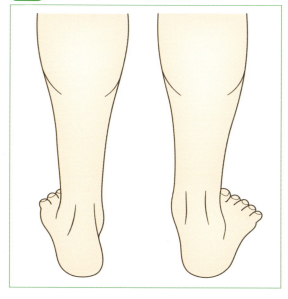

図10 ウィンドラス機構

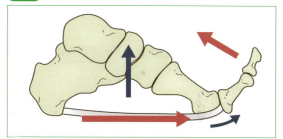

文献3）より引用

表2 扁平足 リハプログラム

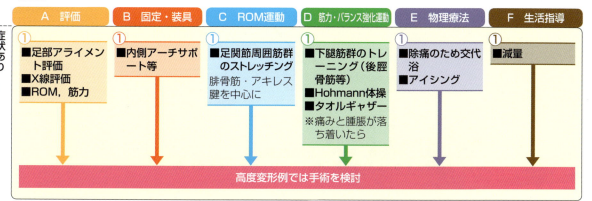

リハビリテーションプログラム

扁平足自体が理学療法によって治療されるわけではなく，疼痛の軽減や，二次性に生じる外反母趾や変形性足関節症の予防が主体となる。

主に運動療法と装具療法に分けられる[5]。

◻︎装具療法

足のアーチは内側縦アーチ，外側縦アーチ，横アーチの3つのアーチがある（図11）。扁平足はアーチの障害であり，特に内側縦アーチの低下がみられる。内側縦アーチの低下の原因によって，使用する装具は変わるが，後足部の過回内（外反）が問題となる症例では，それを制限するための内側ウェッジやテーピングが有効である。前足部症状が主体の症例では前足部の外転の抑制，横アーチ支持のための中足骨パッドなどが適応となる。装具療法はそれぞれの障害に応じて処方することが重要である。

◻︎運動療法

足底のアーチを支持している筋の柔軟性と，筋力強化が重要である。しかし，足部内在筋の強化だけではアーチ自体が改善することは難しいため，積極的に外在筋の筋力訓練を取り入れる。筋力トレーニングは外脛骨や足底筋膜炎などの炎症がないことを確認してから行う。扁平足は後脛骨筋腱機能不全（posterior tibial tendon disease；PTTD）との関係性があるとされている[6]。後脛骨筋腱は内果の後方を通り，足底に付着してアーチを支持していることから，後脛骨筋腱が正常に機能しない場合，アーチの低下に繋がると考えられる。後脛骨筋のトレーニングを中心に行い，機能を高めることが有効である。また，疼痛出現に関与している筋群のストレッチングを行う。

（柴田和幸）

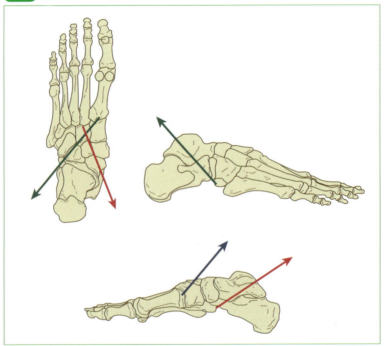

図11 足のアーチを構成する主な外在筋

長腓骨筋：第1中足骨，内側楔状骨
前脛骨筋：第1中足骨，内側楔状骨
後脛骨筋：第2〜4中足骨，舟状骨，立方骨，楔状骨
にそれぞれ停止する。これらの筋の働きによりアーチが支えられる

足関節，足趾
踵骨骨折

リハビリテーションに必要な解剖・疾患の知識

◾解剖

踵骨は足部で最大の骨で，距骨との間で距骨下関節を，立方骨との間で踵立方関節（Chopart関節）を形成する。両者は骨間距踵靱帯で連結されて，前方に前・中関節面があり前方に位置する舟状骨との間で距舟踵関節を形成する。中関節面の部分に載距突起（sustentaculum tali）があり，海綿骨主体の踵骨のなかでは骨性に硬い部位であり，手術の際の固定性を向上させるのに役立つ。骨間距踵靱帯の後方に後関節面があり，踵骨側が上方凸の関節面を有し，関節面も大きく荷重伝達を受ける部分となる。踵骨後方は踵骨隆起（calcaneal tuberosity）があり，その遠位2/3にアキレス腱が停止する。踵骨隆起の上方1/3には踵骨後部滑液包がある。

踵骨は外果から踵腓靱帯（calcaneofibular ligament），内側では三角靱帯脛踵部（tibiocalcanean part of deltoid ligament）が後足部安定に関与する。内側の載距突起からは舟状骨にばね靱帯（spring ligament, planter calcaneonevicular ligament）があり足の縦アーチを維持するのに重要な役割を果たす。前方では踵骨前方突起から立方骨と舟状骨に向けて二分靱帯（bifurcate ligament）が走行している。

踵骨は海綿骨主体の骨であり，内部は特有な骨梁構造を呈する。中山らは前額面では内側よりも外側のほうが骨梁構造が疎であることを報告しており（図1），踵骨骨折の際は外側壁の破壊・膨隆が生じやすい。

◾原因

踵骨骨折は捻挫や転倒などアキレス腱に過剰な引っ張り張力がかかって受傷するものと，高所からの落下などにより後関節面に過大な圧縮応力がかかって生じるものに分けられる。足関節内がえし捻挫の際には踵骨前方突起骨折を生じやすい。

図1 踵骨の骨梁構造

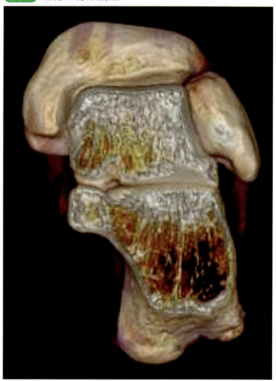

踵骨は海綿骨主体の骨で，骨梁構造は内側よりも外側のほうが疎である

検査

古くからEssex-Lopresti（ES）分類[1]が用いられてきた。X線写真を用いた分類で関節外骨折（嘴状骨折，裂離骨折，内側突起骨折），関節内骨折（転位のないもの，舌状型，陥没型，載距突起単独骨折，粉砕型）に分けられる（図2）。

関節内骨折では荷重を受ける後関節面に骨折線がかかることが多く，疼痛が遷延することが多い。近年では，CT画像を用いて後関節面の損傷度により分類したSanders分類[2]が頻用される（図3）。後関節面を冠状断で内側から3等分し骨折線の本数と位置から分類する。typeⅠは骨折線の本数にかかわらず転位のないものとされ，保存治療の対象となる。typeⅡは骨折線の数が1本，typeⅢは2本，typeⅣは3本もしくは粉砕型として，骨折線の通る位置で細分化していく。typeⅢ，Ⅳは予後不良であり，Sandersは一期的距骨下関節固定を推奨している。

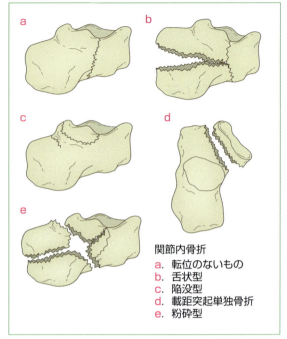

図2 Essex-Lopresti分類

関節内骨折
a. 転位のないもの
b. 舌状型
c. 陥没型
d. 載距突起単独骨折
e. 粉砕型

文献1）より改変

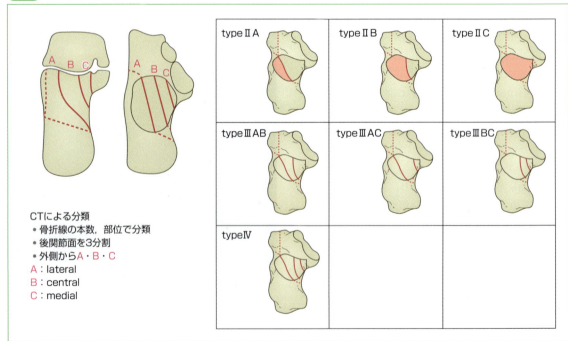

図3 Sanders分類

CTによる分類
・骨折線の本数，部位で分類
・後関節面を3分割
・外側からA・B・C
A：lateral
B：central
C：medial

文献2）より改変

関節内骨折の場合，後関節面の圧壊の重症度を評価するためにBöhler角（正常20°～40°）を計測して整復の指標とする（図4）。

踵骨骨折は疼痛が遺残しやすい骨折であり，後遺症が遺残することがある。その原因として後関節面不整による変形性関節症，踵骨外側壁膨隆による狭窄性腓骨筋腱炎，踵骨高減少による扁平足が挙げられる（図5）。その際の重症度評価にもCTは有用である。コンパートメント症候群をきたした場合，足趾変形や内反凹足変形を呈することもある。

図4 Böhler角

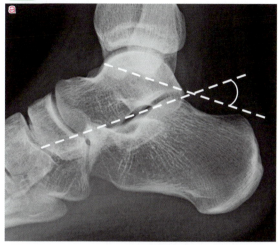
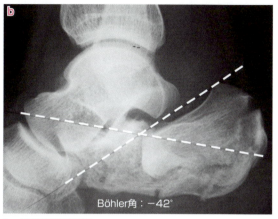

a. 踵骨隆起の後方上縁と後関節部の最上縁を結ぶ線と，踵骨前方突起と後関節部の最上縁を結んだ線が交わる角度（正常20°～40°）

b. 舌状型踵骨骨折

図5 踵骨骨折後遺症

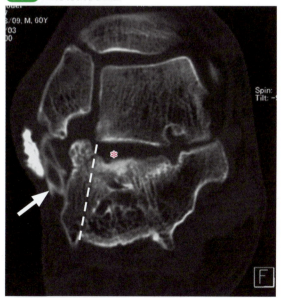

踵骨外壁の膨隆（図白点線）により腓骨筋腱（図⇨）が外方に押し出されている。関節面不整もある（図＊）

リハビリテーションの知識

■治療

　踵骨骨折のうち特に関節内骨折では受傷後の腫脹が強い。腫脹が高度になると循環障害をきたし，足部コンパートメント症候群を生じることがある。踵骨骨折の場合，痛みも強いのでコンパートメント症候群による痛みとの鑑別が難しい。予防には早期に徒手整復を行い可及的に整復し，循環状態改善や止血をもたらすことが勧められている。

　当科では受診当日に神経ブロック下に大本法による徒手整復とWesthues法による鋼線固定を行っている（図6・7）。

　大本法は腹臥位にして膝屈曲90°に曲げた状態で，助手に大腿を押さえさせながら，術者の両手掌で踵部を把持し上方に牽引をかけながら踵部に内外反をかける操作である。踵骨骨折では踵腓靱帯が残っていることが多く，踵部に強く圧迫をかけながら上方に牽引することによりligamentotaxisを利用して整復する方法である。

　Westhues法は踵骨後方から鋼線を刺入して落ち込んだ後関節面を整復して固定する方法である。舌状型やSanders分類のtypeⅡでは良好な整復が期待できる。typeⅢ，Ⅳでも主たる大骨片を整復すると成績が良好なこともある。

　上記の方法で良好な整復位が得られない場合は観血的整復固定を行う。近年，さまざまなプレートが開発されており早期荷重も期待できる（図8）。皮切はOllier皮切は距骨下関節を視認しやすいが踵骨外壁にアプローチしにくい。その反面，拡大L字皮切（図9）は踵骨外壁へのアプローチもよく，距骨下関節の展開も良好であるが，創傷治癒遅延のリスクを伴う。

　関節外骨折のうち裂離骨折は転位も大きく，アキレス腱の牽引力がかかるので観血治療を要する。多くの症例で糖尿病や関節リウマチ，透析など骨脆弱性を有していることに加え，骨片も小さいので固定に難渋する。近年，スーチャーアンカーを用いたbridging suture法が強固に固定可能で合併症も少なく有用な方法となっている（図10）。

図6　徒手整復（大本法）

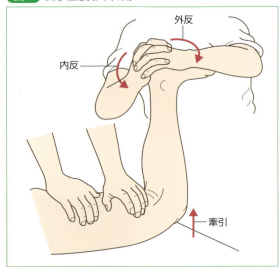

踵部を把持し上方に牽引をかけながら踵部に内外反をかける

図7　Westhues法

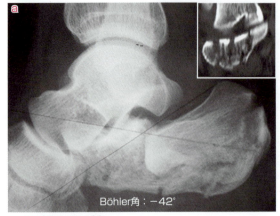

a. 高所落下にて受傷
　EL分類：舌状型
　Sanders分類Ⅳ（骨折線が3本）

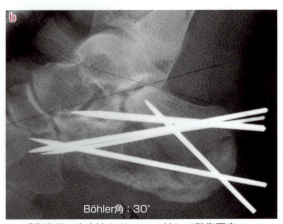

b. 受傷当日，大本法とWestues法にて整復固定

禁忌事項

強固に固定し早期に可動域訓練,荷重を開始することは骨萎縮を予防するうえで重要である。コンパートメント症候群は気づきにくく,足趾運動での痛みやタイトネスがある場合は念頭に置き,早期に対応することが重要である。創治癒遅延がある場合は交代浴は避ける。

（柏倉　剛）

図8　踵骨骨折プレート固定

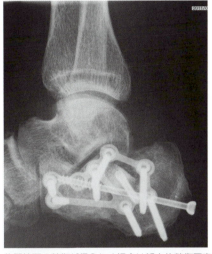
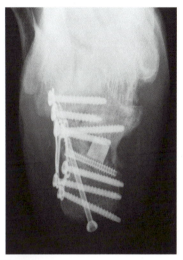

後関節面の整復が得られぬ場合は観血的整復固定を行う

図9　拡大L字皮切

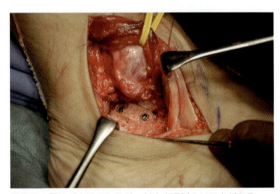

関節面の展開が良好であるが,創治癒遅延のリスクがある

図10　裂離骨折に対するbridging suture法

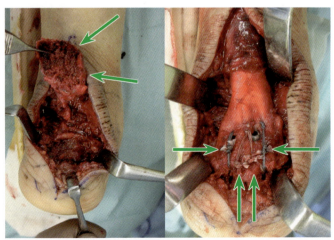

スーチャーアンカーを用いて強固に固定する

評価

疼痛は荷重時痛が多く，長期に及ぶ場合もある。骨折によって距踵関節面の不整があると，回内・回外により疼痛が誘発され，可動域制限も起こる。変形治癒となった場合，理学療法での治療は困難とされる。足関節の底背屈の動きは，主に距腿関節での動きであるため制限されにくい。合併症として起こりうる神経障害を見逃さないよう，感覚の評価も怠らないようにする。

また，骨癒合が得られた時期でも扁平足や足のサイズの左右差が出てくることがある[3]。筋力は下腿三頭筋を始めとする下腿に存在する筋や足の内在筋も筋力低下をきたすことがある。

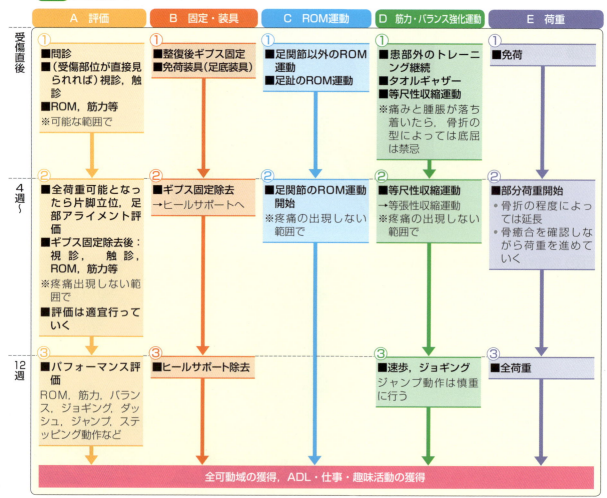

表1 踵骨骨折 リハプログラム

リハビリテーションの進め方

受傷直後

炎症を抑えるためRICE処置（安静，アイシング，圧迫，挙上）を行う．急性期ではギプス固定を行う．患肢の免荷が必要となるため，足底装具（図11）を使用する場合もある．疼痛範囲内で関節可動域運動を開始する．患部外のトレーニングも可能な範囲で早期から行う．

4〜12週

ギプス固定をしていた場合は，ヒールサポートとし，部分荷重歩行練習を開始する．骨折の程度や骨癒合によっては時期を延長させる必要がある．踵部脂肪体（heel fat pad，図12）の柔軟性の評価を行い，皮膚の可動性や癒着の有無を確認する．また，触診した際の圧痛がなければ，モビライゼーションを加えていく．プール内歩行練習が可能な設備が整っていれば，水中での免荷歩行練習を行うことも勧められる．関節可動域運動は積極的に行い，底背屈のみではなく，回内・回外方向の動きも取り入れる．運動は疼痛の生じない範囲で行う．疼痛や腫脹が強い場合，交代浴などの物理療法も取り入れる．

12週〜

全荷重歩行が許可される．徐々に速歩，ジョギングを開始する．ジャンプ動作は注意が必要となるため慎重に行う．踵部の疼痛は遷延することがあるため，物理療法や自宅でも行える交代浴の指導も行う．

（柴田和幸）

図11 足底装具

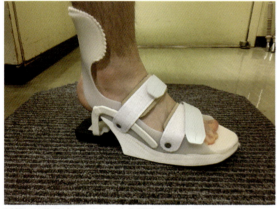

踵部には荷重がかからないよう設計されている

図12 踵部脂肪体

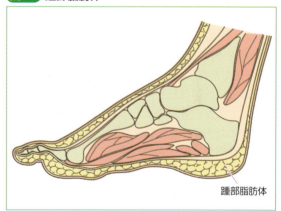

踵部脂肪体

4 足関節，足趾
中足部骨折

リハビリテーションに必要な解剖・疾患の知識

　中足部は舟状骨，立方骨，内側・中間・外側楔状骨からなり足アーチ構造に重要な部分である。本稿では一部の前足部疾患(Lisfranc関節脱臼骨折，中足骨疲労骨折)についても述べる。

解剖

　足は後足部(距骨，踵骨)，中足部(舟状骨，立方骨，内側・中間・外側楔状骨，立方骨)，前足部(第1～5趾骨)に分けられる。中足部は近位がChopart関節，遠位がLisfranc関節で中足骨に繋がり，足部縦アーチを形成する。その際，中間楔状骨・第2中足骨基部は強固に結合されており，縦アーチ，横アーチのkey stoneとよばれる。アーチ構造は足部に受ける力を吸収するショックアブソーバーとして働く。
　後外側で長・短腓骨筋腱が底側の内側楔状骨と第5中足骨基部に停止し外反底屈筋として作用し，後内側では後脛骨筋が舟状骨に停止し，内反底屈筋として働く。背屈筋としては前脛骨筋が内側楔状骨に停止する。足底には多くの内在筋が存在し，アーチ維持や立位・歩行の際のバランスに関与している。

原因

　舟状骨骨折は結節部，体部，背側裂離骨折の形をとる。体部骨折は距骨を経由した足部にかかる軸圧による受傷が多い。結節部骨折は後脛骨筋の付着部になるため急激な足部外転強制にて生じることが多い。剥離骨折は内がえし捻挫に近い受傷機転を示し，足部底屈，内反により生じる。
　立方骨骨折は単独損傷はまれであり，楔状骨骨折や中足骨骨折の合併や，Lisfranc関節脱臼骨折の形をとることが多い。転落，交通外傷，重量物落下などの直達外力や過底屈，前足部外転強制など介達外力により受傷する。多発外傷に合併することが多く，合併した大腿骨骨折などに目を奪われ，診断が遷延することがあるので注意が必要である(表1)。

　中足部は外傷以外に，疲労骨折が多いのが特徴である。疲労骨折は舟状骨，中足骨に多い。オーバーユースによる反復性の微小外力が，扁平足，回内足などでアーチ構造の破綻による骨への衝撃力の過度の伝達が原因と考えられる。

検査

　外傷の場合，同部の骨折では著しい腫脹を呈することが多く，触診で受傷部位を診断することは多くの場合困難である。
　比較的小さな骨が折り重なっているためX線検査でも診断しにくいことがある。同部のX線像は2方向を丁寧に見ることが重要である。正面像では第1中足骨基部外側縁と内側楔状骨外側縁とが揃うこと，第2中足骨基部内側縁と中間楔状骨内側縁とが揃うことが基本となる。斜位像では第3中足骨基部外側縁と外側楔状骨外側縁とが揃い，第4中足骨内側縁は立方骨内側縁と揃う(図1)。CTは任意の断面を見ることができ，立体的に再構築も可能であるためきわめて有用である。
　疲労骨折では初期には画像上異常を認めないことが多い。能ら[1]は足部の疲労骨折の発生部位を検討し，母趾MTP関節中央と第5中足骨中央を結んだ直線上に発症しやすいと報告しており，早期診断に有用である(図2)。疑わしい場合，MRIは診断精度が高い。

表1 中足部骨折

- ▶舟状骨骨折
  - 結節部骨折
  - 体部骨折
  - 背側裂離骨折
  - 疲労骨折
- ▶立方骨骨折
  - 裂離骨折
  - nutcracker骨折
- ▶楔状骨骨折

図1 中足部単純X線像のみかた

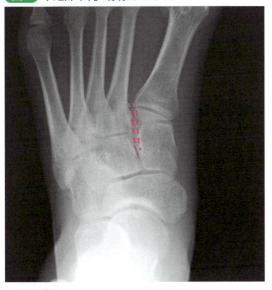

a. 正面像
- 第1中足骨基部外側縁と内側楔状骨外側縁とが揃う
- 第2中足骨基部内側縁と中間楔状骨内側縁とが揃う

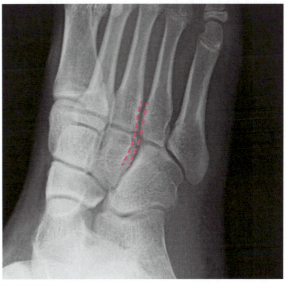

b. 斜位像
- 第3中足骨基部外側縁と外側楔状骨外側縁とが揃う
- 第4中足骨内側縁と立方骨内側縁とが揃う

図2 足部疲労骨折の好発部位

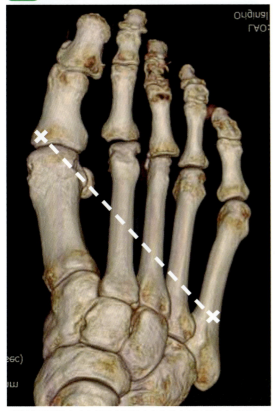

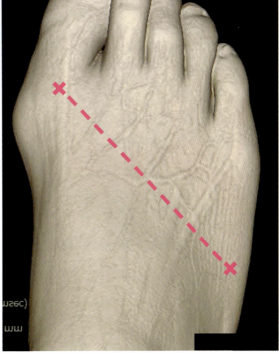

母趾MTP関節中央と第5中足骨中央を結んだ直線上に発症しやすい

リハビリテーションの知識

治療

外傷の場合，解剖学的整復が重要である。特に立方骨のnutcracker骨折など関節面の圧壊・短縮を伴う場合は骨移植も併用した内固定が必要となり，短縮が高度な場合は創外固定が必要となることがある。

アーチを再建することが重要で，中間楔状骨-第2中足骨基部を基準に整復する。ここは脱臼することは少なく，第2中足骨基部骨折の形をとることが多いので，整復の目安とする。第1中足骨と第2中足骨間には靱帯はなく，内側楔状骨との間にLisfranc靱帯がある。ここの損傷は見逃されやすく，適切に内固定しないと修復されないため注意が必要である。

疲労骨折の場合は保存療法が選択されることが多い。免荷・安静や部位によってはスポーツ活動の休止のみで対応できる。疼痛消失後はアーチサポートを併用しスポーツ復帰を許可する。舟状骨骨折（図3）と第5中足骨近位部骨幹部骨折（Jones骨折，図4）は保存療法で治療することは困難であり早期に手術に移行することが多い。

禁忌事項

疼痛が存在する時期に無理に荷重を行うべきではない。骨癒合完成するまではアーチサポートを併用して骨折部にかかるストレスを減じる必要がある。

（柏倉　剛）

図3　舟状骨疲労骨折

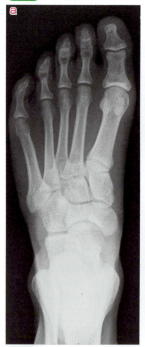
a．術前左足正面像　　b．斜位像

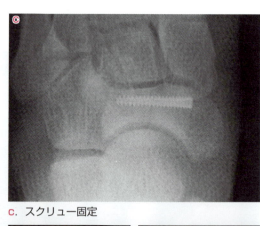
c．スクリュー固定

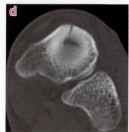
d．術前

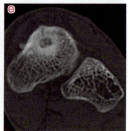
e．術後6カ月

ラグビー選手。3週前から疼痛を自覚していた。術後6カ月で骨癒合が得られた

> **図4** Jones骨折(第5中足骨疲労骨折)

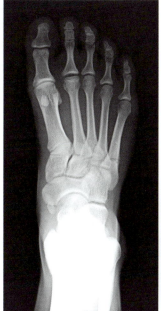
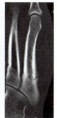
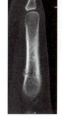
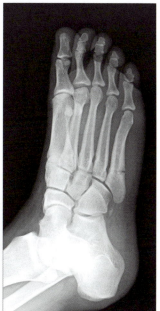

a. 術前右足正面像　　　　　　　　　b. 斜位像

2カ月前から疼痛を自覚していた。術後4カ月で骨癒合が得られた

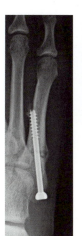
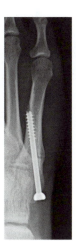
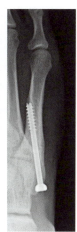

c. 手術時　　　d. 4週　　　e. 4カ月

評価

　X線像からは骨折線や転位の有無を確認する。短腓骨筋と第三腓骨筋は第5中足骨に付着しており，足関節の底背屈や外反運動による筋収縮が骨へ牽引力をかける場合がある。患者のスポーツ歴，日頃の練習量，どういった動きで疼痛が出現するか，疼痛が出現し始めた時期などを聞き，患者の行っているスポーツの特性を捉えておく必要があり，スポーツ復帰にまで向けた治療プロセスを考えていく。

　受傷直後はギプス固定となるため，ギプスによる圧迫で循環障害が生じていないか確認する。神経症状の出現やうっ血があった場合は主治医に報告する。

表2 中足部骨折（Jones骨折）リハプログラム
※時期は目安であり，X線で骨癒合を確認しながら進めていく。

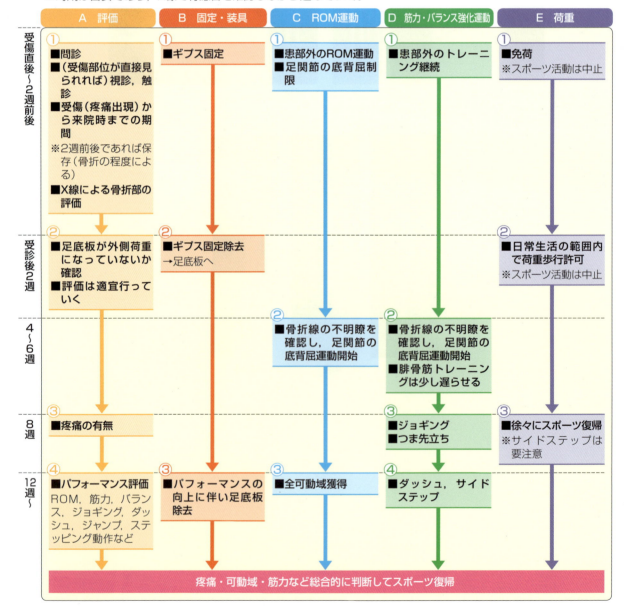

リハビリテーションプログラム

■受傷直後（骨折部への負担軽減）

　第5中足骨の疲労骨折は解剖学的特徴から遷延治癒，偽関節へ移行しやすい[1]ため，慎重にリハビリを進めていく必要がある。X線像をよく読み取り，主治医と密に連絡を取り合ってリハビリを進めていく必要がある。特に受傷直後は足部の外側荷重，腓骨筋腱の牽引力の軽減が重要である[2]ため（図5），足関節はギプス固定とし，ROM運動の制限と免荷期間を設ける。

■回復期（受診後4週～8週）

　ギプス固定除去後は足底板を使用し，外側荷重になっていないことを確認する。骨癒合とともに徐々に荷重量を増やしていく。X線写真によって骨癒合を確認した後に足関節の底背屈運動を開始する。腓骨筋のトレーニングは時期を遅らせ，疼痛が出現しないように注意する。つま先立ち運動は前足部に負担がかかり，骨折部への負担が増大するため骨癒合が得られてから開始する。

■スポーツ復帰期（受診後12週～）

　骨癒合が進んだ後には足関節の底背屈筋力強化と安静時に弱化した腓骨筋の筋力の再獲得が重要である[3]。骨癒合が得られれば荷重負荷運動をジョギングから開始していくが，クロスステップやサイドステップなど，カッティング動作が最も第5中足骨にかかる負担が大きい。そのためスポーツ復帰時にはそれらの動作の確認を行い，オーバートレーニングにならないように注意するよう指導する。運動前後のウォーミングアップやクールダウンも指導を行う。

（柴田和幸）

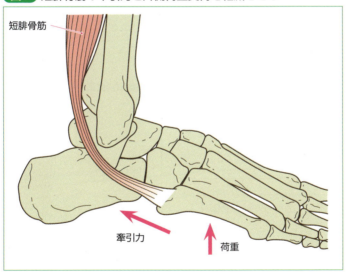

図5　短腓骨筋の牽引力と外側荷重負荷を軽減させる

5 足関節, 足趾
アキレス腱断裂

リハビリテーションに必要な解剖・疾患の知識

◉解剖

アキレス腱は大腿骨顆部後面から起始する腓腹筋と脛骨近位後面から起始するヒラメ筋が合体してできた人体で最大の腱であり，踵骨隆起遠位2/3に停止する。腱表面はパラテノン（paratenon）とよばれる脂肪を含んだ疎性結合組織に覆われており，腱に血流を供給する。

下腿軸に対して踵骨は回内（外反）しているが，アキレス腱は距骨下関節の運動軸よりも内側に停止するため足部の内反底屈筋として作用する。腓腹筋が膝関節と足関節をまたいで走行する二関節筋であるのに対し，ヒラメ筋は足関節にのみ関与する単関節筋であるので，足関節の拘縮を評価する際には，膝関節の角度が伸展位であれば腓腹筋を，屈曲位であればヒラメ筋を評価することになる。重力に対抗して立位姿勢を保持する抗重力筋の一つである。

アキレス腱線維は横断像では長軸方向に走行しているが，横断像では遠位に行くにつれて内側方向へねじれを呈している。アキレス腱の付着する踵骨が歩行時に回内・回外運動を伴うことに関連していると考えられる（図1）。

◉原因

アキレス腱断裂の80%はスポーツ時に受傷するとされ，特に，中高年ではレクリエーションスポーツで多い。踏み込み時やターンをしたときなどにより受傷し，種目としてはバドミントン，バレーボール，サッカー，テニス，剣道が多い。高齢者では，階段の踏み外しなど日常生活動作による受傷が多く，比較的症状も軽微なため診断が遷延することもあるので注意を要する。

アキレス腱の加齢変性による腱の脆弱化と下腿三頭筋のタイトネスが発症の原因として考えられ，その状況下でアキレス腱に強大な牽引力がかかると受傷する。

◉検査

受傷時，アキレス腱部を蹴られたとか，断裂音を聴取したなど特有の症状を自覚することが多く，診断は容易である。断裂部に一致して陥凹（delle）を触れ，腹臥位で下腿三頭筋中央をsqueezeするSimmonds-Thompson test[1]を行い足関節が底屈しなければ診断がつく（図2）。

近年，超音波画像検査が容易に行えるようになり，腱断裂像を動的に観察することが可能である（図3・4）。陳旧例では底屈しても介在物があり断端同士が接触しないのが確認できる（図5）。

図1 下腿後面の正常解剖

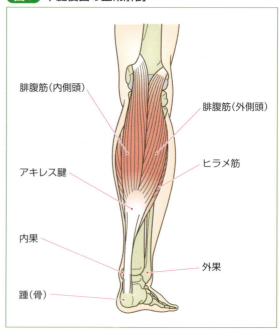

図2 Simmonds-Thompson test

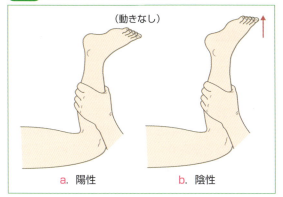

a. 陽性　　b. 陰性

下腿三頭筋中央をsqueezeして足部底屈しなければ陽性（アキレス腱断裂あり）　　文献1）より改変

図3 正常アキレス腱の超音波画像

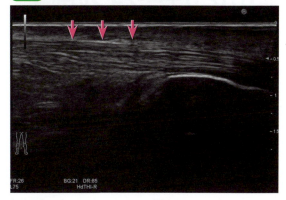

矢状断（→）：fibriller patternが観察される

図4 新鮮アキレス腱断裂超音波画像

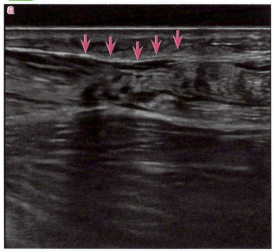

a. 断裂部には血腫があり断端同士の接触なし（→）

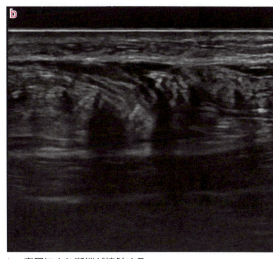

b. 底屈により断端が接触する

図5 陳旧性アキレス腱断裂超音波画像

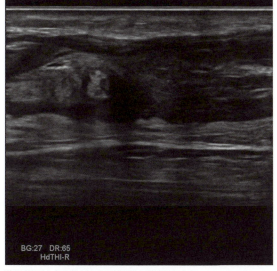

陳旧例では介在物があり断端同士が接触しない

リハビリテーションの知識

◼治療

　保存療法・手術療法があり，どちらも適切に行えば満足な成績が得られるため，症例に応じて選択する。再断裂率は保存療法に多いという報告がある反面，合併症発生率は手術療法が多いとされている。しかし，近年はギプス固定，免荷が長期化することによる深部静脈血栓の発生も危惧されるようになり，総じて手術療法が主体である。また若年者で早期にスポーツ活動や就労に復帰したい場合には手術療法が選択されることが多い。

●保存療法

　保存療法を行う場合，超音波検査で断端同士が寄ることを確認することが重要となる（図4）。当科では初回ギプスはアキレス腱同士がよる程度の底屈位で膝下ギプス固定を行い，数日後に，最大底屈位に巻き替えを行う。最初から最大底屈位で巻いてしまうと，その状態に慣れず保存治療を断念せざるを得ない症例があるためである。2週ごとに2回巻き変え，徐々に背屈位としていき，6週を目安に装具に移行する。装具は足底に楔状の板を数枚装着し，徐々に背屈角度に合わせて外していく。受傷直後からトータッチ荷重を開始し，装具移行時には装具で全荷重としている。

●手術療法

　手術療法は従来のKirchmayer法を腹側と背側に行い，早期荷重を行うためにcross-stitch法[2]を追加している（図6）。手術の際はパラテノンからの血流が修復に重要なので，できる限り修復する（図7）。手術合併症として皮膚障害，腓腹神経損傷，感染などがあり，注意を要する。術後は縫合部に緊張の掛からない程度にシーネ固定とし，おおむね1週程度で足関節軟性装具に移行する。荷重は2週から体重の1/3程度から開始しその後2週で全荷重としている。
　スポーツ復帰は保存療法で6カ月，手術療法で術後3カ月としている。

◼禁忌事項

　保存治療でも手術治療でも再断裂のリスクがある。荷重開始早期に不注意で足をついて受傷することが多く，十分に注意を促す必要がある。
　尖足拘縮をきたすことは少ないが，早期に過度な可動域訓練は避ける。いずれの治療にしても筋力低下をきたすので，筋力左右差が残存する場合は競技復帰を遅らせる。

（柏倉　剛）

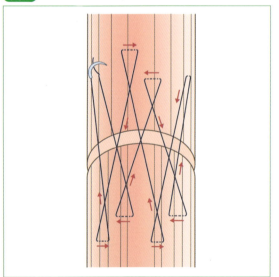

図6 Cross-stitch法
Kirchmeyer法などで主縫合を行った後の補助縫合として用いる。腱内血行を温存したうえで強固な固定が得られる
文献2)より改変

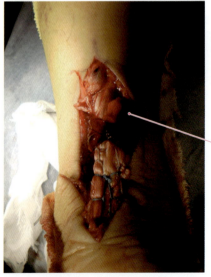

図7 手術所見
パラテノンはアキレス腱に血液供給するのでできるだけ再建する

縫合中のパラテノン

評価

　保存療法の場合，受傷早期はtoe touch歩行となり，松葉杖が必要となるため，使用可能かどうか評価し，指導を行う。また，患部外の筋力評価を行う。ギプス固定の間は圧迫による神経症状が出現していないかどうか注意して観察する。足部の浮腫の有無も確認する。

　両足つま先立ちを開始する時期からは下腿三頭筋の筋力が重要となってくる。足関節底屈筋力はつま先立ちで評価するため，どの程度上肢で支持しているか，片脚で行えるかどうか，連続して行える回数は何回かというように評価していき，最適な負荷量でトレーニングを行えるようにする。

　リハビリテーションを進めていくうえで，各評価は適宜行っていくが，腱の炎症所見や腱狭窄の有無，浮腫の程度などはよく観察しておく必要がある。

リハビリテーションの進め方

■保護期（受傷直後〜6週まで）

　足関節最大底屈位での膝下ギプス固定を行い，患肢は受傷直後からtoe touch荷重となるため，松葉杖歩行の指導を行う。受傷直後は循環障害が生じやすいため，足趾の自動運動や患側下肢の挙上を行う。足趾屈筋群は損傷を受けたアキレス腱層とは筋膜で隔てられているのみであり屈筋腱の滑走運動は癒着防止に有用である[3]とされる。

　患部外のトレーニングをはじめ，患側下肢のトレーニングではパテラセッティング，タオルギャザーを継続して行う。タオルギャザーは足底感覚の促通にも有効であり，免荷期間が長期に及ぶため積極的に行う。受傷後2週経過してから足関節底屈30°で固定し直し，部分荷重を開始する。4週経過でヒール付きギプスまたは装具固定下で全荷重歩行とする。

■ギプス除去後（6週〜10週）

　受傷後6週経過した後よりギプスを除去し，装具固定とするが，トレーニングを行う際は装具を外して行う。再断裂は固定除去後1週間から1カ月以内に多く発生し，転倒・階段の踏み外しなどには注意する。

　6週から足関節の自動運動を開始する。自動運動は足関節底背屈と内外反を行う。物理療法は渦流浴と自動運動をセットで行う。可能であれば入浴中の正座練習を行い，底屈可動域の拡大をめざす。受傷後10週までに足関節中間位（0°）獲得を目標とするが，疼痛の程度に応じて遅れる場合もあるため，その場合はプログラムを遅らせる。足関節中間位を獲得できれば，10週から装具を除去し，両手支持での両脚つま先立ちトレーニングを開始する。

■トレーニング期（10週〜）

　10週より両手支持での両脚つま先立ちを開始し，徐々に上肢支持を減らし，両脚だけでのつま先立ちへと移行する。14週以上経過した後にバランスボードやスクワットを開始する。スクワットは，踵は床から離さず下腿を前傾させるようにし，背屈可動域の拡大と大腿部の筋力強化を目的に行う。5〜6カ月を目安に片脚つま先立ちが行えるように徐々に負荷を増大させていくが，過剰なトレーニングはアキレス腱炎や部分断裂のリスクがあるため，休息日を設ける必要がある。

　筋力の向上とともにジョギングから開始し，アキレス腱受傷部位に負担のかからない運動から開始していく。圧痛，腫脹，熱感等の炎症症状が出現した際は運動を中止し，アイシングを取り入れる。片脚つま先立ちが可能となったらダッシュ，両足踏み切りジャンプ動作，競技動作の練習を開始する。アキレス腱断裂治療後の患側に筋力や関節可動域といった機能低下が生じるとされる[4]ため，可能な限り機能低下を防ぐためにトレーニングを継続して行っていく。

（柴田和幸）

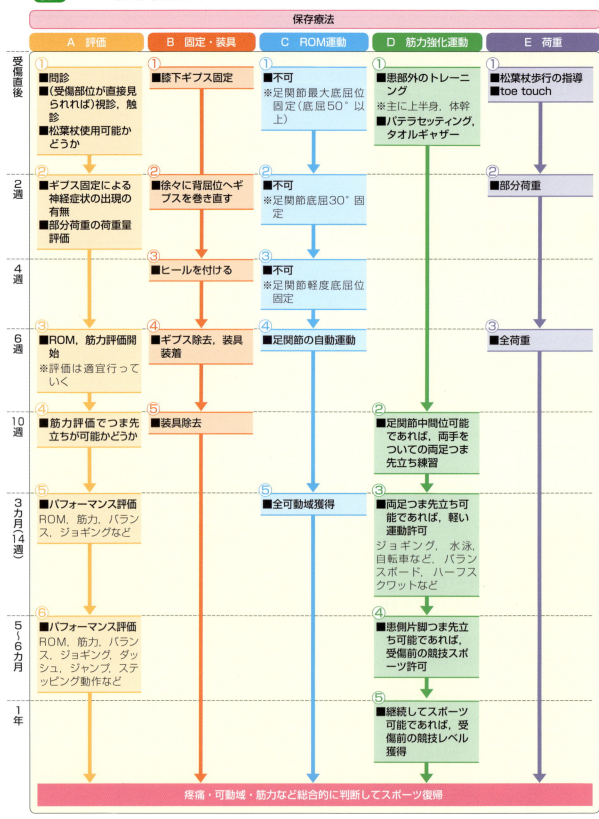

表1 アキレス腱断裂（保存療法）リハプログラム

足関節，足趾
アキレス腱炎・周囲炎

リハビリテーションに必要な解剖・疾患の知識

◻解剖

アキレス腱は下腿後方に位置する下腿三頭筋の遠位腱成分であり，踵骨隆起遠位2/3に停止する（図1）。前方にはKager's fat padとよばれる脂肪組織があり，前方の筋組織と境界を作る。腱表面はパラテノン（paratenon）とよばれる脂肪を含んだ疎性結合組織に覆われており，腱に血流を供給する。

アキレス腱への血流供給は近位と遠位は後脛骨動脈から，中央部は腓骨動脈から得られ，近位部と遠位部に比較して中央部は血流に乏しいとされている[1]（図2）。重力に対抗して立位姿勢を保持する抗重力筋の一つである。

アキレス腱線維は横断像では長軸方向に走行しているが，横断像では遠位へいくにつれて内側方向へねじれを呈している。アキレス腱の付着する踵骨が歩行時に回内・回外運動を伴うことに関連していると考えられる（図3）。

◻原因

アキレス腱炎（Achilleles tendinosis）はアキレス腱実質の障害をさすが，アキレス腱自体には知覚がなく，アキレス腱実質の損傷により二次的に周囲組織に炎症が生じ，疼痛が発生すると考えられている。アキレス腱周囲を取り囲むパラテノンの炎症であるアキレス腱周囲炎（Achilles paratenonitis）と区別される。

歩行時，踵骨は接地時に回内し，離床すると回外する。アキレス腱は長軸方向への牽引力に加え，ねじれも伴うことになり内側に強く牽引力がかかる。このような複雑なアキレス腱の動きが腱内に微小外傷を起こすと考えられている[2]。過剰なスポーツによる使い過ぎ症候群が基盤にあることが多いが，下腿三頭筋タイトネス，回内足，加齢変性といった内因と，オーバーユース，不適切な靴など外因が合わさることにより発症すると考えられている。

図1 アキレス踵骨付着部

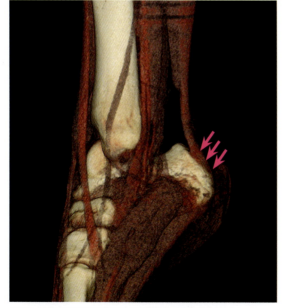

アキレス腱は踵骨隆起遠位2/3の部分に停止する（→）

図2 アキレス腱への血流

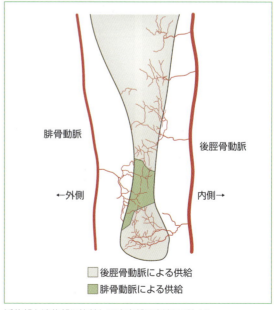

近位部と遠位部に比較して中央部は血流に乏しい

文献1)より改変

■検査

診断はアキレス腱に一致した腫脹，圧痛により容易であるが，近傍に踵骨後部滑液包，後脛骨筋，腓骨筋などがあり，それぞれの疼痛との鑑別を要する。進行したアキレス腱炎はMRIで腱の肥厚（図4）に加え腱内輝度変化を呈するので診断に有用である。

エコー像では正常で認められるfibrillar pattern（線状高エコー像の層状配列）の消失や炎症が高度な場合，パワードップラー法で病変部の炎症を可視化できる（図5）。

図3 アキレス腱のエコー像

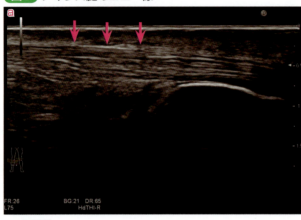
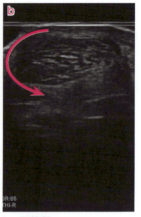

a. 矢状断
fibrillar patternが観察される

b. 冠状断
正常なアキレス腱は近位に向かうにつれて，矢印方向に線維がねじれる

図4 アキレス腱炎のMRI像

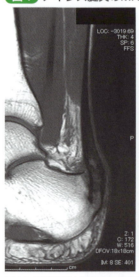
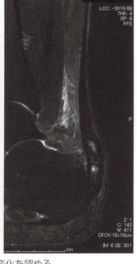

アキレス腱は腫大し腱内に輝度変化を認める

図5 アキレス腱炎のエコー像

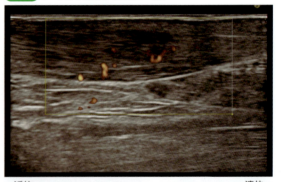

←近位　　　　　　　　　遠位→

アキレス腱は肥厚しfibrillar patternは不明瞭となる。腱内部にパワードップラーによる血流信号を認める

リハビリテーションの知識

治療

　保存療法が主体である。慢性期になると周囲組織との癒着や腱実質の不可逆性変化を生じることもあり，早期診断が重要である。急性期には炎症が主体であるため，クーリングや局所の貼付剤，内服消炎鎮痛剤を用いて炎症の沈静化を図りつつ，誘引となった動作・スポーツの一定期間の安静を指示する。

　誘引がある場合，除去することが重要である。回内足がある場合，テーピングや足底板を併用するなどして後足部のアライメントを調整する。靴のトラブルがある場合は，細めで後足部に遊びのないものを選択し後足部の過回内・回外を防ぐ[3]。必要に応じてインソールを追加する。

　下腿三頭筋のストレッチングは，再発予防の観点からもきわめて有用であり，腓腹筋・ヒラメ筋を十分に伸長するように膝伸展位で行う。1回20秒程度のストレッチングを行い，1日10回以上は行うとよい(図6)。

禁忌事項

　炎症所見や疼痛がある際は，早期にスポーツ復帰させない。従来，同部の痛みに対し，注射をされることが多かったが，ステロイド注射はアキレス腱断裂の誘引となるので禁忌である。

（柏倉　剛）

図6 下腿三頭筋のストレッチング

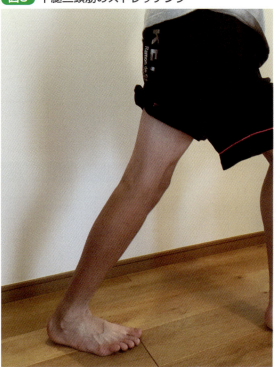

膝伸展位で腓腹筋，ヒラメ筋をともにストレッチする

評価

疼痛部位の評価

アキレス腱部の疼痛，腫脹，熱感が出現し，重症化すると安静時痛も出現し歩行困難となる場合もある。足関節背屈で疼痛が増強しやすいが，アキレス腱炎では腱自体の炎症のため，足関節の底背屈で疼痛部位が移動し，アキレス腱周囲炎ではパラテノンの炎症のため，疼痛部位は足関節の角度で変化しないとされる。アキレス腱付着部より中枢側2〜6cmに圧痛を認め，腱のびまん性肥厚や結節を触診することがある[4]。

足部評価

アキレス腱炎・周囲炎はいわゆる使いすぎ（overuse），負荷の急激な増大，不適切な靴の使用などが主な原因と考えられる。加齢変化，下腿三頭筋の柔軟性低下だけではなく，回内足，凹足などの足アライメント異常も関係しているため，leg heel angleや舟状骨高などで足部アライメントを評価し，アライメント異常の要因を捉えることが根本的な治療へと繋がる。

回内足では踵骨が外反し，アキレス腱のねじれが強くなるため，疼痛を引き起こしやすくなると考えられる（図7）。

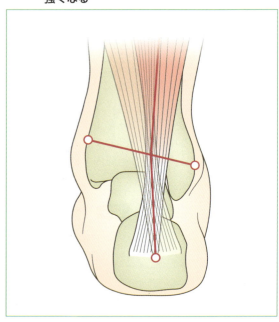

図7 踵骨外反（回内）によりアキレス腱のねじれは強くなる

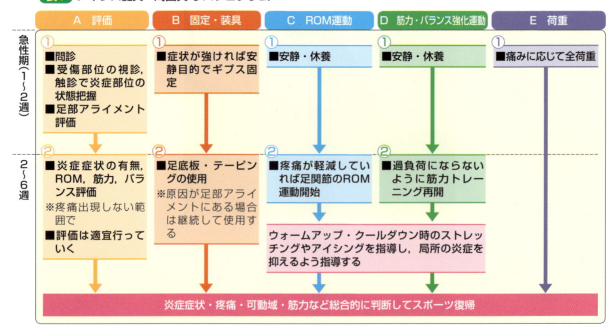

表1 アキレス腱炎・周囲炎 リハプログラム

リハビリテーションの進め方

■急性期(疼痛出現,受診日から1~2週)

急性期では局所安静,アイシングにより炎症症状を抑える必要がある。この時期にトレーニングを継続して行うことで疼痛が慢性化し,治療に難渋することがあるため安静を指導する。症状が強い場合や安静にすることが困難な例では,安静目的でギプス固定をする場合もある。

踵部を高くする足底板を使用することで,アキレス腱にかかる負担を軽減できるため,踵骨のアライメント異常が過度な場合,足底板を作成する場合もある。疼痛が強く,歩行が困難な場合は免荷や,揃え型での歩行を指導する。

■トレーニング期(2~6週)

トレーニングを開始する前に,炎症症状の有無を確認する。疼痛が残存している場合に急激な負荷を加えないように注意する。アキレス腱炎・周囲炎の原因が足部アライメントによる場合は足底板やテーピングを使用する。

疼痛の軽減とともにストレッチングや筋力トレーニングも開始していく。特に腓腹筋・ヒラメ筋に重点を置いて行う。トレーニング時には,ウォームアップを行い受傷部位に急激な負荷が加わらないようにし,炎症を抑えるためにクールダウンを実施させ,自分でも行えるように指導しておく。

アキレス腱炎の症例では,立脚終期のヒールレイズの遅延が足の過背屈を生じさせ,アキレス腱の伸張が原因で疼痛が出現しているとも考えられるため,骨盤を前方に移動させ,膝関節を屈曲させて早期にヒールレイズを起こさせる歩行を指導することで疼痛の減少に通じる場合もある[5]。

(柴田和幸)

7 足関節，足趾
足関節捻挫

足関節捻挫は日常診療において遭遇する機会の多い外傷である。足関節外傷の75%が捻挫であり，スポーツ活動での発生が多い。受傷した場合，早期の復帰を希望する選手が多く，筋肉の萎縮や関節の拘縮を生じることなく復帰させることが重要となる。そのため初診時に受傷部位，重症度を正確に診断することが必要となる。

リハビリテーションに必要な解剖・疾患の知識

■解剖

足関節は脛骨，腓骨，距骨からなる関節であり，足部で最大の関節である。距骨を脛骨内果と腓骨外果でできたankle mortiseに距骨がはまりこむ構造をしている。距骨は前方が大きい台形であり，背屈に伴い遠位脛腓靱帯で連結された外果が回旋しながら上方へ偏位することにより大きな距骨前方を入れることができる。

足関節の靱帯(表1)は外側に前距腓靱帯(ATFL)，踵腓靱帯(CFL)，後距腓靱帯(PTFL)，前下脛腓靱帯(AITFL)，内側に三角靱帯(DL)が存在し安定性をもたらす。

三角靱帯は深層・浅層の2層構造であり，深層は内果と距骨を連結する前脛距靱帯，後脛距靱帯がある。浅層は前方部から前脛距部，脛舟部，脛踵靱帯，後脛距靱帯の四つの構造に分けられる。

二分靱帯(BL)は踵骨前方突起から起始し舟状骨に向かう踵舟靱帯と立方骨に向かう内側踵立方靱帯で構成される。

足関節外側では長・短腓骨筋腱が底側の内側楔状骨と第5中足骨基部に停止し外反底屈筋として作用し，内側では後脛骨筋が舟状骨結節から足底にかけて停止し，内反底屈筋として働く。

■原因

足関節捻挫において受傷機転・受傷部位を把握することは重要である。受傷機転としては内がえし損傷(足関節底屈・踵部回外・前足部内転)と外がえし損傷(足関節背屈・踵部回内・前足部外転)に大別され，内がえし損傷が多い。

表1 足関節の靱帯

外側	前距腓靱帯			anterior talofibular ligament(ATFL)
	踵腓靱帯			calcaneofibular ligament(CFL)
	後距腓靱帯			posterior talofibular ligament(PTFL)
	前下脛腓靱帯			anterior inferior tibiofibular ligament(AITFL)
	二分靱帯			bifurcate ligament(BL)
		踵舟靱帯		calcaneonavicular ligament
		内側踵立方靱帯		medial calcaneocuboid ligament
内側	三角靱帯			deltoid ligament(DL)
		深層	前脛距靱帯	deep anterior tibiotalar ligament
			後脛距靱帯	deep posterior tibiotalar ligament
		浅層	前脛距部	anterior superficial tibiotalar fascicle
			脛舟部	tibionavicular fascicle
			脛踵靱帯	tibiocalcaneal ligament
			後脛距靱帯	superficial posterior tibiotalar ligament

内がえし損傷では足関節外側靱帯損傷，二分靱帯損傷，踵骨前方突起骨折，第5中足骨骨折を生じやすく，外がえし損傷ではDL損傷，AITFL損傷を生じやすい．内がえし損傷時，より強い内転力がかかるとBL損傷が生じるが，ATFLと近い位置にあり触診での診断には注意を要する．この部位での損傷は近位での骨折（前方突起骨折）となっていることも多く，捻挫とは異なる治療が必要となることがある．

内がえし損傷時に短腓骨筋により過度に牽引力がかかると第5中足骨骨折も生じうる．外がえし損傷では，DL単独の損傷の頻度は低い．多くは腓骨（外果）の骨折やAITFL損傷を伴い，その場合のDL損傷の評価・治療が問題となることが多い．本稿では外側側副靱帯損傷以外の病態について述べる．

検査

従来，単純X線像での画像診断が広く行われてきたが，足関節捻挫の場合は，足関節だけでなく，足のX線像が必要なことがあり注意を要する．X線像では，靱帯そのものを見ることはできず，間接的な情報をみることになる．また外果側の裂離骨折[1]や踵骨前方突起骨折は通常の正側のX線撮影では描出が難しいことがある．

超音波検査は高解像度プローブの登場により，浅層の組織の描出が良好になった．超音波検査では即時に靱帯断裂の有無，部位，状態を把握でき，症例によってはストレスをかけて動態撮影もできる．足関節捻挫の診断精度が向上した．筆者らは足関節捻挫の際に下記の部位の走査を行い障害部位の診断をしている．外側から開始し，外果，前下脛腓靱帯（AITFL），前距腓靱帯（ATFL），踵腓靱帯（CFL），二分靱帯（BL），第5中足骨，足関節，三角靱帯（DL）と足関節周囲を全周性に観察する[1]（図1～5）．

図1 足関節捻挫における受傷部位（外側）

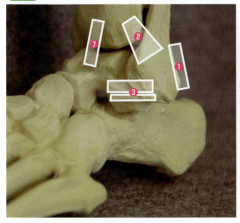
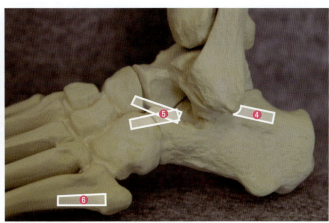

		観察時のチェックポイント
❶	外果骨表面	骨折の有無
❷	前下脛腓靱帯（AITFL）	靱帯損傷の有無
❸	前距腓靱帯（ATFL）	靱帯損傷の有無
❹	踵腓靱帯（CFL）	靱帯損傷の有無，腓骨筋腱周囲の血腫の有無
❺	踵立方関節	二分靱帯損傷，踵骨前方突起骨折
❻	第5中足骨	骨折の有無
❼	前方関節包	血腫の有無

図2 足関節捻挫における受傷部位（内側）

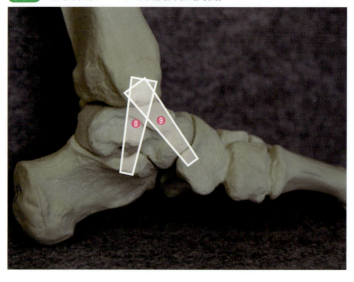

⑧	三角靱帯脛踵部	靱帯損傷の有無
⑨	三角靱帯脛舟部	靱帯損傷の有無

図3 足関節捻挫エコー像

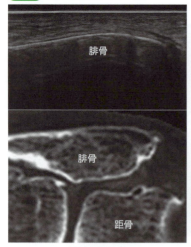

❶外果骨表面

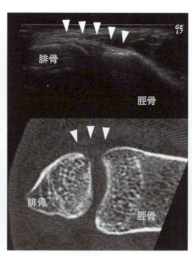

❷AITFL

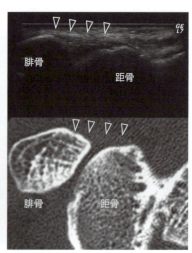

❸ATFL

図4 足関節捻挫エコー像

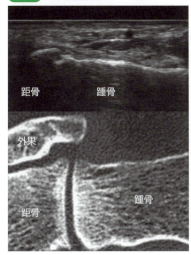
❹CFL

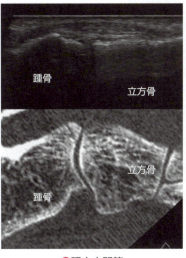
❺踵立方関節

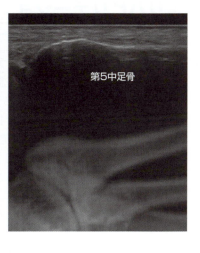
❻第5中足骨

図5 足関節捻挫エコー像

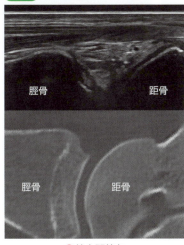
❼前方関節包

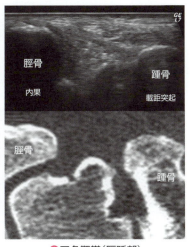
❽三角靱帯（脛踵部）

リハビリテーションの知識

治療

治療は受傷直後から始まる。受傷直後早期にRICE(Rest, Icing, Compression, Elevation)を施行することにより，損傷部位の浮腫，出血の抑制効果や不安定性による二次的な軟骨損傷の予防が期待できる。初期治療に冷却・固定を行った場合，炎症性サイトカインの漏出が抑制され有意にその後の腫脹・疼痛が軽減すると報告されている。

障害部位別に治療方針は異なる。果部骨折や第5中足骨骨折(図6)の場合は多くの場合，観血的骨接合術が必要となる。踵立方関節では二分靱帯損傷や踵骨前方突起骨折をきたしうる。特に中高年では前方突起骨折(図7)をきたすことが多い。ともに保存治療で済むことが多く，腫脹や疼痛がひどい場合は2〜3週間のギプス固定がよい。DL単独損傷は少なく，多くの場合，AITFL損傷や果部骨折を伴う。重度の転位を伴っている場合が多く，特にAITFL損傷による脛腓間の転位を放置すると変形性関節症を生じるリスクが高い。

(柏倉　剛)

図6　第5中足骨骨折

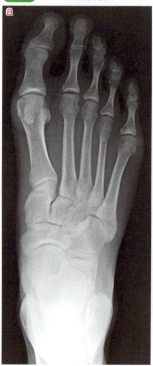

a. X線正面像

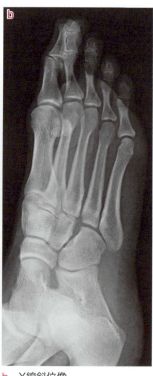

b. X線斜位像

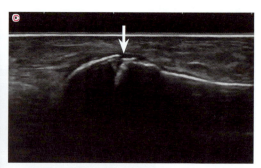

c. 内がえし捻挫で受傷。転位のない骨折であるが，エコー上は骨折線が明瞭である(⇧)

図7 踵骨前方突起骨折陳旧例

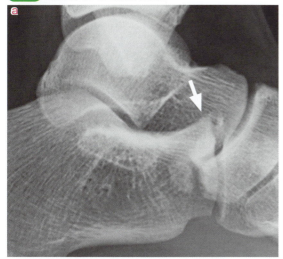
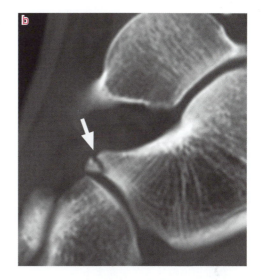
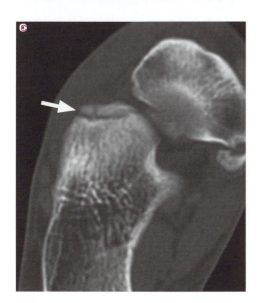
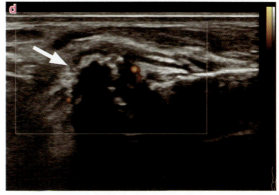

内がえし捻挫で受傷。近医で加療。疼痛改善せず，受傷後6カ月で初診。
単純X線（a），CT（b, c）同様，エコー像（d）でも骨折を確認できる（⇧）。同部に血流が増えているのも確認できる

評価

外側側副靱帯損傷の項（p.220）にも述べられているが，捻挫とはいわゆる程度の軽い外側側副靱帯損傷である。靱帯損傷の程度は軽いが，症状を把握することは変わらず重要である。そのため，腫脹，熱感，発赤，疼痛といった炎症症状や皮下出血の有無を確認することを怠ってはいけない。

受傷機転は外側側副靱帯損傷と同様に，足関節が内反強制され，急激な負荷がかかることで起こる。足関節周囲の筋力評価や疼痛の評価に関しては前述の通りである。足関節周囲の筋，腱，靱帯，関節包などの軟部組織には固有受容器が存在しており，足関節外側側副靱帯損傷例では関節覚の低下が生じ，靱帯損傷のリスクが高まる[2]。

固有受容器に関連した腓骨筋群の収縮速度の低下が生じやすく，内反の制動が効きにくくなることが再受傷に繋がる。足関節の筋や関節の機能が重要となるが，捻挫の多くはスポーツ場面でみられ，全身の重心制御やバランス，姿勢制御時間なども受傷に関連するため，それらの評価も行うべきである。

足関節機能評価

外傷や手術によって関節機能の低下が生じた際には関節可動域や筋力だけではなく，パフォーマンスの評価も行う。受傷直後や急性期などの医学的な管理が必要な状態であれば身体的な評価に重点をおくべきであるが，本項の足関節捻挫は，足関節の機能的な側面の評価が非常に重要であると考える。特にスポーツを行う患者であれば尚更であり，再発が多いとされる足関節捻挫であれば予防に関連して評価や指導をしていくべきである。

足関節の機能評価としは，片脚立位，かかと上げ（カーフレイズ），サイドステップ，片脚ジャンプなどがある[3]。バランスを崩したり，疼痛を誘発するようであれば競技への復帰は延期すべきである。スポーツ復帰する際にはそれぞれのスポーツの特性を理解したうえで指導することが重要である。

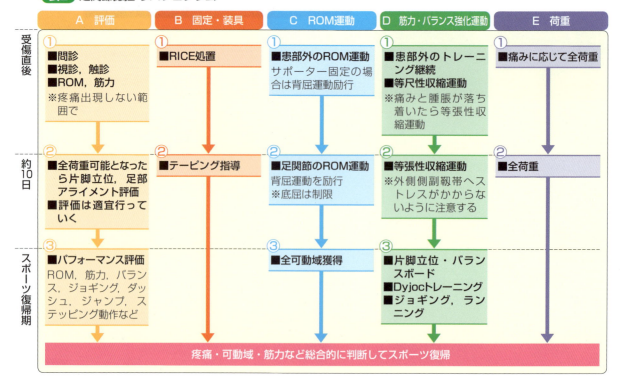

表2 足関節捻挫 リハプログラム

リハビリテーションの進め方

受傷直後（急性期）

受傷直後はRICE処置を行い，炎症症状のコントロールを行う。超音波画像診断などによって足関節の側副靱帯損傷が確認された場合は足関節の固定が選択される。靱帯損傷がなければ，疼痛に応じて全荷重歩行，運動療法を開始する。腫脹，熱感，疼痛がある場合はRICE処置を受傷後48時間まで繰り返し継続して行う。

安定期

腫脹，熱感，疼痛の軽減と全荷重歩行が可能となったら前述した足関節の機能評価を行っていく。平地での片脚立位が可能であればジョギングも許可する。疼痛に応じてカーフレイズやチューブを用いた筋力トレーニングと関節可動域運動を継続する。筋力トレーニングでは単純な最大筋力の増加だけではなく，筋収縮までの時間を意識したトレーニングを行う。

疼痛の出現なく，ランニングやダッシュも可能であれば徐々に競技スポーツ復帰を許可する。運動後に一時的に疼痛を生じる場合はRICE処置を行い，二次的な炎症を抑える。運動時のテーピングは用途により異なるが，内反捻挫を予防するテーピングを図に示す（図8）。臥床時の底屈を制限するため，受傷後2カ月は入浴時以外装具を装着する。

（柴田和幸）

図8 足関節テーピング

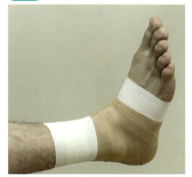

a. アンカー＋アンダーラップ

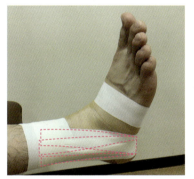

b. スターアップ

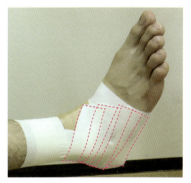

c. ホースシュー

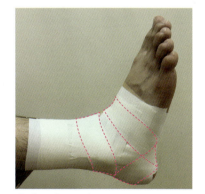

d. ヒールロック

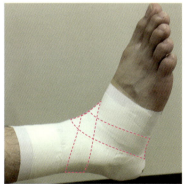

e. フィギュアエイト

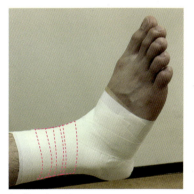

f. サーキュラー

9章　関節リウマチ

1 関節リウマチ

リハビリテーションに必要な疾患の知識

病態

関節リウマチ（rheumatoid arthritis；RA）は，関節を中心にした全身性の炎症を引き起こす自己免疫疾患である（図1～3）。

初期は関節炎に伴う疼痛，腫脹といった症状が生じ，進行した場合，関節破壊に伴う可動域制限，筋力低下などを呈するため，罹患関節の部位や数に応じて，さまざまな身体機能障害が生じる。

診断と治療

RA治療は，1990年代までの現状維持が目標であった時代から，1999年に本邦でメトトレキサートが正式に使用できるようになり，さらに2003年の生物学的製剤の登場より，疾患の寛解，関節破壊の進行阻止を目的とする時代に入った（パラダイムシフト）とされている。ただし，発症早期から適切な治療が行われない場合，関節破壊が進行するため，早期診断・早期治療が重要となる。

現在のRAの診断は2010年に米国RA学会および欧州RA学会で示された，RA分類基準[1]（表1）にならって行われ，本邦では2014年に出されたRA診療ガイドライン[2]に沿った治療が標準的と考えられる。

このガイドラインのなかでRA治療は，基礎療法，薬物療法，手術療法，リハビリテーションの4本柱が中心とされておりリハビリテーションに関しては，運動療法，患者教育，作業療法が推奨されている。RAに対するリハビリテーションの有用性に関するエビデンスは限られるが，身体機能の向上，症状および日常生活動作障害の改善については効果がみられており，リハビリ治療に対する強い患者のニーズが明らかであると述べられている。

RAとリハビリテーション

2015年のリウマチ白書[3]によると，RA患者でリハビリテーションを「している」患者は，全体の25.0％であり，一方「していない」患者は70.3％と報告されている。RA治療において，リハビリテーションが推奨されているにもかかわらず，実際の臨床現場では，十分なリハビリテーションを患者が受けていない可能性がある。

RA患者のなかでリハビリ治療を行う対象は，RA自体と加齢による身体機能障害が進んでいる高齢者が多いと思われる。秋田整形外科リウマチグループ（Akita Orthopedic Group on Rheumatoid Arthritis；AORA）のregistry[4]では，RA患者の平均年齢は66歳で，70歳以上が全体の44％

表1 RA分類基準

関節炎の数と分布（腫脹または圧痛）：0～5点	
1カ所の中・大関節	0点
2～10カ所の中・大関節	1点
1～3カ所の小関節	2点
4～10カ所の小関節	3点
10カ所を超える関節	5点
血清学的検査陽性（抗CCP抗体・RF*）：0～3点	
抗CCP抗体およびRF陰性	0点
抗CCP抗体またはRF陽性	2点
抗CCP抗体またはRF強陽性	3点
関節炎の持続時間：0～1点	
6週間未満	0点
6週間以上	1点
急性期反応物質（CRP/ESR**）：0～1点	
CRPおよびESR陰性	0点
CRPおよびESR陽性	1点

1カ所以上の関節腫脹を認め，他疾患の可能性がなく，画像上骨びらんを認める場合，RAと分類する。
一方，1カ所以上の関節腫脹を認め，他疾患の可能性が否定されるものの，画像上，典型的な骨びらんを認めない場合，この分類基準が用いられる。
各項目の点数を集計し，6点以上でRAと分類される。
＊RF：リウマチ因子
＊＊ESR：赤沈

文献1）より引用

（879/2,020人）を占めていた。このデータからも，リハビリ治療を受けるべき潜在的対象は多いと予想される。

RA患者へのリハビリテーションの治療目標は，パラダイムシフトに伴い，関節機能および身体機能の正常レベルへの回復へと変化している。ただし，すでに関節破壊が進行した患者や十分な治療効果が得られない患者では，依然，現状維持や障害受容の支援を目的とすることも多いと思われる。

リハビリテーションを実際に始めるにあたって，患者の身体機能の評価と生活環境の評価を行い，医師，看護師，理学療法士，作業療法士，ケースワーカーが情報を共有し，治療目標を設定することが望まれる。

リハビリ治療を行ううえでの注意点

RAの治療が進歩している現在でも，すでに機能障害が進行した患者は多く存在しており，リハビリ治療を行う時点で，患者の罹患部位，病期，障害度を最初に確認しておく必要がある。

RA患者では，関節以外の脊椎病変を合併することがあり，一般に知られている頸椎のほか，腰椎病変の合併も37％程度あることが報告されている[5]。さらに，進行した症例では心肺機能障害も存在することを念頭に置く必要がある。

一般にSteinbrockerによるstage分類[6]（表2）が用いられており，単純X線から評価が可能で，病歴からもある程度進行度を把握することが可能である。関節炎症状はすでに治まっているが，過去の炎症によりすでに関節が固定されているようなstage Ⅳの患者では，過度の関節可動域訓練は当然禁忌となるためである。

また，加齢のほかRAの疾患自体やステロイドの投与により，RA患者は骨密度の低下や軟部組織の脆弱性が合併している可能性が高いことから，愛護的な処置が必要となる。

（小林　志）

表2 Steinbrockerのstage分類

stage Ⅰ	骨びらん軽度あり，骨破壊なし
Ⅱ	軽症の骨破壊あり
Ⅲ	骨破壊多数あり
Ⅳ	骨性強直あり

文献6)より引用

図1 手指の変形

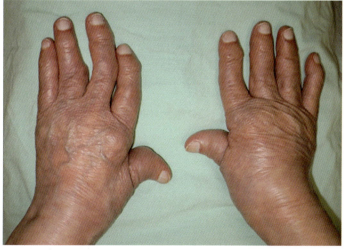

左手指は尺側変位を示しており，両母指はオペラグラス変形（指を引っ張ると伸び縮みする）を呈している。これらにより，把持機能が低下する

図2 両手のX線像

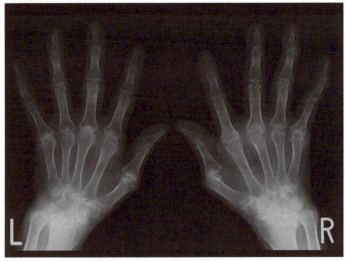

右手指のMP関節は亜脱臼しており，中手骨頭は著明な骨びらんを呈している．手根骨は一部が癒合して骨性強直のため，stageⅣと判断される

図3 両足のX線像

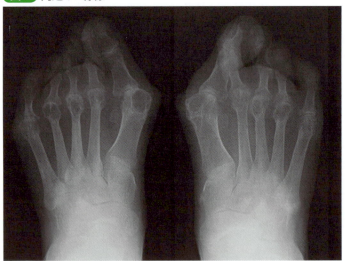

両母趾のMTP関節は亜脱臼を伴い，著明な外反母趾変形を呈しており，中足骨頭の囊胞性変化が多数部位で見られる．変形により一般的な靴を履けない症例も少なくない

評価

RAに対する理学療法の目的は
1. 消炎および鎮痛,
2. 運動機能(関節の可動域や筋力)の維持あるいは改善,
3. 変形の予防あるいは矯正,
4. 日常生活動作(ADL)の維持向上,

である。

RA患者に対してはADLおよび生活関連動作で実際の日常生活における障害の評価や生活の質(QOL)をHAQ(health assessment questionnaire)またはmHAQ(modified-)やAIMS-2(arthritis impact measurement scales, version2)などで評価するのが教科書的である。当院では,上記評価に加えてEQ-5D(Euro Qol 5 Dimension)での生活の質評価や四肢関節以外の脊椎関節の評価としてRDQ(roland morris disability questionnaire)やNDI(neck disability index)を使用している(表3〜6)。

また,現在の病状・病態の把握のために,炎症の程度(CRPやMMP-3など),疼痛評価,関節障害・筋力などの身体機能評価を行う。理学療法の目的に関わらず,無理のない目標設定をし,それに見合った処方(物理療法,運動療法,装具療法など)を行う。治療実施後,設定した目標に到達しているか効果判定を行う。RAは慢性進行性であり,的確な目標設定が欠かせない。RAの薬物治療は3〜6カ月で見直すのが一般的なため,リハビリにおいても3〜6カ月の頻度で目標の見直しが必要である。適宜,病状の把握,障害をフィードバックして再評価,再目標設定を行う。

表3 health assessment questionnaire (HAQ)

▶あなたの日常生活の状況を教えてください。
▶下の各質問で難なくできる・少し難しい・かなり難しい・できないから1つ選び,□に✓印をつけてください。

カテゴリー	質問	難なくできる	少し難しい	かなり難しい	できない
[1] 衣類着脱,身支度	・靴紐を結びボタンかけも含め自分で身支度ができますか?	□	□	□	□
	・自分で洗髪できますか?	□	□	□	□
[2] 起床	・肘なし,背もたれの垂直な椅子から立ち上がれますか?	□	□	□	□
	・就寝,起床の動作ができますか?	□	□	□	□
[3] 食事	・皿の肉を切ることができますか?	□	□	□	□
	・茶碗やコップを口元まで運べますか?	□	□	□	□
	・新しい牛乳パックの口を開けられますか?	□	□	□	□
[4] 歩行	・戸外の平坦な地面を歩けますか?	□	□	□	□
	・階段を5段登れますか?	□	□	□	□
[5] 衛生	・身体全体を洗いタオルで拭くことができますか?	□	□	□	□
	・浴槽につかることができますか?	□	□	□	□
	・トイレに座ったり立ったりできますか?	□	□	□	□
[6] 伸展	・頭上にある約2.3kgの袋に手を伸ばして下に降ろせますか?	□	□	□	□
	・腰を曲げて床にある衣類を拾えますか?	□	□	□	□
[7] 握力	・自動車のドアを開けられますか?	□	□	□	□
	・広口のビンのふたを開けられますか?	□	□	□	□
	・蛇口を開けたり閉めたりできますか?	□	□	□	□
[8] 活動	・用事や買い物で出かけることができますか?	□	□	□	□
	・車の乗り降りができますか?	□	□	□	□
	・掃除機の使用や庭掃除など,家事ができますか?	□	□	□	□

▶難なくできる(0点)/少し難しい(1点)/かなり難しい(2点)/できない(3点)
▶[1]〜[8]の各カテゴリーの最高点を採用し,その総和を回答したカテゴリー数で平均した値を機能障害指数とする
　　　　あなたの機能障害指数=＿＿＿＿＿

当院で使用している評価用紙より引用

表4 EQ-5D-3L（Euro QoL 5 Dimension）

各項目の1から3のなかで当てはまるものに✓印をつけてください

移動の程度		
1	私は歩き回るのに問題はない	☐
2	私は歩き回るのにいくらか問題がある	☐
3	私はベッド（床）に寝たきりである	☐
身の回りの管理		
1	私は身の回りの管理に問題はない	☐
2	私は洗面や着替えを自分でするのにいくらか問題がある	☐
3	私は洗面や着替えを自分ではできない	☐
普段の活動（仕事・勉強・余暇など）		
1	私は普段の活動を行うのに問題はない	☐
2	私は普段の活動を行うのにいくらか問題がある	☐
3	私は普段の活動を行うことができない	☐
痛み・不快感		
1	私は痛みや不快感はない	☐
2	私は中等度の痛みや不快感がある	☐
3	私はひどい痛みや不快感がある	☐
不安・ふさぎ込み		
1	私は不安でもふさぎ込んでもいない	☐
2	私は中等度に不安あるいはふさぎ込んでいる	☐
3	私はひどく不安あるいはふさぎ込んでいる	☐

想像できる最も良い健康状態 100 ～ 0 想像できる最も悪い健康状態

- あなたの今日の健康状態がどのくらい良いか悪いか教えてください。
- このものさしには0から100までの目盛りがふってあります。
- 100はあなたの想像できる最も良い健康状態を，0はあなたの想像できる最も悪い健康状態を表しています。
- 今日の健康状態がどのくらい良いか悪いかを，このものさし上に×印をつけて表してください。
- ものさし上に×印をつけたところの目盛りを下に記入してください。

あなたの今日の健康状態＝_____

当院で使用している評価用紙より引用

表5 roland morris disability questionnaire（RDQ）

以下の項目は，腰が痛いときに起こることを表したものです。
項目を読みながら，今日のあなたの状態にあてはまる場合には「はい」に，あてはまらない場合には「いいえ」に○をつけてください。

1	腰痛のために，大半の時間，家にいる	はい	いいえ
2	腰痛を和らげるために，何回も姿勢を変える	はい	いいえ
3	腰痛のため，いつもよりゆっくりと歩く	はい	いいえ
4	腰痛のため，普段している家の仕事をまったくしていない	はい	いいえ
5	腰痛のため，手すりを使って階段を上がる	はい	いいえ
6	腰痛のため，いつもより横になって休むことが多い	はい	いいえ
7	腰痛のため，何かにつかまらないと，安楽椅子（体を預けて楽に座れる椅子，深く腰掛けた姿勢）から立ち上がれない	はい	いいえ
8	腰痛のため，人に何かしてもらうよう頼むことがある	はい	いいえ
9	腰痛のため，服を着るのにいつもより時間がかかる	はい	いいえ
10	腰痛のため，短時間しか立たないようにしている	はい	いいえ
11	腰痛のため，腰を曲げたりひざまずいたりしないようにしている	はい	いいえ
12	腰痛のため，椅子からなかなか立ち上がれない	はい	いいえ
13	ほとんどいつも腰が痛い	はい	いいえ
14	腰痛のため，寝返りがうちにくい	はい	いいえ
15	腰痛のため，あまり食欲がない	はい	いいえ
16	腰痛のため，靴下やストッキングをはくとき苦労する	はい	いいえ
17	腰痛のため，短い距離しか歩かないようにしている	はい	いいえ
18	腰痛のため，あまりよく眠れない（痛みのため，睡眠薬を飲んでいる場合は「はい」を選択してください）	はい	いいえ
19	腰痛のため，服を着るのを誰かに手伝ってもらう	はい	いいえ
20	腰痛のため，一日の大半を座って過ごす	はい	いいえ
21	腰痛のため，家の仕事をするとき力仕事をしないようにしている	はい	いいえ
22	腰痛のため，いつもより人に対していらいらしたり腹が立ったりする	はい	いいえ
23	腰痛のため，いつもよりゆっくり階段を上る	はい	いいえ
24	腰痛のため，大半の時間，ベッド（布団）の中にいる	はい	いいえ

「はい」と応えたのは，24項目中_____個です。
「はい」が多いほど日常生活の障害程度が大きいことを表します。

当院で使用している評価用紙より引用

表6　neck disability index（NDI）

次の10項目に1～6のなかから1つ選んでください。

1. 痛み，しびれの強さ		
1	今のところ，痛みやしびれはまったくない	0点
2	今のところ，痛みやしびれはとても軽い	1点
3	今のところ，中くらいの痛みやしびれがある	2点
4	今のところ，痛みやしびれは強い	3点
5	今のところ，痛みやしびれはとても強い	4点
6	今のところ，想像を絶するほどの痛みやしびれがある	5点

2. 身の回りのこと（洗濯や着替えなど）		
1	痛みやしびれなく，普通に身の回りのことができる	0点
2	身の回りのことは普通にできるが，痛みやしびれが出る	1点
3	身の回りのことはひとりでできるが，痛みやしびれがあるので時間がかかる	2点
4	少しの助けが必要だが，身の回りのほとんどのことは，どうにかひとりでできる	3点
5	身の回りのほとんどのことを，他の人に助けてもらっている	4点
6	着替えも洗濯もできず，寝たきりである	5点

3. 物を持ち上げること		
1	痛みやしびれなく，重いものを持ち上げることができる	0点
2	重いものを持ち上げられるが，痛みやしびれがでる	1点
3	床にある重いものは痛みやしびれのために持ち上げられないが，（テーブルの上などにあり）持ちやすくなっていれば，重いものでも持ち上げられる	2点
4	重いものは痛みやしびれのため持ち上げられないが，（テーブルの上などにあり）持ちやすくなっていれば，それほど重くないものは持ち上げられる	3点
5	軽いものしか持ち上げられない	4点
6	何も持ち上げられないか，持ち運びもできない	5点

4. 読書について		
1	痛みやしびれなく，いくらでも読める	0点
2	首が少し痛くなるが，いくらでも読める	1点
3	首が痛くなるが，いくらでも読める	2点
4	首が痛くなるので，長い時間は読み続けられない	3点
5	首が痛くなるので，ほとんど読むことができない	4点
6	首が痛くてまったく読めない	5点

5. 頭痛について		
1	頭痛はない	0点
2	ときに軽い頭痛がある	1点
3	ときに中等度の頭痛がある	2点
4	しばしば中等度の頭痛がある	3点
5	しばしば強い頭痛がある	4点
6	ほとんどいつも頭痛がある	5点

6. 集中力について		
1	いつでも問題なく集中できる	0点
2	痛みやしびれはあるが，すこし頑張れば集中できる	1点
3	痛みやしびれのために集中するには努力が必要だ	2点
4	痛みやしびれのためになかなか集中できない	3点
5	痛みやしびれのために集中するのは大変だ	4点
6	痛みやしびれのために集中できない	5点

7. 仕事について		
1	いくらでも仕事はできる	0点
2	首が痛いので，普段の仕事以上はできない	1点
3	首が痛いので，普段の仕事をなんとかこなすのがやっとだ	2点
4	首が痛いので，普段の仕事もできない	3点
5	首が痛いので，ほとんど仕事ができない	4点
6	首が痛いので，まったく仕事ができない	5点

8. 運転または乗車について		
1	痛くないので，いくらでも運転できる，または乗車していられる	0点
2	少し首が痛くなるが，長時間の運転もできる，または乗車していられる	1点
3	首が痛くはなるが，長時間の運転はできる，または乗車していられる	2点
4	首の痛みのために長時間の運転はできない，または乗車していられない	3点
5	首の痛みのためにほとんど運転できない，または乗車していられない	4点
6	首の痛みのために運転できない，または乗車していられない	5点

9. 睡眠について		
1	よく眠れる	0点
2	痛みやしびれのために1時間ぐらい眠れなくなる	1点
3	痛みやしびれのために1～2時間ぐらい眠れなくなる	2点
4	痛みやしびれのために2～3時間ぐらい眠れなくなる	3点
5	痛みやしびれのために3～5時間ぐらい眠れなくなる	4点
6	痛みやしびれのために5～7時間ぐらい眠れなくなる	5点

10. レクリエーション活動（散歩やスポーツなど）について		
1	首の痛みや手のしびれを感じないでレクリエーション活動を十分楽しめる	0点
2	首の痛みや手のしびれはあるが，レクリエーション活動を楽しめる	1点
3	首の痛みや手のしびれのために，いつも通りにはレクリエーション活動を楽しめない	2点
4	首の痛みや手のしびれのために，少ししかレクリエーション活動を楽しめない	3点
5	首の痛みや手のしびれのために，ほとんどレクリエーション活動を楽しめない	4点
6	首の痛みや手のしびれのために，レクリエーション活動をまったく楽しめない	5点

11. 合計点数　　　　　点	
00～04	障害なし
05～14	軽度障害
15～24	中等度障害
25～34	重度障害
35～50	完全な障害

当院で使用している評価用紙より引用

リハビリテーションの進め方

■stage I

骨・軟骨の破壊はみられないが滑膜が増殖する時期。この時期は炎症や疼痛の評価をしたうえで，積極的なストレッチングや等張性・荷重下トレーニングを行い関節可動域制限や筋萎縮を予防し，日常生活の活動性を維持する。

■stage II

関節破壊が進み関節裂隙の狭小化や負荷量により関節痛が生じる時期。stage I に続き運動療法による機能維持が重要となるが，それに合わせて寒冷療法で腫脹軽減を図り，温熱療法でも疼痛軽減を図る。筋スパズムが生じていれば全身筋緊張調整を行い，関節に負担をかけないような生活動作の指導も行う。

■stage III

骨破壊が進行する時期で，全身に症状が出現しやすくなる。この時期は関節の安静を保ち可能な範囲での自動関節運動を行う。筋力強化運動では関節に負担の少ない等尺性収縮や非荷重のものを行う。炎症関節に対しては寒冷療法や非温熱の設定で超音波療法を実施し消炎・鎮痛を図る。また疼痛軽減や関節の変形予防にサポーターなどの装具を処方し，自助具の検討を行うこともある。

■stage IV

関節破壊により関節の強直・固定が生じる時期。この時期は他動関節運動や愛護的なストレッチングにより関節拘縮を予防し，等尺性収縮や非荷重の運動，神経筋電気刺激療法（electrical muscle stimulation；EMS）による筋萎縮の予防を行う。疼痛軽減のため温熱療法や超音波療法は継続することもある。また，関節保護の装具を作成・検討を行い，機能低下に応じて自宅環境の整備や自助具の再検討を行う。

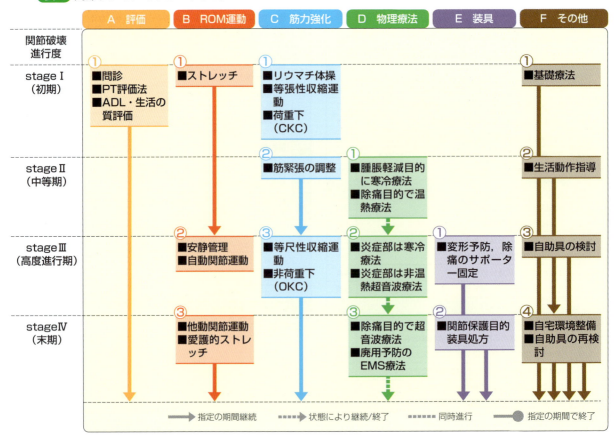

表7 関節リウマチ リハプログラム

リハビリテーションの実際

■運動療法

●関節可動域運動

関節可動域運動の目的は，関節痛による関節の不動が続くことで生じる関節可動域制限（関節拘縮）の予防である．活動期の炎症関節は痛みの生じない範囲の自動運動や自動介助運動から始める．関節可動域運動前に物理療法を実施し熱感・疼痛・筋スパズムの軽減を図ることで，より効果的な関節運動を行うことが可能である．また，関節可動域に制限がある場合でも，可能な範囲での筋収縮を促通することで筋腱移行部の伸張性を改善し，関節可動域の改善を図れる．

●筋力増強運動

筋力増強運動の目的は，主に筋力維持である．関節痛やそれに伴う筋スパズムにより活動性が低下し筋萎縮が起こる．さらに，筋萎縮が生じると関節にかかるメカニカルストレスが増大し，関節破壊が助長されることがある．

活動期の炎症関節では，負荷が大きい運動を行うことで症状を助長させることがある．そのような関節部位では関節への負荷が小さい等尺性収縮の運動から始めるとよい．等尺性収縮運動では関節を動かさずに筋に負荷をかけることができるため，関節運動に痛みがある時期でも関節の負担をかけずに筋力増強を行うことができる．ただし，ADLの大半は等張性収縮の筋収縮によって行われるため，関節痛の増悪や骨破壊の進行がなければ，徐々に等張性の運動を追加しADL改善に繋げていくとよい．

注意点としては，等尺性収縮の運動は等張性収縮に比べて息こらえが起こりやすく血圧上昇効果が高い．そのため，息を止めずにできる負荷で行わせたり数を数えながら行わせたりなど息こらえの防止も重要である．

■物理療法

RAでは消炎（鎮痛）目的で利用する場合と運動療法の補助として局所循環の改善，軟部組織拘縮除去，運動療法時の除痛として利用する場合がある[2]．

活動期の炎症関節で腫脹・熱感が強い時期は，寒冷療法の実施により炎症症状を助長する活性酵素の活動を抑制し消炎・鎮痛効果が期待できる．ただし，冷却刺激に対しての不快感が強い場合は寒冷療法の実施は避ける．寒冷療法には冷水浴やコールドパックなどがある．当院ではナイロン袋に水を入れ炎症関節に当てる方法も用いている．

活動期以外の慢性関節炎症状（軽い熱感・痛み）に対しては，温熱療法実施により関節周囲の血流を促進し痛みの原因となる成分や老廃物の排出を促進することで，消炎・鎮痛効果が期待できる．関節周囲筋の疼痛や筋スパズムにも，温熱療法による疼痛閾値の上昇作用や筋緊張の緩和作用により症状の改善が期待できる．温熱療法ではパラフィン浴・温水浴・渦流浴・ホットパックなどがある．

当院では超音波療法もよく用いられている．非温熱効果にて血管膜透過性改善による炎症症状の改善を図ったり，温熱効果にて筋紡錘の緊張緩和による筋スパズム軽減を図ったりする目的で実施している[7]．当院での超音波治療器の設定は，炎症活動期には温熱作用のない照射時間率20％以下・出力0.5W以下，炎症安定期には温熱作用も得られる照射時間率50〜100％・出力0.5〜1.2W程度を目安としている．超音波療法は部位や設定によっては対象者に痛みや不快感を与えることがあるため十分に注意して使用する．

金属インプラントやペースメーカの留置部以外では電器療法も選択することができる．経皮的電気刺激（transcutaneous electrical nerve stimulation；TENS）ではゲートコントロール理論や内因性疼痛抑制機構により，筋骨格系や神経系の痛みの軽減が期待できる．またEMSでは筋収縮を促すことで筋スパズムの軽減や循環促進による鎮痛効果が期待でき，運動療法と併用することでより効率のよい運動学習を行うことができる．

これらの物理療法により鎮痛や筋スパズムの軽減を図ることで，より効果的な運動療法が期待できる．

■自助具の検討とADL指導

RAにより全身に関節破壊や疼痛が生じるとADLに支障をきたすことが多い．また本人も自覚がないうちに関節に負担がかかる動作を続けていることもあるため，関節に負荷をかけないADL指導（図4）や自助具の使用の検討を行う．

●**自助具**（図5）

　実際に身の回りや家庭内で使用する物を利用することで関節への負担を軽減する。また，さまざまな自助具を使用することで，よりADL動作の維持拡大を図る。

図4　実際のADL動作指導

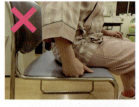 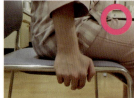 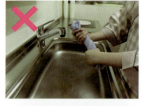 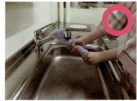

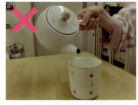 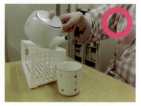 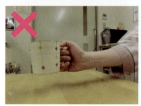 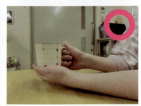

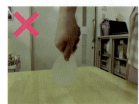 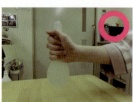 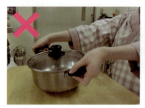 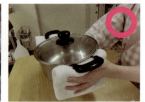

図5　自助具

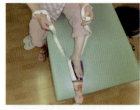 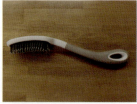 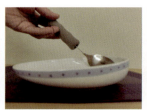 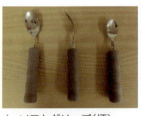

a．ソックスエイド　　b．長柄ブラシ　　c．すくいやすい皿　　d．ソフトグリップ（柄）

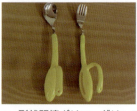 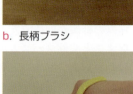 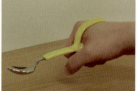

e．形状記憶ポリマーグリップ　　f．UDグリップ包丁

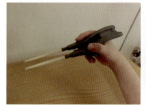 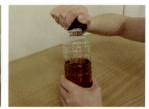

g．箸ぞうくん　　h．キャップオープナー

●主なADL指導

起き上がり：寝返りを行い，ベッド端から下肢を下ろす。下肢の重さを利用してon elbowやon handで上肢にかかる負担を減らして行う（図6）。上肢を用いない方法としては，仰臥位で挙上した下肢を振り下ろす反動で体幹を起こす方法もあるが，頸部への負担が大きいためこの方法を行う場合は頸部の過屈曲や過伸展に注意する（図7）。

立ち上がり（図8）：あらかじめベッドや椅子の高さは十分に高いものを選択する。それによって股関節や膝関節，足関節の屈曲角度を少なく行うことができ，関節への負担を減らすことができる。殿部の持ち上げの際に手関節の背屈制限がある場合には，握りこぶしをつくように手指に体重をのせて行う方法となっていることがある。その場合は手すりを設置し手指への負担を減らすことが必要となることもある[8]。

歩行：歩行時に荷重痛やふらつきが生じている場合には装具や歩行補助具の検討が必要となる。T字杖は手指や手関節への負担を考慮し選択しない

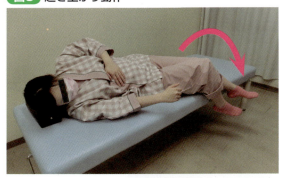

図6 起き上がり動作

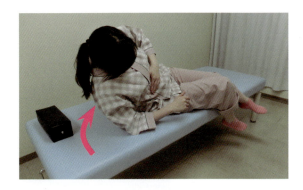

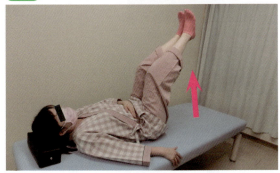

図7 上肢を使用しない起き上がり動作

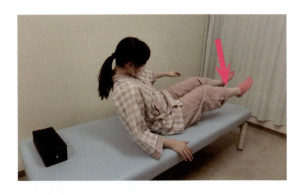

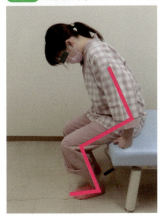

図8 座面の高さによる下肢関節角度の違い

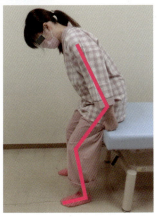

ことも多い。杖で用いられるものにはリウマチ杖ともよばれる肘支持型杖（プラットホームクラッチ）やロフストランドクラッチ（図9）などがある。足部に外反母趾や槌趾（ハンマートゥ）などの変形があったり，足底に胼胝（たこ）や鶏眼（魚の目）があったりすると，荷重痛を避けるために足関節や膝関節などにアライメント変化が生じ二次的な痛みの発生に繋がることもある。その場合には靴の選び方指導や足底板・アーチサポートの処方などによる改善や皮膚科による足底病変のケアなどが必要となる。自宅でもできる外反母趾の改善方法としてはホーマン体操（図10）が広く行われている。

歩行が困難な場合の移動手段として車いすを使用することも多い。車いすの自力駆動では手指・手関節・肘関節・肩関節といった上肢の各関節への負担が大きい。電動車いす（図11）を選択することで上肢の関節負担減らすことができ，すでに上肢の機能障害が生じている場合でも使用可能なことが多い。

図9 肘支持型杖

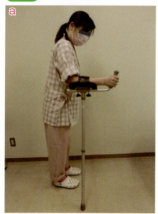
a．プラットホームクラッチ

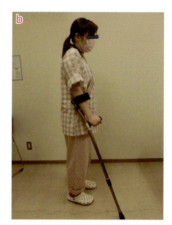
b．ロフストランドクラッチ

図10 ホーマン体操

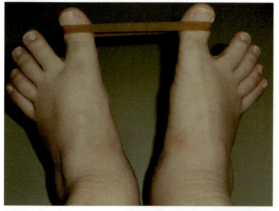

母趾にゴムバンドをかけ，両側の踵を合わせた状態で足を外側に開く。母趾が正しい位置になったら5～10秒ほど保持した後，元の位置に戻す。30回1セットで1日3セット行う。

図11 電動車いす

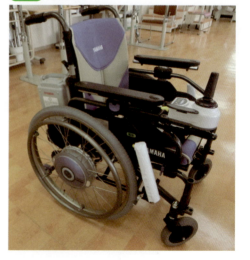

装具療法

装具は，局所の安静，支持性の補助，ADLの介助，変形予防・矯正の目的で処方する。炎症の活動期は，スプリント，副子あるいはベルトにより関節を固定し，安静を保って鎮痛を図る。一方，骨関節破壊，靱帯損傷により関節の不安定性さらには亜脱臼をきたした関節に対しては，支持性補助具を用いる。関節の変形の進行予防，矯正，不良肢位の防止の目的にも装具療法が用いられる。装具処方時のチェックポイント（表8）に注意し作成処方することが重要である。装具ではないが，履き物（靴）も重要である[2]。

表8 装具処方時のチェックポイント

- 強固な固定は行わない
- 過度の変形矯正は行わない
- 患者一人でも装着が可能
- 軽量で長時間の装着が可能
- 装着感がよい
- 作成後は定期的に再評価する

部位別装具処方

上肢の関節の保護・変形予防のためのスプリント療法では，熱可塑性プラスチック（例：アクアプラストやアクアチューブなど）や軟性素材などを使用し，患者一人ひとりの身体状況に合ったものが作成される。

●手指

手指の変形には，MP関節の尺側偏位・スワンネック変形・ボタンホール変形・Z変形・ムチランス変形などがある。特に母指の変形があるとピンチ力低下や対立つまみ動作が障害され，「つまむ」・「握る」といったADLに影響を及ぼす。手指の装具ではMP関節の尺側偏位には示指・中指・環指・小指をストラップで橈側方向へ矯正するものが用いられている（図12）。IP関節の変形には3点固定法によるリングスプリントが用いられている（図13）。

●手関節

手関節にはリストサポーターがよく用いられる。素材により固定力が異なるため関節の不安定性や患者の用途に応じて作製する。ADLの妨げにならないようにした日中使用を目的としたスプリントの他に，夜間の関節保護を目的とした夜間装具（ナイトスプリント）がある（図14）。

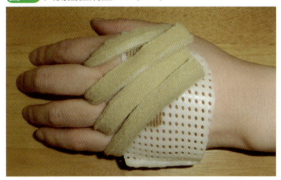
図12 尺側偏位矯正スプリント

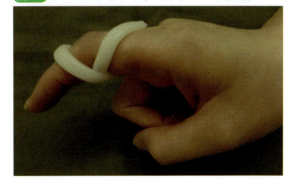
図13 リングスプリント（アクアチューブ使用）

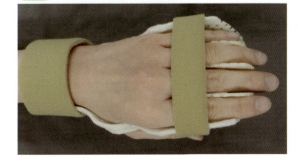
図14 手指変形矯正用 夜間装具

● 肘関節

　肘関節に関節炎や骨破壊が生じている場合には肘継手付きの装具が用いられることがある．ただし痛みやADLへの影響が少ない場合には，かえって邪魔に感じ装着を好まないケースも多い．

● 頸椎

　RAでは頸椎に障害が生じることも多く，環軸関節亜脱臼や椎間板炎などがある．頸部の固定には頸椎カラー（図15）がよく用いられている．

● 股関節

　股関節は装具による歩行改善が困難であり，一般的に人工関節手術が適応されることが多い．荷重痛に対する免荷を目的とする場合には，肘支持型杖（プラットホームクラッチ）やロフストランドクラッチが有用である．

● 膝関節

　膝関節においても最近では手術療法により除痛を図ることが多いが，保存療法の場合には変形性膝関節症でも用いるような金属支柱付きの軟性装具やプラスチックなどの硬性装具が用いられる．内外反や反張膝などの変形が著明な場合には金支柱に膝継手の付いた装具も用いられている．

● 足趾・足関節

　足部にはアーチサポートや除圧を目的とした足底板などが用いられる．内外反の制動には足関節靱帯損傷用のサポーターを使用することで症状軽減することもある．自宅内での使用も可能な靴型装具を用いることもある（図16）．

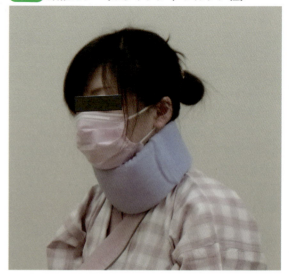

図15 頸椎カラー（ポリネック®，アルケア社）

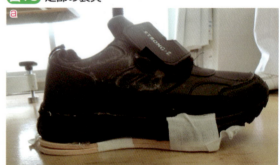

図16 足部の装具

a．靴の調整（足趾除圧目的）

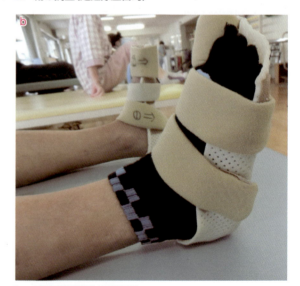

b．足趾変形矯正 夜間装具

基礎療法(表9)

　RAでは，薬物療法や手術療法，リハビリテーションの治療が中心となるが，その前段階として基礎療法が重要である．基礎療法とは，患者自身がRAとうまくつきあっていくために必要な正しい生活上の知識を理解していくことである．

表9　基礎療法内容
- 適度な運動と安静維持
- 栄養バランスのある食事
- 冷えや湿気への対策
- 十分な睡眠と休息

リウマチ体操(図17)

　関節可動域の拡大と筋力を維持・増強させ，関節の変形を予防する．

家屋改造・福祉用具の検討(図18)

　実際の家庭復帰に際して，家庭環境が復帰の障害となる場合も多い．PT，OTとの協力のもとに家屋の改造(バリアフリー，平型手摺，レバー式水道栓，棒ハンドルの取手，大きく低めの電気のスイッチなど)を行っていく必要がある．

　必要に応じて，福祉用具(日常使用するベッド，椅子，便器，浴室周囲用具など)の利用の検討を行う．

（渡辺典子，捧　浩明）

図17　リウマチ体操

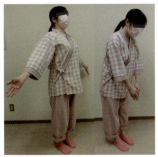
a. 深呼吸

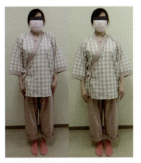
b. 肩甲骨の挙上・下制

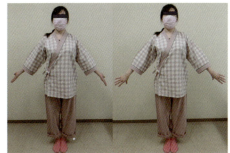
c. 肩の回旋

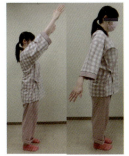
d. 肩の屈伸

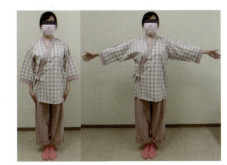
e. 肩の外転

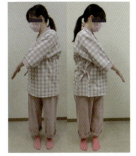
f. 体幹の回旋

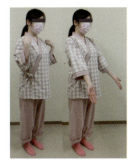
g. 肘の屈伸

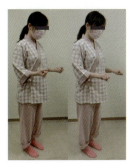
h. 前腕の回内外

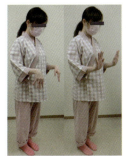
i. 手の底背屈

（次頁に続く）

図17 リウマチ体操（前頁から続き）

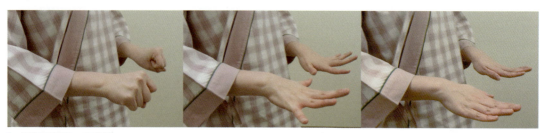

j. 手指の屈伸・内外旋

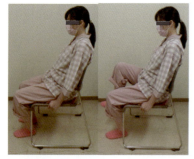

k. 股関節の屈伸

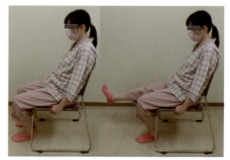

l. 膝の屈伸

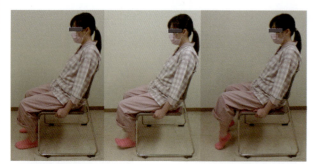

m. 足の底背屈

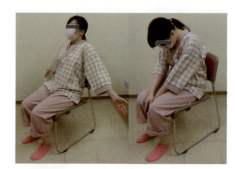

n. 深呼吸

図18 家屋改造・福祉用具

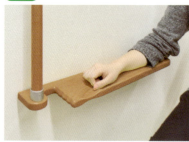

a. 平型手すり

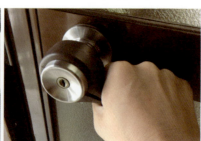

b. 棒ハンドルの取っ手

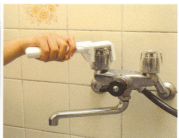

c. レバー式水道栓

（a：マツ六株式会社，b：株式会社シクロケア，c：アビリティーズ・ケアネット株式会社　より許可を得て掲載）

10章　脊椎

頸椎症性疾患（1）頸椎症

頸椎症性疾患（2）頸肩腕症候群

脊椎骨折

骨粗鬆症

成人脊柱変形

サルコペニア

腰部脊柱管狭窄症

腰椎椎間板ヘルニア

脊髄損傷

脊柱側彎症

脊椎

頸椎症性疾患 （1）頸椎症

　頸椎症（cervical spondylosis）は，頸椎の椎間板，Luschka関節，椎間関節などの加齢変化が原因で，骨棘の形成，靭帯の肥厚，椎間板膨隆などが起こす加齢的変化の総称である．ときに脊柱管や椎間孔の狭窄をきたす．これによって引き起こされる次の3つの疾患を取り上げる．
頸椎症性脊髄症（cervical spondylotic myelopathy）：頸椎症により脊髄症状の発現した状態．
頸椎症性神経根症（cervical spondylotic radiculopathy）：頸椎症により神経根症状の発現した状態．頸部，肩甲部，上肢にかけて，主に一側性に痛みやしびれを生じる．
頸椎症性筋萎縮症（cervical spondylotic amyotrophy）：Keeganの報告した頸椎症の特殊型．上肢近位筋の著明な筋萎縮と脱力を主とし，感覚障害を欠くか，あってもごく軽微であり，解離性運動麻痺（dissociated motor loss）を呈する．

　本稿に用いられている用語は脊椎脊髄病用語事典[1]に従った．頸椎症性脊髄症，頸椎症性神経根症の症候学に関しては，国分，田中による詳細な報告があり[2～7]，頸椎症性脊髄症に関しては頸椎症性脊髄症診療ガイドライン[8]が作成されている．本稿では両氏の報告に基づき，頸椎症性脊髄症診療ガイドラインを参考にしながら，筆者が日常行っている知見と併せて記載した．

リハビリテーションに必要な解剖・疾患の知識

■解剖

脊柱管：椎体後壁，椎間板，後縦靭帯，黄色靭帯，椎弓根，椎弓で囲まれる．脊柱管内には硬膜，髄液，脊髄がある．椎間板膨隆，後縦靭帯骨化，黄色靭帯石灰化などによって脊髄の圧迫が生じる．
椎間孔：頭尾側は椎弓根，前方に椎間板とLuschka関節，後方では椎間関節によって形成される（図1）．椎間板ヘルニア，Luschka関節の骨棘，椎間関節骨棘によって神経根が圧迫される．

　圧迫される脊髄と神経根は1髄節ずれ，脊髄では同レベルの神経根の1髄節尾側の髄節が障害される．たとえば，C5/6レベルの障害では，C7脊髄障害，あるいはC6神経根障害が起こる．これは，発育とともに，髄節が頭側に移動することと関与している．脊髄造影はこの理解を助ける．頸椎脊髄造影正面像で根糸が頭側から起始していることがわかる[2～6]（図2）．

■疾患の知識：頸椎症性脊髄症
●原因
　生来，脊柱管狭窄がある症例に加齢変化が加わり脊髄圧迫を生じる．多椎間に病変を生じることが多い．脊柱管前後径12mm以下の生まれつき脊柱管が狭い症例に多い．

　脊髄には中心部分の灰白質と周囲の白質があり，灰白質には細胞が，周囲の白質には伝導路がある．脊髄が前後方向に圧迫を受けると，初めに灰白質が障害され，髄節症状（表1）が現れる．さらに圧迫が持続すると，周囲の白質に障害が及び，長路徴候が加わる．手のしびれは特徴的で，触るとしびれが"フワッ"と広がるような気がすると訴えることが多い．

●疫学
　発症年齢は50歳代が多く，男性が女性の2倍以上である．

図1 脊椎と椎間孔

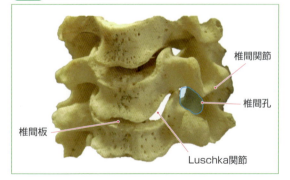

図2 髄節・神経根と脊椎の関係

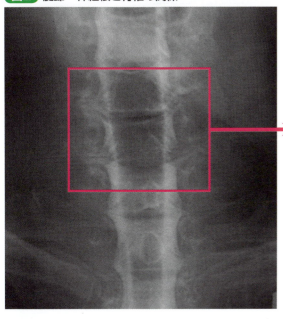
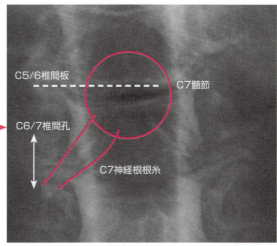

脊髄造影を示す。C7神経根は，C5/6椎間板レベルの髄節からC6/7椎間孔内にある

表1 髄節症状と長路徴候

髄節症状	上肢のしびれ，腱反射低下，筋力低下，知覚鈍麻
長路徴候	手指のこわばり，痙性歩行，体幹・下肢のしびれ，排尿障害，Hoffmann徴候陽性，下肢腱反射亢進，下肢運動・知覚障害，病的反射　など

●症状（表2）

　障害高位はC3/4とC4/5の場合が多い。レベル診断には国分らによる報告が参考になる[2〜4]。C3/4レベルにC5髄節が，C4/5レベルにC6髄節，C5/6レベルにC7髄節，C6/7レベルにC8髄節があると考えると理解しやすい。

　C5髄節障害では，三角筋・上腕二頭筋に筋力低下を生じ，知覚は上肢全体と母指を含んだ手全体が傷害されることが多い。C6髄節障害では，上腕二頭筋が傷害され，母指を含んだ手全体に知覚鈍麻を生じ，上腕二頭筋腱反射が低下する。C7髄節障害では，上腕三頭筋に筋力低下を生じ，手尺側の知覚鈍麻があり，上腕三頭筋腱反射が低下する。C8髄節障害では，指伸筋の筋力低下を生じ，手尺側の知覚鈍麻を生じる。

　症状が進行すると，長路徴候が加わる。

表2 頸部脊髄症の神経症候

椎間板レベル		C3/4	C4/5	C5/6	C6/7
障害髄節		C5	C6	C7	C8
筋力低下		三角筋　上腕二頭筋	上腕二頭筋	上腕三頭筋	指伸筋
知覚鈍麻		上肢全体 母指を含んだ手全体	母指を含んだ手全体	手尺側	手尺側
腱反射	BTR	亢進	低下	正常	正常
	TTR	亢進	亢進	低下	低下

BTR；biceps tendon reflex，上腕二頭筋腱反射　　TTR；triceps tendon reflex，上腕三頭筋腱反射

文献2〜4）より引用

●検査

典型的な症状を呈する症例ではMRIのみ（図3）で障害レベルを決定することが可能である。しかし，片側上肢の強い痛みを主訴とする場合には，神経根症を合併している可能性があり，脊髄造影，CTが必要である。

●鑑別診断

運動ニューロン疾患，特に筋萎縮性側索硬化症：上位運動ニューロンと下位運動ニューロンが障害される原因不明の神経変性疾患。初期には頸椎症性脊髄症と紛らわしい症状を呈する。発症後3～5年で呼吸不全のため死亡することが多い。

脱髄性疾患，特に多発性硬化症：麻痺の寛解・増悪を繰り返しながら徐々に悪化する疾患で，臨床症状を長期間観察することができれば鑑別可能であるが，慢性に進行する時期に診察した場合には鑑別が困難である。

頸椎症性神経根症

●原因

脊柱管の全側方から椎間孔入口部で，神経根が骨棘によって圧迫されることで生じる。

●症状（表3）

典型的な神経根症は，はじめに片側の頸部あるいは肩甲骨周囲の痛みを生じ，その後1～2日して片側の上肢痛を生じる[5~7]。頸椎を伸展するJackson testあるいはSpurling testが陽性となる。また，肩関節を挙上し，後頭部に手を当てるような肢位で上肢痛が軽減する特徴がある（shoulder abduction test）。冒される神経根の支配筋の腱反射が低下し，支配筋力低下，神経根の皮節の知覚低下を生じる[5~7, 9, 10]。

図3 正常MRI T2強調像

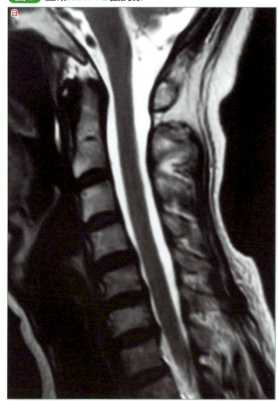

a. 矢状断

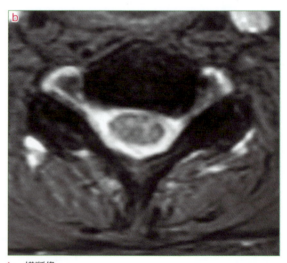

b. 横断像

脊髄は椎間板から離れて位置する（ab）。椎間孔内はT2高～等輝度で，髄液あるいは神経根が描出される

表3 頸部神経根症の神経症候

椎間板レベル	C4/5	C5/6	C6/7	C7/T1	T1/2
罹患神経根	C5	C6	C7	C8	T1
頸部痛	肩甲骨上部	肩甲骨上部	肩甲骨部〜肩甲間部	肩甲骨部〜肩甲間部	肩甲骨部〜肩甲間部
上肢痛	上腕外側	前腕外側	前腕後面	前腕内側	前腕内側
手の痛み	なし	母指・示指	示指・中指	環指・小指	環指・小指
知覚鈍麻	上腕外側	母指・示指	示指・中指	環指・小指	環指・小指
筋力低下	三角筋	上腕二頭筋	上腕三頭筋 指伸筋	指伸筋 手内筋	手内筋
腱反射低下	BTR	BTR	TTR	TTR	－

文献5〜7, 9, 10)より引用

●検査

MRIに加えて，脊髄造影，造影後CTが必要となる．MRIで椎間孔部での骨棘による狭窄の描出，脊髄造影・造影後CTで神経根嚢像の欠損が描出される．T1神経根までが頸神経叢を形成するため，C7あるいはC8神経根障害が疑われる場合はT1/2レベルまで検索する必要がある．

■頸椎症性筋萎縮症

●原因

その発生機序はなお不明であるが，傍正中での脊髄圧迫による前角優位の圧迫や，神経根の前根のみが脊柱管内の外側部で圧迫されることが考えられる．筋萎縮性側索硬化症などとの鑑別が重要である．

●症状

近位型：三角筋，上腕二頭筋，肩外旋筋，前腕回外筋の筋力低下を生じる．三角筋と肩外旋筋，上腕二頭筋と前腕回外筋力が相関することが多い．
遠位型：総指伸筋の筋力低下を生じ，いわゆるdrop fingerを呈する．

●検査

MRIに加えて脊髄造影，CTが必要となることが多い．

肩関節挙上困難となる近位型では，C3/4の脊柱管狭窄，C4/5あるいはC5/6椎間孔狭窄がないかを検索する．また，手指伸展不可能となる遠位型では，C6/7，C7/T1，T1/2の椎間孔狭窄がないかを検索する必要がある．

リハビリテーションの知識

頸椎症性脊髄症

●治療

保存治療：頸椎間欠牽引の有効性に関してはエビデンスがない。装具治療は軽症例に対して有効である可能性がある。

手術治療：後方手術と前方手術がある。脊髄圧迫部位が1～2椎間の場合には前方法が、多椎間にわたる場合には後方法が選択される場合が多い。一方、前方法は、周術期に上気道閉塞、反回神経麻痺、食道瘻、血管損傷など重篤な合併症が生じる可能性があることから、高齢者に対しては圧迫部位が少なくても後方法が選択されることがある。

頸椎手術の合併症として、術後C5麻痺がある。Sakauraら[11]によると、平均4.6%で発生し、前方法と後方法で発生率に差はなく、発生メカニズムに関してはいまだ結論が出ていない。筆者らは、頸椎拡大術後にC5麻痺を生じたため再手術を行った症例を経験した。その症例では術後MRIで脊柱管の拡大は十分だったので再手術でC4/5椎間孔拡大を行った。再手術では椎間孔の狭窄は明らかでなく、脊髄内の再灌流障害が麻痺の原因と思われた。

●禁忌事項

頸椎は伸展することで脊柱管が狭小化する。術前、頸椎を強く伸展することは神経症状を悪化させる可能性があり、禁忌である。

●症例提示（図4）

症例1：80歳、男性。徐々に進行する両上下肢の麻痺で受診。受診時、歩行は困難で車いす移動のみ可能だった。両三角筋以下に筋力低下を認めた。深部腱反射はBTR、TTRともに低下し、下肢腱反射は亢進していた。C5、6、7髄節障害と長路徴候を呈していた。

図4 症例1：頸椎症性脊髄症（80歳、男性）

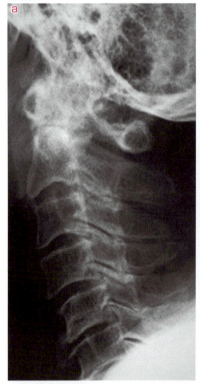

a. 単純X線側面像

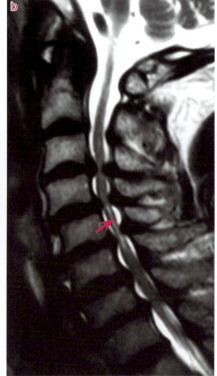

b. MRI矢状断像
L3/4、4/5、5/6レベルで前方・後方から脊髄が圧迫され、C4/5～5/6レベルで脊髄内に輝度変化を認めた

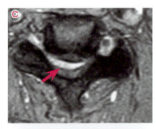
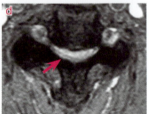
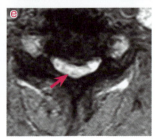

c～e. MRI横断像
脊髄は扁平化していた

頸椎症性神経根症

●治療
保存治療：頸椎カラーによる安静，NSAIDsの投薬，神経根ブロックなどの保存治療で70%以上軽快する。高い枕を使用し，頸椎が伸展しないようにする。

手術治療：保存治療で効果がない，あるいは痛みが強く手術を強く希望する場合に考慮する。後方除圧が一般的である。

●禁忌事項
頸椎の伸展は椎間孔を狭窄し神経症状を悪化させる可能性があるため禁忌である。

●症例提示（図5）
症例2：51歳，男性。右上肢外側から示指・中指・環指の痛みを主訴に受診した。BTRは正常，TTRは右で消失していた。下肢腱反射は正常だった。MMTは正常だったが，右示指・中指に知覚鈍麻を認めた。C7神経根障害を呈していた。

図5 症例2：頸椎症性神経根症（51歳，男性）

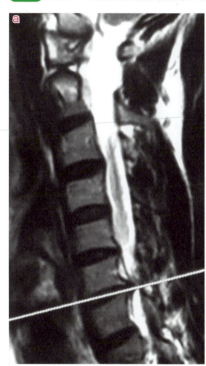
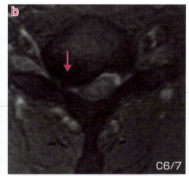
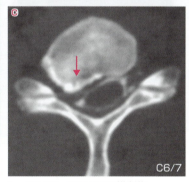
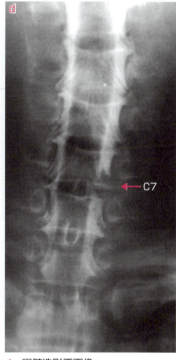

a. MRI矢状断像傍正中レベル
C6/7レベルで脊柱管に向かって突出がみられた

b. C6/7レベルのMRI横断像
c. CT横断像
脊柱管及び右椎間孔に骨棘（→）が突出し狭窄していた

d. 脊髄造影正面像
C6/7レベルでC7神経根は欠損している（→）

頸椎症性筋萎縮症

●治療

近位型は経過観察のみで軽快することが多い。筆者らは，神経根症の場合，3～4週間の経過観察で改善傾向のみられない症例に対して手術を薦めている。一方，遠位型は自然軽快することはあまりなく，早期に手術を行うことを薦めている。遠位型は，手術を行っても麻痺の改善は思わしくないことが多い。

●禁忌事項

頸椎を伸展させる動作は，脊柱管および椎間孔を狭窄させるため禁忌である。

●症例提示（図6）

症例3：62歳，男性。左上肢挙上困難を主訴に受診した。左三角筋，上腕二頭筋，肩関節外旋筋，前腕回外筋のP～Fレベルの筋力低下を認めた。BTRは左消失，TTRは亢進し，Hoffman徴候は陽性で，下肢腱反射は亢進していた。左C5神経根障害によって挙上困難を生じ，脊髄症も合併していたと考えられた。

（小林　孝）

図6 症例3：62歳，男性

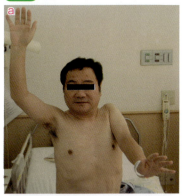

a．左肩関節は外転20°のみ可能
C6/7レベルで脊柱管に向かって突出が見られた。

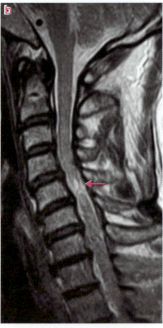

b．MRI矢状断像T2強調像
C3/4レベルからC6/7レベルまで脊柱管の狭窄を認め，C5椎体レベルでは脊髄内の輝度変化を認める（→）

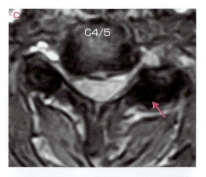

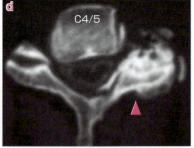

c．C4/5レベルのMRI横断像T2強調像
左椎間孔の狭小化を認める（→）

d．脊髄造影後CT横断像
左椎間関節の変形性変化を認める（▶）

評価

◻問診
頸部の痛みが増強あるいは軽減する姿勢・動作，痛みの部位，上下肢への放散痛，しびれや感覚障害，膀胱直腸障害について確認する。日常生活や仕事の作業環境が頸部への負荷の原因になっていることもあり詳しく問診する。具体的に日常生活で支障となる動作(箸の使用や書字，ボタンがけ，歩行，階段昇降など)を確認しておく。

◻視診
頭頸部のアライメントを確認する。頸椎症では頭部前方姿勢(図7)が特徴的である。座位では骨盤後傾に伴い腰椎前彎が減少して代償的に頭部前方姿勢になることがあるため，全身のアライメントをみることも大切である。頸椎症が進行すると神経根圧迫による筋萎縮や脊髄圧迫による痙性歩行が見られることがある。

◻触診
筋緊張や圧痛などを確認する。痛みは神経圧迫に伴う神経性疼痛や，筋スパズムや筋硬結などによる筋性疼痛が考えられる。圧痛部位は項部，傍脊柱部，僧帽筋上部線維，肩甲間部に多い。

◻関節可動域
頸部の屈曲・伸展・側屈・回旋について可動域を確認する。このとき痛みや運動の滑らかさについても評価する。疼痛の強い時期や神経症状がある場合には注意が必要である。

◻筋力
圧迫された神経根に一致する髄節を中心とした筋力を確認し，握力も測定する。また脊髄症では上肢筋力に加え腸腰筋，中殿筋，大腿四頭筋，前脛骨筋など下肢の筋力も測定する。

◻感覚
圧迫された神経根に一致する髄節を中心とした感覚を確認する。また脊髄症では圧迫された脊髄の部位により触覚や温痛覚，位置覚，運動覚が障害される。特に下肢の深部覚の障害はバランス障害や歩行障害の原因になるため詳細な評価が必要である。

◻巧緻性・協調性
脊髄症は上位運動ニューロン障害のため巧緻性や協調性が障害される。上肢では手指の握り開きがスムーズにできるか(正常では10秒間に20回以上)，下肢では踵-膝試験などを行う。必要に応じて簡易上肢機能検査(STEF)なども行う。

◻バランス
脊髄症は下肢の痙性や深部感覚の障害によりバランス能力が低下することがある。このため閉脚閉眼立位(Romberg test)，継ぎ足立ち，片脚立位を行わせ，その保持時間を計測する。

◻歩行
脊髄症では下肢の痙性や深部覚の障害により歩行能力が低下することがある。このため10m歩行スピード，耐久性，歩行補助具(杖や歩行車)の有無，歩容などを評価する。平地歩行が安定していても，下肢の腱反射が亢進していると階段の降段時に膝折れを生じる場合があり注意が必要である。

リハビリテーションの進め方

リハビリテーションでは頸部痛や肩こりの原因になっている不良姿勢（頭部前方姿勢・円背，図7）を矯正し頸部を安定させることで疼痛の誘発を軽減させることが目的である．

◼固定

急性期で頸部痛が強く神経症状がある場合は頸椎カラーを装着する．

◼温熱療法

頸部痛や肩こりなど頸部および肩周囲の筋が緊張している場合にはホットパックで患部を温めて筋緊張の緩和や痛みの軽減を図る．

◼ストレッチング

頭部前方姿勢の習慣化により後頭下筋群，胸鎖乳突筋，僧帽筋上部線維などは緊張し筋性疼痛の原因になる．これに対して頸部の筋をストレッチすると筋緊張や疼痛が軽減し，筋の伸張性が増すことで不良姿勢の改善にも繋がる．ストレッチングをする際には反動をつけず，オーバーストレッチにならないように十分注意したい．疼痛や神経症状の増悪に注意して自動運動から開始して徐々に他動運動で行う（図8〜10）．

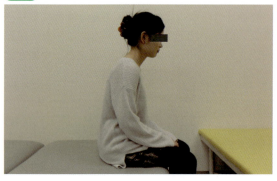

図7 頸椎症の特徴的な姿勢（頭部前方姿勢・円背）

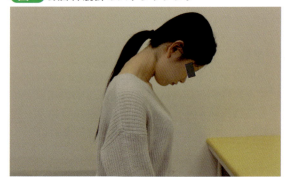

図8 頸部伸筋群のストレッチング

端座位で頸部を屈曲し20秒ストレッチする

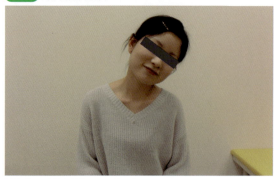

図9 頸部側屈筋群のストレッチング

端座位で頸部を側屈し20秒ストレッチする

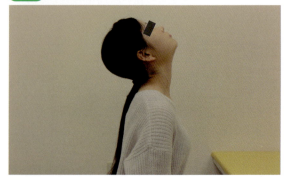

図10 頸部屈筋群のストレッチング

端座位で頸部を伸展し20秒ストレッチする

■筋力トレーニング

　筋力トレーニングをすることで頸部の安定性が増し，よい姿勢が保持できるようになる。

　痛みや神経症状の増悪に配慮しながら等尺性運動で行う。筋力トレーニングを行うときは胸を張って顎を引いた姿勢が基本となる（図11～14）。神経根圧迫による上肢の筋力低下がある場合には，必要に応じて筋力トレーニングを行う。

■バランス練習

　脊髄症では下肢の深部感覚障害や痙性によりバランス能力が低下していることがある。このためバランスクッション上での端座位保持や継ぎ足立位，片脚立位など段階的に支持基底面を狭くしてバランスの練習を行う。

■歩行練習

　脊髄症でバランス能力の低下で転倒する可能性がある場合には必要に応じて杖や歩行車を使用させる。杖歩行が可能なレベルであれば横歩き，後ろ歩き，段差越え，障害物またぎ，階段昇降などを行う。

　頸椎カラーを装着していると足元が見えず，つまずいて転倒する可能性があるため注意が必要である。

図11 頸部深層屈筋群の筋力トレーニング

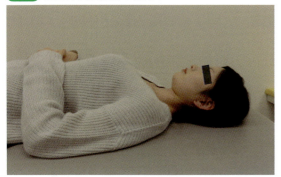

背臥位で顎を引いて5秒間保持×10回行う。このとき胸鎖乳突筋や斜角筋が過剰に収縮しないように行う

図12 頸部屈筋群の筋力トレーニング

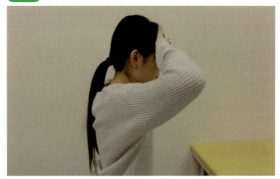

端座位で前方から前額部に抵抗をかけて5秒間保持×10回行う

図13 頸部側屈筋群の筋力トレーニング

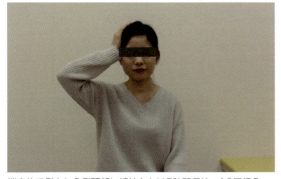

端座位で側方から側頭部に抵抗をかけ5秒間保持×10回行う

図14 頸部伸筋群の筋力トレーニング

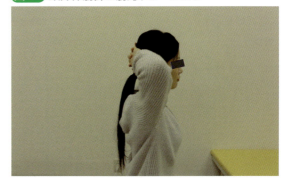

端座位で後方から後頭部に抵抗をかけて5秒間保持×10回行う

日常生活の指導

頸椎症では頭部前方姿勢になっていることが多く，頸椎が過度に後屈する姿勢をとらないことが大切である。このため姿勢鏡を利用して胸を張って顎を適度に引くようにさせ，日常的にもこの姿勢をとるように指導する（図15）。仕事の作業環境では椅子や机の高さ，パソコンのディスプレイの高さなどについて調整が必要となる。就寝時には頸椎が軽度（15°）屈曲位で後頭部と頸部を広く支持するような枕が適切である。

ホームプログラムを指導する場合は，簡単で継続できる内容の運動にする。　　　　　　（山浅　勉）

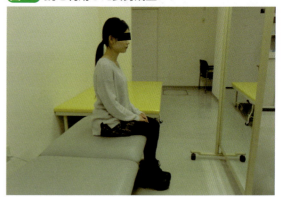

図15　鏡を利用した姿勢矯正

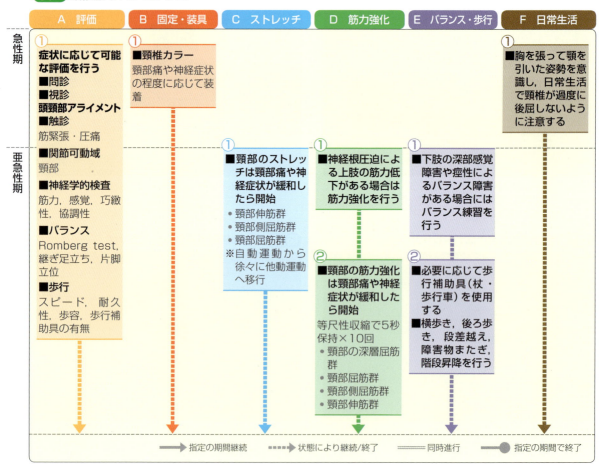

表4　頸椎症リハプログラム

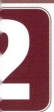

脊椎
頸椎症性疾患　（2）頸肩腕症候群

リハビリテーションに必要な解剖・疾患の知識

疾患の知識：頸肩腕症候群

本症（cervico-omo-brachial syndrome＝cervico-brachial syndrome）の定義については明確でない点がある。広義には、頸、肩から上肢にかけての疼痛を主訴とする疾患群を総称する。頸椎、肩関節、胸郭出口部由来のものを包括している。狭義には、それらのうち、原因を明確にしえないものをさす[1]。

●原因

いわゆる肩こりは、僧帽筋の緊張に関与することが多い。石川らは超音波エラストグラフィーを用いて、肩こりを訴える症例で僧帽筋が硬いことを示した[2]。

●検査

理学所見上、Jackson test、Spurling testが陰性で、肩関節の動きで誘発されないことを確認する。MRIで頸椎に明らかな異常がないことを確認する。

●鑑別診断

頸椎疾患、肩関節疾患はもちろん、肩周囲の痛みを生じる重大な非整形外科疾患を否定する必要がある[3]。

肩周囲の痛みを生じる重大な非整形外科疾患

心筋梗塞："しめつけられるような"胸痛が心筋梗塞の典型的主訴であるが、胸痛の訴えがなく、肩や頸部の痛みを主訴に整形外科を受診する症例があることを心にとめておくべきである。Uretskyによると、胸痛のない心筋梗塞の症例は、25％であり、胸痛のある心筋梗塞の症例に比較して高齢の症例に多く、診断の遅れのため死亡率が高い[4]。これらの症例では、心拍数が高く、呼吸回数が多いなどバイタルサインの異常を伴っていることが多い。"具合の悪そうな"症例は心筋梗塞も疑って精査することが必要である。

肝膿瘍・胆嚢炎・脾臓周囲の出血：横隔膜の刺激が横隔神経を通して肩や鎖骨周囲の痛みとして感じられることがある。CRPの高値、貧血、肝機能異常などが本症を疑うきっかけとなることもあり、運動器疾患が考えにくい場合には採血を行うことが薦められる。

K点症候群について

国分は、胸鎖乳突筋の後頭骨頭の筋腱移行部をK点とよび、K点への局所麻酔薬注射（K点ブロック）が頸部痛、肩こり、上肢痛を軽減させることを報告し、K点ブロックの効果がある疾患をK点症候群と名づけた[5,6]。本疾患には、頸肩腕症候群、筋筋膜痛、線維筋痛症などが含まれると考えられる。

リハビリテーションの知識

治療

治療は、非ステロイド消炎鎮痛剤やリハビリが中心となる。リハビリでは、僧帽筋の緊張を和らげるためストレッチングが薦められる。

（小林　孝）

評価

狭義の頸肩腕症候群は不良姿勢による筋疲労や筋への過負荷が原因となり症状が出ていることがある。このためどのような力学的ストレスが頸肩腕部に生じているか，
- 姿勢アライメント，
- 機能障害（柔軟性・筋力），
- 日常生活・仕事の作業環境，

について問診・視診・触診・理学的検査を詳細に行う。

問診

症状が増悪あるいは軽減する姿勢・動作，痛み・しびれ・こりの部位について確認する。発症からの経過，治療歴，生活環境，職業などについて問診する。

視診

頸肩腕症候群を発症させる姿勢として頭部前方姿勢，円背が特徴的である（p.290図7参照）。
肩甲骨は前傾・下方回旋する。姿勢アライメントの評価において，
1. 頭部前方姿勢は矢状面で耳垂-肩峰の位置（図1），
2. 肩甲骨の下方回旋は前額面で肩甲骨内側縁と脊柱の距離（図2），
3. 肩甲骨の前傾は水平面（背臥位）で床-肩峰の距離（図3），

をみる。

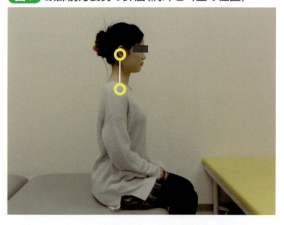

図1 頭部前方姿勢の評価（肩峰と耳垂の位置）

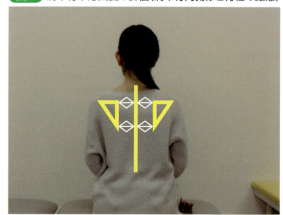

図2 肩甲骨下方回旋の評価（肩甲骨内側縁と脊柱の距離）

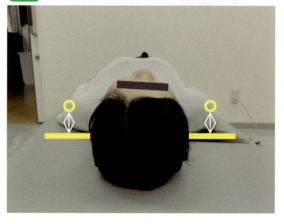

図3 肩甲骨前傾の評価（ベッドと肩峰の距離）

■触診

　上記の特徴的な姿勢をとることで筋の短縮や過緊張を生じるため、触診で筋の張りや圧痛を確認する。問題になりやすい筋は後頭下筋群（大後頭直筋・小後頭直筋・上頭斜筋・下頭斜筋），僧帽筋上部線維，大・小菱形筋，小胸筋などである。

■柔軟性

　過緊張になりやすい後頭下筋群，僧帽筋上部線維，大・小菱形筋，小胸筋について評価する（図4〜7）。

■筋力

　頭部前方姿勢や円背により頸部の深層屈筋群（頭長筋，前頭直筋，外側頭直筋）や胸椎部の伸筋群が，肩甲骨の位置異常により肩甲骨の内転・上方回旋筋群（僧帽筋中・下部線維，前鋸筋）が筋力低下を認めることがあるため筋力評価を行う。

図4　後頭下筋群の柔軟性評価

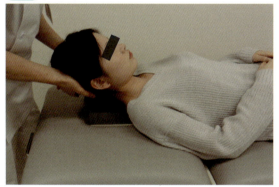

後頭下筋群は頭部の伸展に作用するため，顎を引くように頭部を屈曲して可動性や筋の張り，自覚的伸張感や痛みを確認する

図5　僧帽筋の柔軟性評価

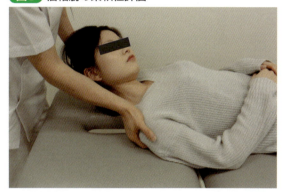

僧帽筋上部線維は肩甲骨の挙上・上方回旋に作用するが，頸部においては伸展・同側への側屈・反対側への回旋に作用する。このため頸部を屈曲・反対側へ側屈・同側へ回旋して可動性や筋の張り，自覚的伸張感や痛みを確認する

図6　大・小菱形筋の柔軟性評価

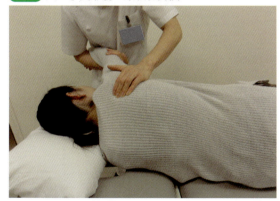

大・小菱形筋は肩甲骨の内転・下方回旋に作用するため，外転・上方回旋して可動性や筋の張り，自覚的伸張感や痛みを確認する

図7　小胸筋の柔軟性評価

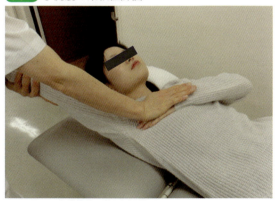

小胸筋は肩甲骨の下方回旋や前傾に作用するため，肩関節を130°程度屈曲し肩甲骨を後傾，上方回旋して筋の張り，自覚的伸張感や痛みを確認する

リハビリテーションの進め方

リハビリテーションの目標は問題となる頭部前方姿勢，円背，肩甲骨の前傾・下方回旋などの不良姿勢を改善し，自覚症状の軽減を図ることである。このため原因になっている筋の柔軟性や筋力，生活および職場環境を改善することが重要となる。

◼ ストレッチング

過緊張になりやすい筋のストレッチ方法について述べる（右側をストレッチする場合について説明。柔軟性の評価を参照）。

1. 後頭下筋群は後頭下に手を置き，頭部を屈曲する。
2. 僧帽筋上部線維は右肩を下制位に固定して頸部を屈曲・左側屈・右回旋する。
3. 大・小菱形筋は側臥位で右肩甲骨を外転・上方回旋する。
4. 小胸筋は右肩関節を130°程度屈曲し肩甲骨を後傾・上方回旋した状態で固定し，小胸筋の付着部である上位肋骨を下内方に押し下げる。

◼ 筋力トレーニング

筋力低下のある筋について筋力トレーニングを行う（対象となりやすい筋は前述の筋力評価の項を参照）。

頸部の深層屈筋群の筋力トレーニングでは頸部屈曲の際に胸鎖乳突筋や斜角筋が過剰に収縮しないように行う。

◼ 姿勢の矯正

頸肩腕症候群の発症には頭部前方姿勢，円背，肩甲骨の前傾・下方回旋などの不良姿勢が原因になっていることを説明して，患者に自覚してもらうことが重要である。このために姿勢鏡などを利用して視覚的フィードバックを行うことも有効である。

矢状面では肩峰の真上に耳垂がある姿勢が理想的である。これを患者に認識してもらうためには壁に背中をつけ，顎を引いて後頭部を壁につけるようにするとよい（図8）。同時に肩甲骨を内転，

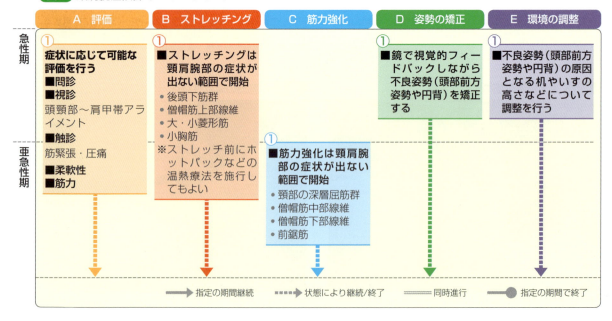

表1 頸肩腕症候群 リハプログラム

胸椎を伸展させることで円背も矯正できる。

座位では骨盤後傾や腰椎後彎が結果的に頭部前方姿勢，円背を助長している可能性がある。これに対して腸腰筋の筋力やハムストリングスの柔軟性なども評価し，問題があればアプローチしていく必要がある。

環境の調整

頸肩腕症候群に特徴的な頭部前方姿勢，円背，肩甲骨の前傾・下方回旋などの不良姿勢は特に座位で問題になりやすい。このため椅子や机の高さ，座面の傾斜，ディスプレイ・キーボードの高さなどについて調整が必要となる。

以上，頸肩腕症候群の理学療法プログラムについて述べたが，本疾患は外来で施行することが多い。このため症状の原因となる不良姿勢や環境について患者自身がしっかり理解したうえでホームプログラムを行い，外来で定期的に理学療法士がチェックすることが重要となる。

（山浅　勉）

図8 壁を利用した姿勢矯正

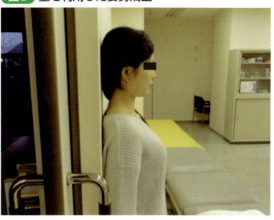

3 脊椎
脊椎骨折

脊椎骨折には，外傷によるもの，腫瘍（悪性腫瘍の骨転移，原発性骨腫瘍），骨粗鬆症性椎体骨折などがあるが，今回は骨粗鬆症性椎体骨折について述べる。

骨粗鬆症では骨密度が低下し，骨脆弱性が亢進し骨折をきたす。その結果，患者のADL，QOLが障害される。骨粗鬆症性骨折のなかで最も頻度の高い骨折が椎体骨折であり，わが国では70歳代前半で25％，80歳以上では43％が椎体骨折を有するとの報告があり[1]，好発部位は胸腰移行部が最も多く，次に第7胸椎を中心とした中位胸椎が続く。

リハビリテーションに必要な解剖・疾患の知識

分類

椎体骨折は形態骨折として楔状椎，魚椎，扁平椎がある[2]（図1）。これは，痛みなどの臨床症状の有無には関係がなく，単純X線像での椎体変形の程度がある一定の基準を満たすものを示す。さらに形態骨折には，ある一時点で骨折と判定される既存骨折，二つの時点における単純X線像を比較して新たに発生したと判定される新規骨折がある。

新規骨折のうち，痛みなど臨床症状があるものを臨床骨折とよぶ。臨床骨折は，単純X線像では骨折と判定できないが，MRIなどで骨折と判定できるものを不顕性骨折，新規骨折は骨折発生から数週経過しても骨癒合していない骨折のことをいい，陳旧性骨折はある程度の期間が経過しているものをいう。遷延治癒，偽関節は骨折発生から3～6カ月以上経過しても骨癒合していない場合に用いる（表1）。

評価基準

椎体骨折は胸椎，腰椎側面X線像で椎体の変形の程度で評価されるもので，定量的評価法（quantitative measurement；QM法，図2）[3]と半定量的評価法（semiquantitative method；SQ法，図3）[4]がある。

QM法は，椎体の前縁，中央，後縁の高さを計測し，評価する方法である。SQ法はグレード0～3の4段階に骨折を分類し，グレード3を有する症例はグレードの低い骨折を有する症例に比べて，

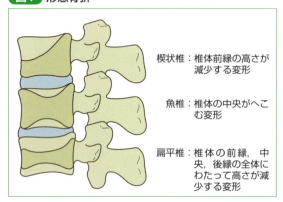

図1 形態骨折

楔状椎：椎体前縁の高さが減少する変形
魚椎：椎体の中央がへこむ変形
扁平椎：椎体の前縁，中央，後縁の全体にわたって高さが減少する変形

文献2）より引用

表1 椎体骨折

臨床骨折	疼痛などの症状があるもの
不顕性骨折	X線像では骨折を確認できないが，MRIなどで骨折と診断できるもの
新鮮骨折	発生直後から数週間までで，骨癒合していないもの
陳旧性骨折	ある程度の期間を経過しているもの
遷延治癒，偽関節	3～6カ月以上経過しても骨癒合していないもの

骨折リスクが高いという報告があり[5]，椎体変形の程度によっても骨折リスクを評価できる利点がある。また，X線像で骨折を認めなくとも，明らかに骨皮質の連続性が断たれているもの，MRI矢状面T1強調像において，椎体に限局してその一部が帯状あるいはほぼ全部が低信号の場合にも椎体骨折と判定できると付記している[3]。

臨床症状

椎体骨折の臨床症状には骨折による症状と変形による症状がある。骨折による症状は体動時の痛み，局所の圧痛，叩打痛であるが，椎体骨折の2/3は無症候性で患者は骨折があることに気づかないことも多く[6]，高齢者のなかには，いつの間にか背中が曲がってきた，などということはよく見受けられる。

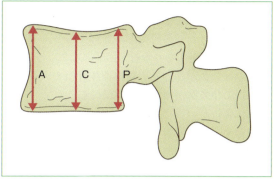

図2 定量的評価法（quantitative measurement；QM法）

椎体前縁高：A，椎体中央高：C，椎体後縁高：Pを測定し，C/A，C/Pのいずれかが0.8未満，またはA/Pが0.75未満の場合を椎体骨折と判定する。
椎体の高さが全体的に減少する場合（扁平椎）には，判定椎体の上位または下位のA，C，Pよりそれぞれが20%以上減少している場合を椎体骨折とする

文献3)より引用

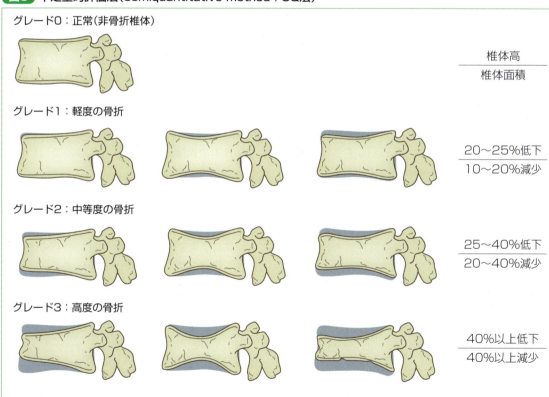

図3 半定量的評価法（semiquantitative method；SQ法）

図と対照してグレード0～3までに分類し，グレード1以上にあてはまるものを椎体骨折と判定する

文献4)より引用

椎体骨折が骨癒合せず偽関節になると痛みが遷延したり，まれに椎体が圧潰し脊柱管狭窄を引き起こすと，遅発性麻痺を生じることがある。また，骨折治癒後に脊柱後彎変形が進行すると，立位姿勢保持が不安定になり歩行が困難となる。すると，転倒のリスクが増加し，新規椎体骨折や大腿骨頸部骨折のリスクが増加し悪循環に陥る[7,8]。

椎体骨折がいったん治癒しても，何らかの変形が残存する。既存骨折が存在する症例は，新たに椎体骨折を起こす割合が増し，さらなる骨折をまねく。新鮮骨折発生後1年以内に新たな椎体骨折を起こす頻度は，既存骨折が1個の場合は19.2%，2個ある場合は24.0%と報告されている[9]。

骨折するとさらに変形が増し，後彎が強くなる。後彎が強くなると，立位姿勢保持が不安定になり，転倒や骨折のリスクが高くなる。さらに，胃食道逆流症や呼吸機能障害をはじめとする内臓障害が誘発される。このように椎体骨折は，骨折による疼痛，ADL制限，内臓機能障害，さらなる骨折を起こすリスクなど，患者の社会的，心理的生活面に多大な影響を及ぼし，QOLの低下に繋がる[10]。

椎体骨折は新たな骨折発生の危険因子となるため，初発の骨折の予防が重要となる。さらに，いったん骨折を起こしてしまったら，後彎変形を残さないような治療も考慮されるべきであろう。

リハビリテーションの知識

保存療法

骨折治療の原則は，解剖学的整復と固定である。椎体骨折以外の骨粗鬆症性骨折の治療は，観血的に骨折を整復し固定する手術療法が第1選択となる。しかし，椎体骨折は椎体が変形したまま骨癒合するのを待ったり，変形が残存し後彎しても神経症状がない限り，ある程度は容認されてきた。

しかし近年，「後彎変形は腰背部痛を引き起こしQOLが低下する。後彎変形が進行すると背筋力も低下する」[11]，「背筋力は骨密度よりも脊柱後彎に寄与が大きく，さらに生活の質とも関連する」[12]，といった報告があり，椎体骨折に対しても積極的にリハビリテーションや手術療法を行うようになってきた。

椎体骨折に対するリハビリテーションでは背筋増強訓練が重要である。背筋増強訓練は脊柱後彎の改善や[13]，椎体骨折のリスクを低下させる[14]。これは，最大背筋力の30%のおもりを背負うもので，高齢者には負担が大きい。本郷らは，高齢者に負担の少ない低負荷の背筋運動でも筋力増強とQOLの改善が得られることを報告しており，症例によってリハビリテーションプログラムを考慮する必要がある[15]。

手術療法

保存療法を十分行っても痛みが残存している症例には手術療法の適応となる。椎体骨折が偽関節，それに続く椎体圧潰に進行すると，脊柱管狭窄，神経障害（遅発性麻痺）を生じ，椎体再建術が必要となる[16]。この手術法は手術時間，出血量といった手術侵襲という観点からは，高齢者にとって比較的負担の大きい手術方法と思われる。

新鮮骨折後に遷延治癒や偽関節に進行する症例が一定の割合で発生することが報告されており[17]，進行が予測されるような骨折形態の症例や，疼痛が持続する症例などに対しては椎体形成術（balloon kyphoplasty；BKP）[18]の適応となる。BKPは2011年より日本で保険適応となった比較的新しい低侵襲な手術方法である[19]。

BKPは全身麻酔下に行う。専用の器具を使い，約5mm程度の皮膚切開から経椎弓根的に椎体内にアプローチし，椎体内でバルーンを膨らませる。この操作により椎体終板，椎体壁に椎体中央の組織を押し付け，椎体内に空洞を形成する。その空洞に高粘度の骨セメントを充填し，手術は終了となる（図4）。この手術法の最大の利点は，低侵襲で高齢者にやさしい手術であること，術直後より除痛が得られ，早期離床ができることにある。

椎体骨折による疼痛，ADL制限，消化器，呼吸器などの内臓機能障害は，患者の社会的，心理的生活面に多大な影響を及ぼす。さらに椎体骨折は新たに生じる新規椎体骨折の危険因子となるため，いかに椎体骨折を起こさないようにするか，ということが重要である。

（阿部利樹）

図4 脊椎骨折に対する椎体形成術（BKP法）

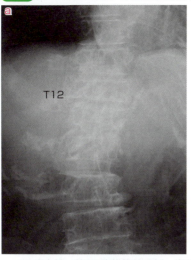
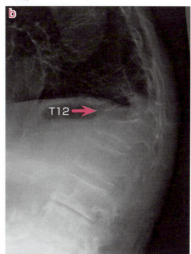

a．83歳女性，第12胸椎椎体骨折，術前正面像
b．術前側面像，椎体が楔状変形している

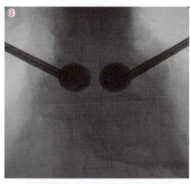
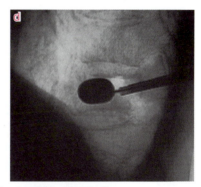

c．術中透視正面像，両側の椎弓根からバルーンが刺入されている
d．術中透視側面像，楔状変形が，バルーンにより整復されている

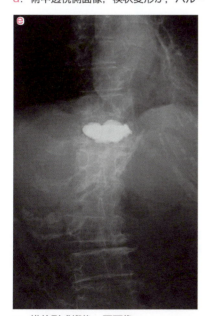
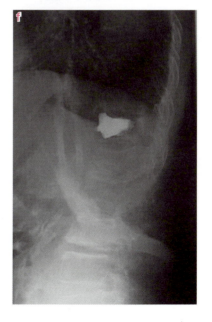

e．椎体形成術後，正面像
f．椎体形成術後，側面像。セメントが十分注入され，椎体が整復されている

評価

　稲見らは，骨粗鬆症性椎体骨折は矢状面の脊柱アライメントが崩れやすく，立位バランスを維持するための代償として股関節伸展位や膝関節屈曲位を呈し，これらの関節への負担も増大する[20]と報告していることから，受傷部局所だけでなく下肢関節のアライメントにも目を向け，補高などアライメント修正などが重要となる。

　受傷直後は疼痛が強く体動困難であるため，できる範囲での疼痛評価と四肢筋力評価を行う。受傷前の生活状況や歩行能力は問診で確認する。

　体幹装具装着後は，座位バランスおよび立位バランス能力を確認し，歩行器歩行が可能となれば歩行能力を評価する。この頃には疼痛も軽減してくるため，疼痛に応じて四肢筋力評価，ADL評価を行う。

リハビリテーションの進め方（保存療法）

■受傷〜1週

　疼痛のためベッド上安静だが，疼痛に応じてベッドアップ30°を開始する。痛みに応じて車椅子を使用したトイレ動作や洗面動作を介助下で行う。痛みが強く体動困難な場合には，事前にPTが愛護的に腰背部へのマッサージなどを行い，疼痛軽減を図りながら運動療法を展開するのもよい。臥床していても可能な両下肢屈伸運動，足関節底

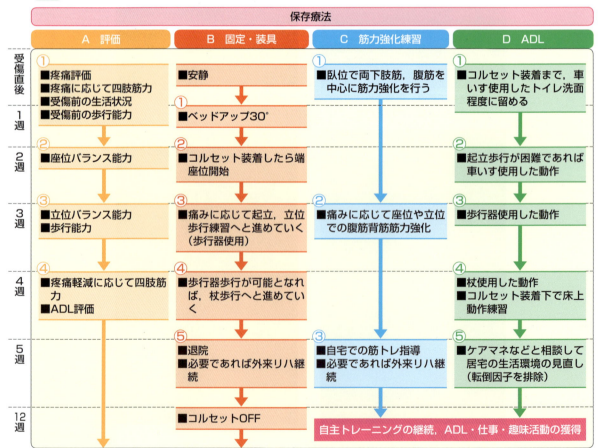

表2　脊椎骨折　リハプログラム（保存療法）

背屈運動，膝立て位で腹式呼吸などを行い，廃用性筋力低下の予防に努める。

◼︎受傷2〜3週

　軟性コルセット（必要に応じて半硬性コルセット）装着後，速やかに端座位を開始する。起居動作時の疼痛が強いため，最初は介助が必要となる。自力で起きる場合には，いったん側臥位になって両下肢をベッドから落とした状態で起き上がると少し楽にできることがある。端座位が可能となれば速やかに車いす移乗獲得へ向けて，起立練習へと進めていく。

　車いすを使用したトイレ動作などが獲得されたら，歩行器歩行へと進めていく。長時間の車いす座位は疼痛を伴うことが多いため，可及的早期に歩行器歩行へと進めていく。

◼︎受傷4〜5週

　病棟内歩行器歩行が獲得されたら，杖歩行練習を開始する。1本杖では体幹側屈による疼痛を惹起することがあるため，必要に応じて2本杖から開始してもよい。

　自宅生活を想定した段差昇降や床上動作練習などを徐々に追加していく。同時にご家族やケアマネジャーと相談しながら，自宅内の転倒因子の排除などの環境整備を行い，再発防止に努めることも重要である。

　退院後，外来通院リハビリを行うかどうかを主治医と相談し方針を決める。自宅での自主トレーニングやADL指導などを行う。

◼︎術後3カ月

　コルセットを外してもよい時期となるが，痛みに応じて装着継続してもよい。

（嶋田誠司）

4 脊椎
骨粗鬆症

日本人の平均寿命は男女とも80歳を超え，2014年には高齢化率が25.9%，2025年には30.3%，2060年には約40%に達すると試算されている[1]。高齢者の増加に伴い，要支援，要介護者数も年々増加傾向にある。2013年厚生労働省「国民生活基礎調査」によると，要支援，要介護認定者の原因は，骨折や関節疾患などの運動器疾患を合計すると25%に及ぶ。

ロコモティブシンドロームは「運動器の障害のために移動機能の低下をきたした状態」と定義され，2007年日本整形外科学会によって提唱された。運動器の障害は基本的に骨，関節，筋肉などの機能低下により，運動能力，特に歩行能力が低下し，高齢者の健康寿命の短縮に繋がる。骨粗鬆症は後述するサルコペニア(p.316参照)と密接に関係し[2]，ロコモティブシンドロームの重要な構成疾患の一つである。その意味においても，これらの疾患を十分理解し，予防，治療することが高齢者の健康寿命の延伸に繋がると思われる。

骨粗鬆症それ自体だけでは，痛みなどの臨床症状は生じない。骨粗鬆症で問題となるのは骨折を起こしたときである。骨粗鬆症患者がいったん骨折を起こすと，身体機能の低下，運動機能障害，内臓機能障害をきたし，ADLとQOLが低下するばかりでなく，長期的には死亡リスクが有意に上昇するとの報告もあり[3〜5]，その対策が医療のみならず，社会的にも重要な課題となっている。

リハビリテーションに必要な解剖・疾患の知識

■定義

骨粗鬆症は，低骨量と骨組織の微細構造の異常を特徴とし，骨の脆弱性が増大し，骨折の危険性が増大する疾患であると定義されている[6]。2000年の米国立衛生研究所(NIH)のコンセンサス会議において，骨粗鬆症は「骨強度の低下を特徴とし，骨折のリスクが増大しやすくなる骨格疾患である」と定義している。ここでいう「骨強度」とは，骨密度＋骨質のことで，骨密度は骨強度の約70%を占め，残りの約30%が骨質であるとしている。骨質を規定するものは，微細構造，骨代謝回転，微小骨折，骨組織の石灰化などである[7](図1)。

■診断基準

わが国における骨粗鬆症の診断基準[8]は，脆弱性骨折のある例では骨折リスクが高いという事実を重視し，脆弱性骨折のある場合とない場合の2群に分け，脆弱性骨折のある場合は骨密度が若年成人平均値(young adult mean；YAM)の80%未満，脆弱性骨折のない場合はYAMの70%未満を骨粗鬆症と定義している(図2)。

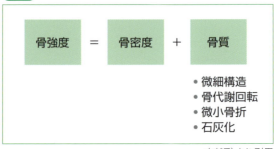

図1 骨強度に及ぼす骨密度と骨質の関係

文献7)より引用

図2 原発性骨粗鬆症の診断

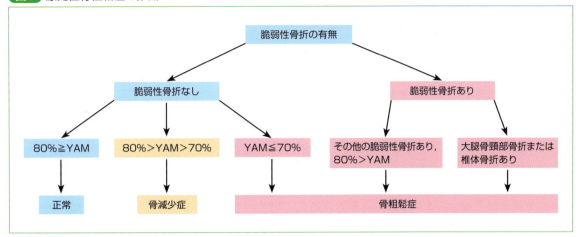

文献8)より引用

骨粗鬆症性骨折

骨粗鬆症性骨折とは，骨量の減少や骨質の低下により骨強度が低下し，わずかな外力で生じる骨折であり，脆弱性骨折とよばれる．脆弱性骨折は，軽微な外力（立った姿勢からの転倒か，それ以下の外力）によって発生した非外傷性骨折と定義されている．

代表的なものとして大腿骨頸部骨折，椎体骨折，上腕骨近位部骨折，橈骨遠位端骨折などがあるが，特に大腿骨頸部骨折や椎体骨折は，患者のQOLを著しく悪化させ，大腿骨頸部骨折の1年後の生存率は10.1％であるという報告もあり[9]，その予防が重要である．

骨粗鬆症性骨折の危険因子

骨粗鬆症性骨折の主な危険因子は，女性，高齢，低骨密度，既存骨折であるが，その他にも喫煙，飲酒，ステロイド薬使用，家族歴，運動，体重などがある．

WHOのFRAX®は，個人の骨折絶対リスクを評価するツールである．個人が将来10年間のうち骨粗鬆症性骨折発生確率を算出できる．FRAX®における危険因子は，年齢，性，大腿骨頸部骨密度，両親の大腿骨頸部骨折歴，喫煙，飲酒，ステロイド薬使用，関節リウマチ，続発性骨粗鬆症である．これは，簡便に骨折高リスク者を判別でき，治療介入の指標として用いることができる．

続発性骨粗鬆症

続発性骨粗鬆症の原因は表1のように挙げられる．続発性骨粗鬆症の病態は多彩であり，骨密度と骨質の比率もそれぞれの病態によってさまざまであると考えられる．

表1 続発性骨粗鬆症の原因

内分泌疾患	副甲状腺機能亢進症，甲状腺機能亢進症，クッシング症候群　など
慢性的な栄養失調	胃切除後，吸収不良症候群　など
薬剤性	ステロイド薬，ワルファリン　など
不動によるもの	廃用症候群，安静臥床　など
先天性疾患	骨形成不全症　など
その他	糖尿病などの生活習慣病，慢性腎臓病，慢性閉塞性肺疾患，関節リウマチ　など

リハビリテーションの知識

予防と治療

　骨粗鬆症の予防と治療の目的は，骨折を予防し身体機能を維持し，高齢者のADLとQOLを低下させないことにある。骨密度を上昇させ，筋力，体幹バランスを強化し，転倒による骨折を予防することである。

　薬物治療が中心となるが，栄養，運動などを含め，骨強度を維持し骨折危険因子を回避する生活習慣を指導することも重要である。骨密度を上昇させるためには，薬物治療のほか，有酸素運動，筋力訓練，椎体骨折を予防するための背筋力訓練，転倒を予防するための筋力訓練，バランス訓練が重要である。続発性骨粗鬆症の治療は原疾患の治療が原則であるが，原発性骨粗鬆症の治療と同様に，骨密度上昇と骨折予防が重要である。

　運動により骨折を予防するためには，骨密度上昇はもとより，筋力を強化し運動機能を高めて転倒を予防することが重要である。特に椎体骨折や大腿骨近位部骨折は，患者のQOLや生命予後に大いに影響を与えるため重要である。

　最近の臨床試験の報告では，閉経後女性に対する運動療法は，骨密度を上昇させる。また，骨折を抑制するという報告がある。

　骨密度上昇に関しては，ウォーキング（8,000歩/日，3日以上/週，1年）は腰椎骨密度を1.71%上昇させると報告されている[10]。また，ウォーキング（30分/日）と筋力訓練（2日/週，最大筋力の40%から開始）は骨密度維持に有用であるとの報告がある[11]。

　椎体骨折に関して，閉経後女性に対し，背筋の最大筋力の30%の負荷を背負って行う背筋強化訓練（1日10回，週5日）を2年間のみ指導し，訓練開始後10年時に再評価した結果，対照群と比べて，背筋力と腰椎骨密度は有意に高く，椎体骨折発生率は有意に低かった，という報告もある[12]。

　大腿骨近位部骨折に関しては転倒予防が重要である。転倒の2大因子は筋力低下とバランス障害であり，転倒予防には，週に2〜3日以上の筋力訓練，バランス訓練が有用とされている[13]。石川らは[14]，下肢外旋起立肢位は筋肥大を起こすには不十分であるが，背筋収縮とバランス維持を兼ね備えており，転倒予防に有用であると述べている。

　また，閉経後骨粗鬆症患者において，プロプリオセプション（固有受容感覚）訓練と大腿四頭筋訓練（最大筋力の50〜80%の負荷，2日/週，18週）は転倒リスクを低下させる，という報告もある[15]。

　75歳以上の高齢女性において，バランス訓練（片脚起立訓練：フラミンゴ療法1分×3セット/日，6カ月）は転倒発生率を低下させる[16]。

　以上のように，骨粗鬆症に対する運動療法は，数多く報告され，骨量の維持や転倒予防など，その有用性が認められている。しかし，過度の運動負荷は，高齢者には障害となる場合もある。個人の年齢，身体機能，内科的合併症などを考慮したうえで，プロトコールを設定することが大切である。

　　　　　　　　　　　　　　　　　　（阿部利樹）

評価

骨粗鬆症の評価として骨密度測定が一般的であるが，骨密度測定は海綿骨のみを評価しており，骨の75％を構成する皮質骨は測定できない。そこで土田は[17)]インターネットで容易にアクセスできるWHOの骨折評価ツールFRAX®を推奨している。骨密度測定値を入力，なければ空欄とし，いくつかの質問に回答するだけで10年間の骨折確率の計算が可能である。さらに骨代謝状態を評価する骨代謝マーカーは，骨粗鬆症の治療効果の判定に有効な指標として重要視している[17)]。

身体的評価には，四肢・体幹筋力（背筋力），脊椎可動性，ADL，歩行能力，バランス能力など多岐にわたる。そのなかでも脊柱後彎変形や背筋力低下が転倒リスクを増大させるとの報告[18)]もあることから，これらを改善することがリスクを軽減させると思われる。

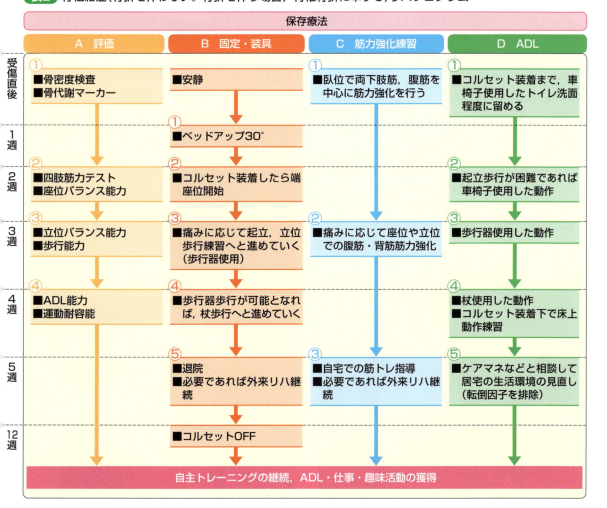

表2 骨粗鬆症（骨折を伴わない。骨折を伴う場合，脊椎骨折に準ずる）リハプログラム

リハビリテーションの進め方

　1週間程度の安静後，ベッドアップを経て，コルセットを装着して端座位練習を開始する．3週からは痛みに応じて歩行器を使用した立位歩行練習，歩行器歩行が安定したら杖歩行へと進め，約5週で退院となる．

　ベッド上では痛みに応じて，できる限り両下肢と腹筋強化から開始し，歩行可能となったら背筋強化を開始する．その後は退院後も継続して行えるよう自主トレーニングを指導する．

　石川[19]は，立位で膝伸展位かつ足部最大外旋位の下肢外旋起立肢位（仮称バレリーナ肢位，図3）により，腰背部の筋活動の増加による胸椎後彎角の減少，仙骨傾斜角と脊柱前傾角の増加が得られ，これらが転倒予防に繋がる可能性があると紹介している．さらに本郷は[20]，低負荷の背筋等尺性運動（図4）を4カ月行った結果，ADLとQOLが有意に改善したと報告している．

　骨粗鬆症予防と治療ガイドライン[21]では，歩行，ジョギング，水泳などの有酸素運動が推奨されており，手軽に行える歩行では，1日8,000歩程度，週5日程度，運動強度はうっすら汗をかく程度を勧めている．しかし筋力低下が著しく，脊柱変形や股・膝関節OAなどを有する場合には，バルーンを利用した簡便な臥位や座位での体操（図5）から開始することが望ましい．

（嶋田誠司）

図4 下肢後方挙上による背筋群の等尺性運動

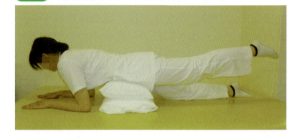

図5 バルーンを使った各肢位での運動

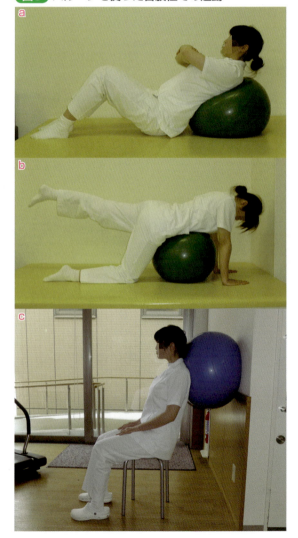

図3 バレリーナ肢位（仮称）

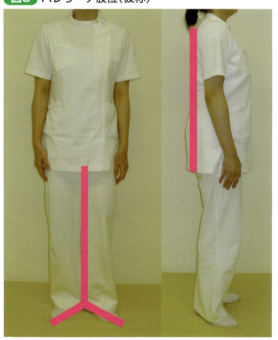

脊椎
成人脊柱変形

　正常な脊柱アライメントとは，矢状面では頸椎は前彎，胸椎は後彎，腰椎は前彎（生理的彎曲）し，冠状面では回旋がないまっすぐな脊柱のことをさす．これにより人間は最小のエネルギーで立位バランスを保持することができる．しかしここに腰椎側彎や後彎変形，椎体骨折後の変形などの要素が加わり，脊柱アライメントのバランスが崩れると，腰背部痛が生じたり，立位，歩行が困難となったり，さまざまな症状を引き起こす．

　腰椎が変性し後彎変形をきたすと，もともとの胸椎後彎が前彎化し，骨盤が後傾，股関節は伸展，膝関節は屈曲して立位姿勢を維持しようとさまざまな代償機能が働く（**図1**）．しかし，この姿勢では腰背筋群の内圧が上昇し，筋肉が阻血状態となり，萎縮，脂肪化が生じる．背筋力が低下するとさらに後彎変形が悪化し，姿勢の維持は困難となる．そのため成人脊柱変形の患者はシルバーカーでの前屈歩行を余儀なくされるなど，後彎変形は腰背部痛や患者のADL，QOLに強く関連している[1]（**図2**）．さらに前屈位での生活が長くなると，逆流性食道炎などの内臓機能が低下し，前出の骨粗鬆症やサルコペニアといった悪循環に陥る．

図1 立位全脊柱X線側面像

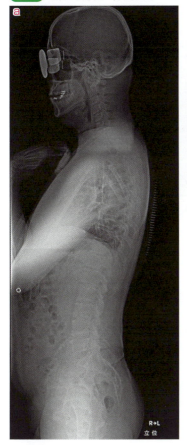
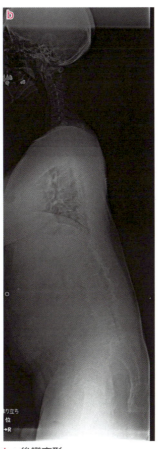

a. 正常な脊椎アライメント
胸椎は後彎し腰椎は前彎している

b. 後彎変形
腰椎は後彎している．代償性に胸椎は後彎が消失し前彎化，骨盤も後傾している

図2 シルバーカー歩行する高齢者

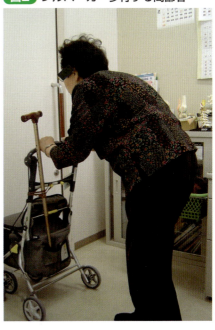

リハビリテーションに必要な解剖・疾患の知識

■特徴

成人脊柱変形の特徴は,
- 矢状面アライメントの不良,
- 矢状面・冠状面グローバルバランスの不良,
- 脊椎不安定性,
- 脊柱管狭窄,

これらが組み合わさり,さまざまな症状を呈し,疼痛とADL障害を伴うことが,思春期の特発性側彎症と大きく異なる点である。

■定義

日本における成人脊柱変形の定義は,「Cobb角10°以上の側彎変形に起因する腰痛,下肢症状」とされていたが[2],最近では,矢状面バランスを重視した「spino-pelvic alignment」という概念が定着してきている[3]。

■分類

日本における成人脊柱変形の分類は,外山[2]や野原ら[4]によるものがあるが,現在,主に用いられているものは,SRS adult spinal deformity study groupによって提唱された分類がある[5]。

これは,すべて立位全脊柱のX線撮影によって判定される。冠状面,矢状面バランスを融合し,さらに骨盤パラメーター[6](図3)を加えて,詳しく成人脊柱変形を分類している(表1)。

しかし,これらのパラメーターは40~50歳台の欧米人を基準としたもので,日本人には大きいとの報告もある[7]。成人脊柱変形の手術治療を行う際の目標値とはなるが,必ずしもクリアしなければならない値ではない。日本における成人脊柱変形の患者は70歳以上が多く,今後は日本独自の分類や基準値が必要であると思われる[8]。

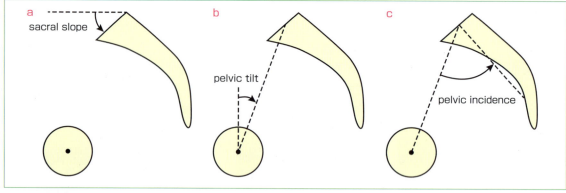

図3 骨盤パラメーター

a. sacral slope
水平線と仙椎上縁とのなす角

b. pelvic tilt
仙椎上縁の中点から大腿骨頭の中心を結んだ線と大腿骨頭からの垂線のなす角

c. pelvic incidence
仙椎上縁の中点から大腿骨頭の中心を結んだ線と仙椎上縁の垂直二等分線のなす角。各個人,固有の値を示す

文献6)より引用

表1 SRS-Schwab adult spinal deformity classification

●冠状面(coronal curve types)

T(thoracic only)	30°以上の胸椎カーブで腰椎は30°以下(with lumbar curve＜30°)
L(TL/lumbar only)	30°以上の腰椎・胸腰椎カーブがあり，胸椎は30°以下(with thoracic curve＜30°)
D(double curve)	胸椎・腰椎カーブともに30°以上の double major curve (with T and TL/L curves＞30°)
N(no major coronal deformity)	いずれのカーブも30°以下(all coronal curves＜30°)

Cobb角30°以上の変性側彎症では冠状面での側方すべりや回旋変形を伴い脊柱管狭窄を合併し，腰痛や下肢痛を生じ臨床症状を呈することが多いが，30°未満のものは有意な変形とみなしていない

●矢状面(sagittal modifiers)

PI minus LL	0	within 10°
	+	moderate 10-20°
	++	marked＞20°
global alignment	0	SVA＜4cm
	+	SVA 4-9.5cm
	++	SVA＞9.5cm
pelvic tilt	0	PT＜20°
	+	PT 20-30°
	++	PT＞30°

spino-pelvic alignmentの概念のもと，骨盤パラメーター(pelvic incidence；PI，pelvic tilt；PT)，腰椎前彎角(lumbar lordosis；LL)，矢状面のグローバルアライメントとしてsagital vertical axis(SVA, 図4)を計測する

●理想的な矢状面バランス

- PI−LLが10°以下
- PTは20°以下
- SVAは40mm以下

文献5)より引用

表2 PLIF単独群とLIF併用群との出血量の比較

	出血量[mL]	P値
LIF群(28例)	899	$p<0.01$
PLIF群(55例)	1,319	—

2000年以降，当院で行った矯正手術患者のうち骨盤まで固定を行った83例，PLIF単独群55例とLIF併用群28例との出血量の比較．LIF併用群のほうが有意に出血量が少なかった

図4 sagittal vertical axis(SVA)

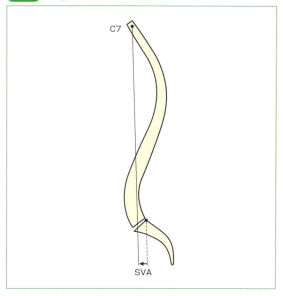

第7頸椎椎体中央からの垂線と仙椎上隅角との距離

文献6)より引用

図6 脊椎後彎症に対する手術治療

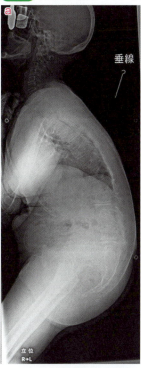 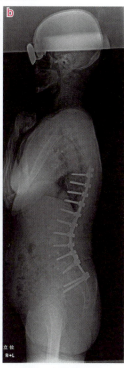

a．脊椎後側彎症患者の術前，立位側面像
腰椎が後彎しておりバランスが悪い

b．術後，立位側面像
十分な腰椎前彎が獲得され，理想的な立位姿勢に改善している

リハビリテーションの知識

治療

成人脊柱変形患者の腰背筋はMRIやCTで確認でき，図5のように筋肉量は減少し脂肪変性している。これでは立位姿勢を維持することは到底困難であることは明らかである。よって，成人脊柱変形患者のリハビリテーションは背筋運動が中心となる。

Itoiら[9]は，背筋運動により胸椎後彎が減少すると報告している。

Benedettiら[10]は，背筋運動によりOcciput-to-wall distanceの減少を認め，胸椎後彎が改善したことを示唆している。

本郷ら[11]は，背筋運動療法が，筋力やQOLの改善だけでなく，脊柱アライメントを変化させうることを報告し，今後の脊柱変形の進行予防や治療へ応用できる可能性を示唆している。

しかし，変形が高度になると手術治療が必要となる。現在は高齢者であっても手術によって脊柱変形を矯正することが可能となってきており，種市ら[12]，松山[13]は独自の治療ストラテジーを打ち立て良好な治療を行っている。

筆者らAkita Spine Group (ASG) では，以前より多椎間PLIF (posterior lumbar interbody fusion) による矯正手術を行ってきた[14]。多椎間PLIFでは，どのような変形でも対処できる。比較的柔軟な後彎変形はもとより，骨棘や骨性架橋を伴った硬い側彎変形でも，後方からリリースすることにより良好な矯正が得られる。しかし，この方法では脊柱管内操作があるため，固定椎間数が多くなればなるほど，出血量が多くなる傾向にある。そこで，最近はlateral interbody fusion (LIF) を併用することにより (図6)，大幅に出血量を減らすことができるようになった (表2)。

矯正手術で問題となるのが，固定範囲の決定である。固定上位端に関しては，胸腰移行部を超えた第9胸椎以上の固定で対処している。固定下端に関しては第5腰椎までにとどめるか，骨盤まで固定するか，明らかな基準はない。第5腰椎までにとどめれば，L5/S1での可動性は保たれるが，術後のL5/S1での障害が危惧される。骨盤まで固定するとL5/S1での障害は回避されるが，術後靴下の着脱，爪切り動作ができなくなるといったADL制限の現れる症例もある。

筆者らは，骨盤の後傾と腰仙部での脊柱起立筋の萎縮を伴う症例ではS2AIスクリュー[15]を用いた骨盤までの固定が必要であると考えているが，成人脊柱変形に対する矯正手術ではさまざまな問題があり，今後さらなる検討を要する。

（阿部利樹）

図5 MRI横断像：健常人と脊椎後彎症患者との比較

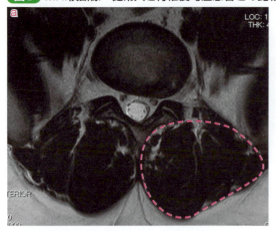

a. L4/5椎間板レベルでのMRI T2強調像
背筋量が十分あり，変性もない

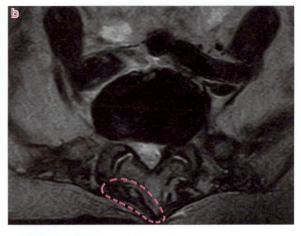

b. 脊椎後彎症患者のL4/5椎間板レベルでのMRI T2強調像
背筋が萎縮，脂肪変性している

評価

　森藤ら[16]は，脊柱の他動伸展可動性が大きいほど，静的・動的バランス能力は高くなり，歩行速度が速くなると報告していることから，理学療法では，体幹ROM，体幹伸展筋を中心とした体幹筋力評価と四肢筋力評価，片脚立位時間，TUG（timed up and go test）バランス矢状面の立位姿勢評価や歩容評価，歩行速度が重要となる。

　術後，体幹装具を装着した端座位が可能となれば体幹前屈が困難となるため，座位バランス能力，その後起立・立位が可能となれば立位バランス能力を評価する。歩行器による歩行練習開始後は歩容，歩行速度などの歩行能力評価，退院前には体幹装具装着による運動制限下でのADL評価，再評価を行う。

表3 成人脊柱変形（手術療法）リハプログラム

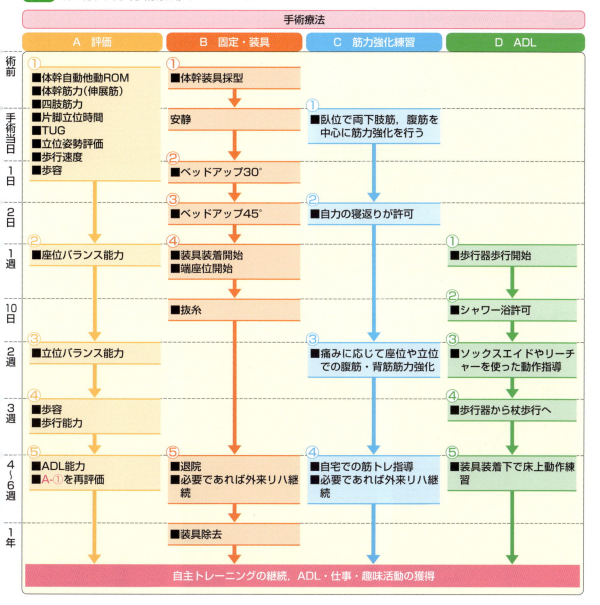

リハビリテーションの進め方

保存療法

　高齢者の脊柱後彎変形（円背）では，重心線が後方に偏位した場合，歩行時の前方への蹴り出しが困難となり，歩行スピードの減少が考えられる。また重度の後彎変形では前傾姿勢になりやすく，遊脚期が短縮された引きずり歩行となりやすいことが考えられる。

　坂光[17]らは後彎変形による重心線から後彎頂点までの距離が増えること，膝関節の前方偏位により，背筋群，大腿直筋，腓腹筋が過剰に働き，これらが疲れやすくなることで，二次的に筋力低下を惹起させるとし，笠間[18]は後彎頂部では傍脊柱筋の筋断面積が低下していると報告している。

　そこで本郷ら[19]は，脊椎中間位で体幹伸展を5秒間維持する運動を1日10回，週5日行ったことで，背筋力は25%増加，腰椎前彎角は約2°増加したと報告している。これらより高齢者の脊柱後彎変形には，脊柱伸筋群の筋力強化が最重要となり，加えて脊柱伸展ストレッチングや抗重力筋の筋疲労を解消させるストレッチングの励行が重要となる。

手術療法

●術前

　ジュエット体幹過伸展装具（図7）の採型を行う。術後安静期の廃用性筋力低下予防に体幹伸展筋，下肢筋の術前トレーニング，術後コルセット装着後のADL制限について十分な説明を行う。

●手術当日〜1週まで

　ベッド上安静だが，体位変換は看護師の介助下で行ってもよい。

　術後1日目からベッドアップ30°までを許可する。ベッド上で血栓予防のカーフパンピングや下肢屈伸運動を痛みに応じて開始する。手元で食べられるおにぎりなど食事が可能となる。

　術後2日からベッドアップ45°までを許可する。

図7　ジュエット体幹過伸展装具

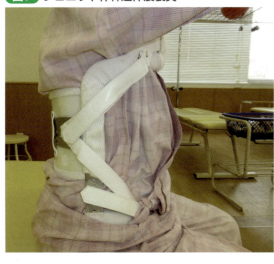

図8　端座位で骨盤前傾を意識させながらの両手挙上（重心は坐骨）

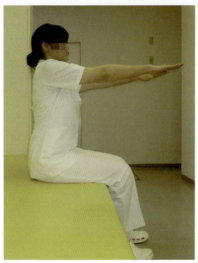

図9　骨盤後傾させないようにしながらの下肢挙上

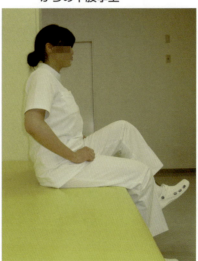

図10　片足立ち（支持あり）

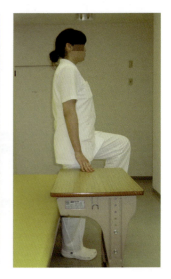

点滴や排液チューブが除去されるため，自力による寝返りが許可されるため，ベッド柵を利用した寝返り動作を指導する．

術後1週から体幹装具をつけてベッド上端座位から開始する．前屈が困難なため，介助が必要となる．端座位保持の際には，重心を坐骨に乗せることを意識させ（図8），徐々に下肢挙上，片足立ちなど追加していく（図9・10）．脊柱後傾位が長期にわたれば腸腰筋などの短縮が予想されるため，同部のストレッチングも重要なポイントである（図11）．これらと同時に歩行器を使用した歩行練習を開始，歩行が不安定であれば，車いす移乗動作を指導し，可及的早期にトイレ動作の獲得をめざす．トイレ動作の獲得が確認されれば，膀胱カテーテルを抜去する．

●術後2週

術後10日で抜糸となり，シャワー浴が許可される．入浴時には体幹装具が除去されるため，看護師による洗体洗髪動作の指導が必要となる．

足の爪切りや靴下脱着，足下のものを拾うなど体幹前屈制限により困難な動作については，ソックスエイドやリーチャー（マジックハンド）を使った動作を指導する（図12）．

●術後4～6週

退院となる．体幹装具を装着していても伸展位保持する体幹筋力が低下しがちな高齢者では，杖の使用による歩行姿勢矯正を図る．さらに体幹装具装着により足下が見えづらく，転倒のリスクが高くなるため，自宅の環境整備と同時に転倒予防目的に杖の使用が望ましい．体幹装具は約6カ月～1年の長期間装用しなくてはならないため，ADL動作指導を中心に退院に向けた準備を行う．

（嶋田誠司）

図11 腸腰筋のストレッチング

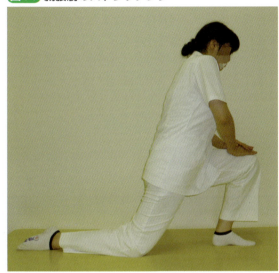

図12 自助具を使った動作指導

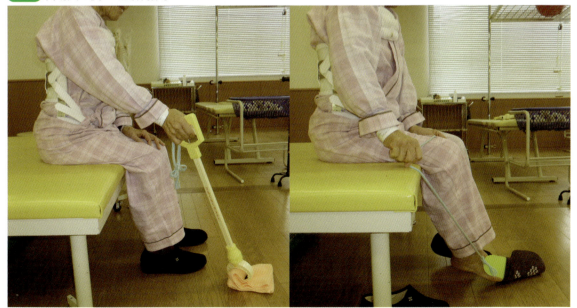

6 脊椎 サルコペニア

リハビリテーションに必要な解剖・疾患の知識

　サルコペニアとは，ギリシャ語の筋肉を意味する「sarx」と，喪失を意味する「penia」に由来する。1989年にRosenberg[1]によって年齢と関連する筋肉量の低下をサルコペニアと提案された。

　サルコペニアは，一般によくみられるものであるが，臨床診療や研究で用いられる定義や診断基準，治療ガイドラインなどは存在しなかった。

　サルコペニアは，2009年の時点で，世界に5,000万人以上の罹患者がいると推計され，2050年には2億人になると予想されている[2]。移動能力の低下や易転倒性を引き起こし，ADLやQOLの低下をまねく疾患であり，高齢化社会が深刻な問題となっている日本においては，日常生活における障害や寝たきりの原因となるサルコペニアの対策は重要な課題である。

　そこで，2009年にEuropean Working Group on Sarcopenia in Older People(EWGSOP)によって，筋肉量の低下と筋肉機能(筋力または身体能力)の低下の両方の存在をサルコペニアの診断に用いることが推奨された。さらに，筋肉量の減少のみをプレサルコペニア，それに加えて筋力または身体機能のいずれかの減少を含む場合をサルコペニア，すべての減少がみられる場合を重症サルコペニアと分類している(表1)。

表1 サルコペニアの診断と段階

	プレサルコペニア	サルコペニア	重症サルコペニア
筋肉量の低下	＋	＋	＋
筋力の低下	－	±	＋
身体能力の低下	－	±	＋

文献2)より引用

■評価

●筋量
　筋量の評価は，四肢の筋量[kg]を身長[m]の2乗で除したskeletal muscle index；kg/m^2(SMI)を用いる。二重エネルギーX線吸収法(DXA)によるものと，生体インピーダンス法(BIA)によるものがあり，そのほかCTやMRIでも行われる。

●筋力
　握力は簡便に測定可能であり，下肢の筋力や筋量とよく関連することから，サルコペニアの診断基準として用いられる。

●身体機能
　歩行速度はサルコペニアの診断に重要である。筋力が低下すると歩行速度が強く影響を受け，転倒の危険性も増す。

■診断
　握力および歩行速度を測定する。そのどちらか一方あるいは両方が基準値以下であれば，筋量を測定し，基準値以上であればサルコペニアなし，基準値以下であればサルコペニアと診断される(図1)。

図1 サルコペニア診断のアルゴリズム

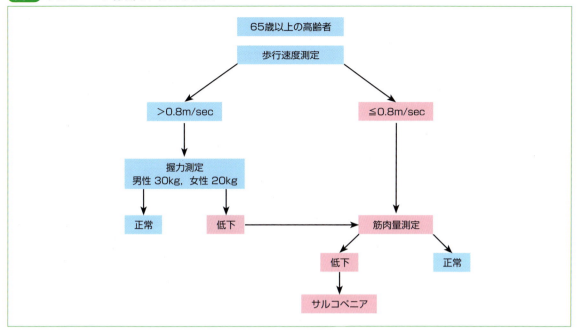

文献2）より引用

◪分類

　EWGSOPでは，サルコペニアの原因を，加齢のみである原発性と，活動，栄養，疾患による二次性に分類している[2]）。

　加齢による筋肉量減少は30歳を過ぎると10年ごとに約5%前後の割合で筋肉量が減少し，65歳までに筋肉量の20～30%を失うとされ，さらに75歳の高齢者では，1年間に男性では3～4%，女性では2.5～3%の筋力低下を認める[3]）。

　筋力は，日常生活での筋収縮力が常に最大筋力の20%以下であれば徐々に低下し，1週間の不活動により10～15%程度の筋力が低下するといわれている。活動量が低下すると，筋力や全身の持久力も低下する。廃用症候群では筋萎縮，起立性低血圧，呼吸機能低下などが生じ，さらに活動性が低下して悪循環に陥る。

　栄養不足になると筋力が低下し，咀嚼，嚥下機能が低下する。すると筋肉を合成するたんぱく質の摂取が不足し，サルコペニアの原因となる。食事摂取量の減少によりエネルギーバランスが崩れると，体脂肪量，筋肉量ともに減少する。また，飢餓状態では，筋肉量の減少に伴い筋力も低下し，さらに，鉄欠乏性貧血となりやすいため，持久力も低下する。

　また，低栄養，活動性の低下などはサルコペニアの原因のみならず，骨量低下をきたし骨粗鬆症の原因となり，サルコペニアを呈した患者は新規椎体骨折のリスクが1.8倍になるとの報告もある[4]）。

■二次性サルコペニア（表2）

活動によるサルコペニアは，安静，寝たきり，無重力などによって生じ，廃用症候群も含まれる。

栄養によるサルコペニアは，栄養不良，吸収不良や飢餓による筋肉量と筋力の低下である。

疾患によるサルコペニアには，侵襲，悪液質，神経筋疾患などがある。

侵襲は，手術，外傷，感染症，熱傷などで，一時的に代謝が低下する傷害期，代謝が亢進して骨格筋の分解が生じる異化期，骨格筋や脂肪を合成できる同化期に分類され，異化期には筋肉量が減少し二次性のサルコペニアになる。

悪液質とは，何らかの疾患を原因とする栄養失調により全身が衰弱した状態をいう。悪性腫瘍による食思不振や代謝異常で，エネルギーバランスが崩れると，二次性のサルコペニアを生じる。

神経筋疾患には筋萎縮性側索硬化症，多発性筋炎などが含まれる。

表2 サルコペニアの分類

一次性サルコペニア	加齢	加齢以外に明らかな原因のないもの
二次性サルコペニア	活動	安静，臥床，無重力，廃用症候群 など
	栄養	栄養不良，吸収障害，飢餓 など
	疾患	侵襲，悪液質，神経筋疾患

リハビリテーションの知識

■サルコペニアに対する運動療法

サルコペニアに対するリハビリテーションの目的は，筋力と歩行能力の向上にある。筋量の増加や筋力の増強には筋力トレーニングが重要であり，高齢者でも筋力トレーニングをすることで，筋力増強や筋肥大が可能であるという報告がある[5]。

高齢者のADLやQOLの低下を予防するためには，動作能力や活動量と関連の深い筋や，加齢による退行性萎縮の強い筋を中心にトレーニングする必要がある。歩行能力に関しては，大腿四頭筋やヒラメ筋，歩行の安定や立位バランスに関しては中殿筋，移動動作や寝たきり予防には多裂筋や腹横筋などの体幹深部筋，アンチエイジングには加齢による萎縮が著しい大腰筋や腹斜筋をトレーニングすることが重要である[6]。

●原発性サルコペニアに対する運動療法

原発性サルコペニアに対する運動療法は，レジスタンストレーニングと蛋白，アミノ酸補給の併用が有用である[7]。また，持続性トレーニングもサルコペニアの予防に有用である[8]。

●二次性サルコペニアに対する運動療法

不活動が原因の場合，不要な安静や禁食を避け，四肢体幹や嚥下の筋肉量を低下させないことが最も重要である。つまり，早期離床，早期経口摂取をめざし廃用症候群を予防する。

栄養が原因の場合，エネルギー消費量と栄養改善を考慮した栄養管理を行う。飢餓状態ではレジスタンストレーニング，持久力訓練は禁忌である。

疾患が原因の場合，原疾患の治療が最も重要である。

二次性のサルコペニアに対する運動療法は，栄養状態も含めて高齢者の機能，活動，参加を最大限発揮できるようなリハビリテーション栄養の考え方が有用である。飢餓状態ではレジスタンストレーニングは禁忌である。終末期でない悪液質ではレジスタンストレーニングを行う[7]。

高齢者の健康寿命を延ばすためには，要介護，転倒の原因となるサルコペニアの予防，治療が重要である。高齢者では加齢による退行性筋力低下や筋萎縮に加え，運動量，活動性の低下による影響もある。

サルコペニアの予防では，日常生活での運動量や活動性を可能な限り増やし，個々にあった筋力トレーニングを持続することが重要である。

（阿部利樹）

評価

サルコペニアの評価は,
- 上腕周径,下腿周径
- 握力[kg]
- FIM(Functional Independence Measure)
- 体重[kg]
- SMI[kg/m^2](四肢の筋量[kg]/身長^2[m])[9, 10]

などが挙げられる。

SMI(skeletal muscle index)基準値は日本人男性で6.87kg/m^2,日本人女性で5.46kg/m^{2}とされ,男性では「SMI=0.326×BMI−0.047×腹囲[cm]−0.011×年齢+5.135」,女性では「SMI=0.156×BMI+0.044×握力[kg]−0.010×腹囲[cm]+2.747」の推定式より算出される[11]。

握力は下肢の筋力や筋量と関連性が深いため,握力を指標とする基準値は,男性が26kg,女性が18kgとされている[12]。

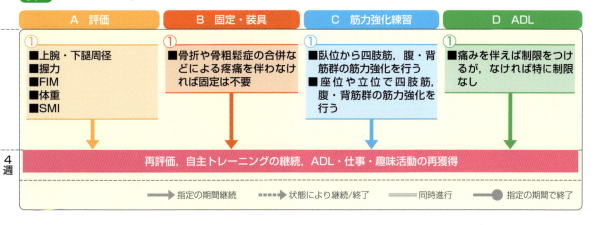

表3 サルコペニア リハプログラム

リハビリテーションの進め方

■筋力トレーニング

　筋量を増やすためには筋力トレーニングを行うが，高齢者の場合，加齢に伴う有痛性関節疾患を伴うことが多く，その実施には困難が伴う。よって，ケースに合わせて，臥位での簡単な方法から立位でのダイナミックな方法（図2～4）それぞれの選択が重要となる。村木は片足立ち訓練とスクワットを組み合わせたプログラムがサルコペニア予防に効果的で，きわめて簡便かつ有効なトレーニングとして報告している[13]。

　短期間での筋量増加は難しく，長期間にわたる継続的なトレーニングが必要となるため，回数や頻度についてもケースによって調整する必要がある。若林は，負荷強度は最大負荷量（1RM）の80%以上，セット数が2～3セット，1セット8～12回，頻度は週3回，期間は3カ月以上を推奨している[14]。

　陸上でのトレーニングが困難な場合には，浮力による関節負担の軽減，水圧による負荷，全身運動が期待できる水中運動が推奨される。さらに水中トレーニングでは，単独実施よりは集団による実施のほうが長期的かつ継続的なトレーニングが期待できる。

■サルコペニアと栄養

　エネルギー消費量が摂取量を上回ると筋肉量は減少する。疾患による摂食・嚥下障害がある場合には言語聴覚士による訓練，糖尿病などによる食事量制限がある場合には管理栄養士による栄養指導が必要となるが，疾患がない場合には，筋力トレーニング後にプロテイン[15]やビタミンDの摂取[16]を行うことも有効である。

（嶋田誠司）

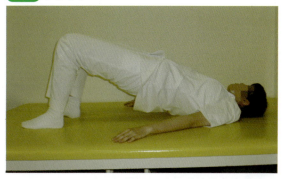

図2　ブリッジ

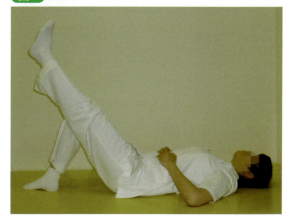

図3　SLR

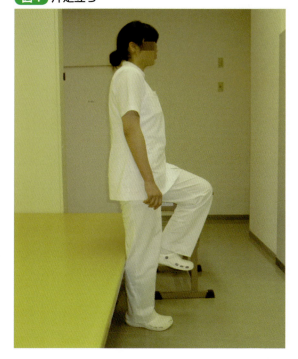

図4　片足立ち

7 脊椎
腰部脊柱管狭窄症

リハビリテーションに必要な解剖・疾患の知識

◼解剖

　脊柱は堅牢性と柔軟性という2つの相反する役割を両立させながら体幹の中心性を形成している。さらに脊柱は神経系の保護の役割も担っており，腰椎においては脊髄円錐や馬尾神経を保護している。脊柱には矢状面において生理的な彎曲があり，頸部と腰部では前方凸の前彎が，胸部と仙骨部では後方凸の後彎がある（図1）。このような彎曲は脊柱の軸圧に対する抵抗力を高めており，特にヒトにおける腰椎の前彎は体幹の近位部分のすべての荷重を支え，持続的な二足起立を可能としている[1]。

　腰椎は5個の椎骨が上下に連なり構成される。椎骨は前方の飯ごう型円柱状の椎体や後方のアーチ状の椎弓，椎体と椎弓を左右で結ぶ椎弓根，椎弓から上下に伸びる関節突起，後方に伸びる棘突起などから構成される（図2）。各椎体の上下面には椎間板が，椎体の前後面や椎弓間・各突起間には強靱な靱帯があり，腰椎全体のきわめて強固な連結を形成しつつ一定の可動性が与えられている。

◼原因

　馬尾神経や神経根は上述のような椎骨の連結や機能により形成された脊柱管や椎間孔によって保護されているが，腰椎の加齢変性により逆に障害される状態になりうる。特にヒトにおいては他の脊椎動物と異なり持続的に二足起立歩行するため腰椎に加わる負荷は大きく，胸椎や頸椎よりも脊椎症性変化をきたしやすい状況にある。

　脊椎症は椎間板の変性から始まり，腰椎では20歳前からすでに起こりうる[2]。緩徐に変性が進行

図1 脊柱の矢状面の彎曲

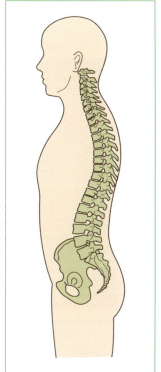

腰椎は前方凸の前彎を形成し，少ない筋力で体幹の前後バランスをとっている

図2 腰椎の解剖

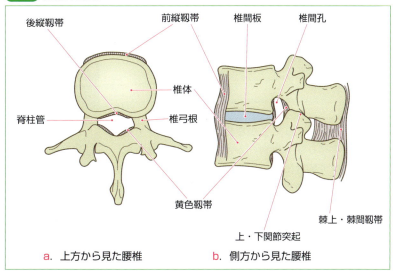

a. 上方から見た腰椎　　b. 側方から見た腰椎

した椎間板は抗重力機能が低下し，その厚みは減少し水平方向に膨隆する．椎間板高の減少は同時に後方にある黄色靱帯などの弛緩もきたし，弛緩した靱帯はたわみで厚みを増す．こうして脊柱管は膨隆した椎間板により前方からと肥厚した黄色靱帯により斜め後方から狭小化され，馬尾神経が圧迫を受ける．また，椎間孔方向へ膨隆した椎間板や変性肥大した椎間関節は椎間孔狭窄をきたし，神経根が圧迫される．椎間板や椎間関節，靱帯成分の変性様式によってはすべり症や側彎症などの変形も起こりうる．このように腰椎の変性に端を発してさまざまな構造物の変形によって脊柱管が狭窄し，馬尾や神経根が障害を受けた状態を腰部脊柱管狭窄症といい，馬尾が障害される馬尾型，神経根が障害される神経根型，およびその混合型に分類される．脊椎症が進行した状態で生じるため，50歳以降で好発する．

　腰部脊柱管の断面積は椎間板の膨隆や黄色靱帯のたわみなどの程度に左右されるため姿勢により変化し，前彎位で狭くなり後彎位で広くなる（図3）．そのため軽度から中等度の腰部脊柱管狭窄症では起立や歩行を続けると下肢のしびれや脱力感が悪化し，前屈や腰かけの姿勢で休息することにより症状が軽減する「間欠跛行」とよばれる特徴的な症状をきたし，症状の進行により歩行距離が短縮する．病状がさらに悪化した重度の狭窄症では姿勢による脊柱管断面積の変化が少なくなり，安静時の下肢のしびれや下腿の筋萎縮・知覚鈍麻，排尿障害などもきたしうる．

検査

　単純X線撮影でおおまかな椎骨の変形程度を把握する．すべり症や側彎症がある場合は動態撮影で動揺性や可撓性について評価する．脊柱管狭窄の有無は，正面像での椎弓の横幅からある程度推測できることがある．

　MRI検査は放射線被ばくのない非侵襲的な手技であり，脊柱管狭窄の評価にも有用である．椎間板や神経などの軟部組織の描出能に優れており，体内金属などにより禁忌でない限りは行うべき検査法である（図4）．

　脊髄造影は穿刺やくも膜下腔への造影剤注入を伴う侵襲的な手技だが，荷重を除いて同一姿勢で行うMRIと異なり動的評価が可能な検査法であり，複数椎間の狭窄が否定できない場合やすべり症な

どの変形を伴う場合は施行すべき検査と思われる（図3）．また造影後の多方向CT検査は，MRIで困難だった椎間孔内外の詳細な評価が可能なことがあり有用である．

図3　脊髄造影側面像

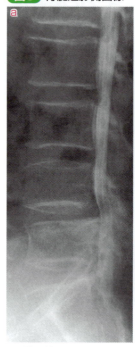 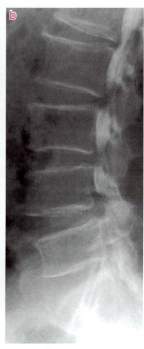

a．前屈位　　　　　　　b．後屈位

前屈位では硬膜管が一様に滑らかに造影されるが，後屈位ではL2/3-4/5椎間で数珠状にくびれる

図4　MRI

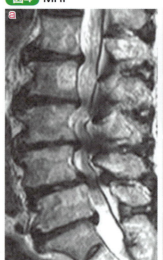

硬膜管
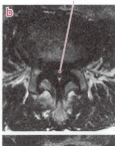
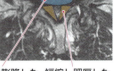
後方に膨隆した椎間板　短縮し肥厚した黄色靱帯

a．T2強調矢状断像　　　b．後屈位

L1/2から4/5椎間で脊柱管狭窄がある

間欠跛行をきたすもう一つの代表疾患に閉塞性動脈硬化症があるが，既往症の把握や足部の視・触診，姿勢に左右されない下肢症状といった病歴の把握から，腰部脊柱管狭窄症との鑑別は比較的容易である。単純X線で大動脈や腸骨・大腿動脈の硬化像がみられる場合もある。それでも紛らわしい場合は足関節上腕血圧比（ankle brachial pressure index；ABI）の測定を行う。

リハビリテーションの知識

■治療

　薬物・装具・理学療法などの保存治療は発症後早期の軽症例や中等度例に対してある程度有効である。

　薬物治療には脊柱管狭窄により障害された神経栄養血管の血流を改善させるプロスタグランジンE1製剤の内服があり，下肢のしびれの軽減や間欠跛行距離の延長などの効果が期待できる。

　装具療法には後彎位固定コルセットや歩行時の押し車の使用などがある。腰椎を後彎位に保つことで脊柱管狭窄の状態を解除する理にかなった方法であるが，季節や年齢によってはこれらの使用は患者に好まれないことが多い。

　理学療法や運動療法は，これら単独では腰部脊柱管狭窄症に対する治療として行われることは少なく，薬物療法などと併用して施行される。疼痛緩和のための下肢ストレッチングや腰椎前屈体操，間欠跛行距離拡大のための前屈位歩行訓練などが行われ，腰部脊柱管狭窄症患者の腰殿部痛や下肢痛などを緩和させることが可能である[3]。

　これらの保存治療を十分な期間行っても歩行障害や膀胱直腸障害などの馬尾症状が持続・進行し，日常生活や職業上の支障が大きければ手術治療が行われる。手術は主に腰椎開窓術とよばれる後方から神経を圧迫する椎弓や黄色靱帯を切除する方法や，すべり症や側彎変形を伴う例では除圧に加えて変形部位の矯正固定を同時に行う腰椎固定術がある[4]。最近では腰椎周囲の軟部組織への侵襲を減らすための低侵襲手術も種々考案されている[5,6]。

　手術後は速やかに間欠跛行の消失や下肢のしびれ領域の減少といった効果が得られるが，罹病期間が長い重度の腰部脊柱管狭窄症患者では足部の異常感覚や筋萎縮が残存することがまれではない。

■禁忌事項

　保存治療の時期には症状が生じやすい姿勢を避けてリハビリを行うことが望ましい。すなわち，腰部脊柱管が狭小化する腰椎前彎位での運動を控えて，間欠跛行距離の拡大を図る。ストレッチングも腰椎が過伸展しないような姿勢で行うことが望ましい。

　手術後はドレーン抜去後の離床から始まり順次歩行訓練などが行われるが，腰椎を前彎位にしても脊柱管狭窄・神経圧迫は生じない。侵襲を加えた後方軟部組織や，固定術であればスクリューなどのインプラントや移植骨に過度の負担がかからないように，不要な前屈を避けるように生活指導を行う。あぐらや長座位の姿勢をとることは退院後も長期にわたってするべきではない。

〔鈴木哲哉〕

評価

腰部脊柱管狭窄症はさまざまな神経症状を呈し，神経根型，馬尾型，混合型に分類される。神経根型は，主に下肢の疼痛やしびれを主訴とし，坐骨神経痛，大腿神経痛などを認めることが多い。一方，馬尾型は感覚障害を主訴とすることが多く，疼痛を呈することは少ない。間欠跛行や膀胱直腸障害を呈し，多根性障害を特徴とする。

本疾患は，疼痛回避を繰り返した姿勢を呈していることが多く，症状も多岐にわたり複雑なため，評価において問題点を抽出することは容易ではない。

疼痛評価

痛みがADLやQOLに直接的な影響を与えることが多く，主訴ともなりうるため，より正確な情報収集が必要となる。疼痛の有無だけではなく，「種類，部位，程度，痛みの質，誘因や誘発姿勢」などを聴取する。疼痛寛解の条件も評価しておくと日常生活指導に繋がりやすい。

感覚検査

神経根症状として感覚障害を生じることも多く，下肢の感覚障害は遠位が優位に障害されやすい。重症化すると，運動麻痺や膀胱直腸障害も起こりうるため，皮膚分節で知覚障害を呈する領域を評価しておく。

可動域検査

柔軟性の改善と疼痛の改善との相関性が高いとの報告が多く[7]，下肢伸展挙上試験（straight leg raising；SLRテスト），指床間距離（finger-floor distance；FFD）などの脊柱柔軟性を確認しておく。また疼痛回避姿勢の繰り返しにより，骨盤周囲筋・下肢筋の短縮や筋緊張の亢進が予想されるため，下肢の可動性も評価しておく。特に，Thomasテスト，Overテストなどの股関節の拘縮評価や，林ら[8]が考案した腰椎後彎可動性（posterior lumbar flexibility；PLF）テスト（図5）は，馬尾性間欠跛行の改善を図るのにも有益な情報となる。

筋力検査

本症の多くはL3-4，L4-5高位罹患で，L4，L5の神経根に症状をきたす可能性が高く，重症例では前脛骨筋や長母趾伸筋，腓骨筋などの麻痺を起こすことがある。これらの筋力低下は歩行に影響するため，十分な評価が必要である。疼痛のために筋出力が十分に発揮できない，長期的な経過に伴い廃用が生じているなどの場合もあるため見逃さないようにする。また，体幹筋力の強化が疼痛改善に関与するとされており，体幹筋の評価も行っておくとよい。

図5 腰椎後彎可動性テスト（PLFテスト）

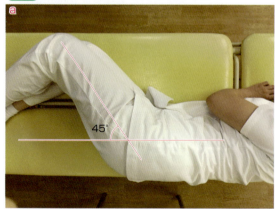

a. 開始肢位
側臥位にて股関節45°屈曲位とする

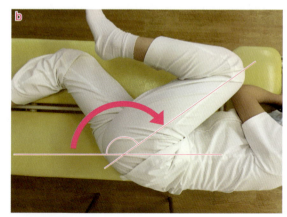

b. 角度計測
上方脚の股関節を内外転中間位で屈曲させ，体幹の長軸に対する股関節の屈曲角度を計測する。計測肢の大腿が抵抗なく胸部に接する場合には，PLFテスト陰性と判定する

■姿勢評価

本症の不良立位姿勢として，骨盤後傾・腰椎前彎減少・胸椎後彎増強によるsway back姿勢や骨盤前傾・腰椎前彎増強・胸椎後彎増強による後彎前彎姿勢が多くみられる[9]。ただし，腰椎伸展による疼痛から逃れるため前傾姿勢を好むといった，長期的に疼痛回避を繰り返して崩れた姿勢を呈する場合も多く，症状も多岐にわたるため，問題点を抽出するのは容易ではない。腰椎後彎は，代償的に股関節屈曲，膝関節屈曲姿勢をもたらし，下肢筋群への過重負荷を増大させ異常歩行が生じやすくなるため，こちらも見逃さないようにする。

■歩行評価

歩行中の姿勢，スピード，連続歩行距離，歩行補助具の使用の有無などを評価する。特徴的な症状は間欠跛行であり，どのくらいの時間でどのような症状が出現するのか，どのくらい休憩すれば軽減されるのかなど，歩行負荷試験をしておく。

リハビリテーションの進め方

腰部脊柱管狭窄症は，進行に伴い腰痛や神経根性の下肢痛などを生じることがある。これらの疼痛はときに急性増悪を伴いながら，慢性的に経過するので，急性症状と慢性症状を見極めながら治療を進める必要がある。また，軽症例や機能障害が少ない例，神経根型の場合，などは保存療法が第一選択となることが多いが，疼痛や神経症状による機能障害が強く，馬尾症状が認められるなどの場合，観血的療法が施行される。

■発症後早期・軽症例

急性疼痛を有する場合，治療目標は疼痛のコントロールであり，コルセットの着用や，廃用を最小限にとどめた安静が第一選択となる。積極的な運動療法というよりは，症状の増悪を防ぎながら良肢位を中心とした生活指導を行い，除痛を目的に寒冷療法や経皮的神経電気刺激などの物理療法が選択されることもある。

疼痛が少ない場合や，急性疼痛が落ち着いたら，腸腰筋，大腿四頭筋，大腿筋膜張筋，ハムストリングス，多裂筋などをターゲットにしたストレッチングを施行し，腰椎骨盤リズムの正常化を図る。また体幹の安定化に関与するとされる腹横筋や多裂筋，大腰筋といったローカル筋へのトレーニングを行う。

■中等度例

慢性痛は残存している場合が多く，疼痛回避を繰り返したことにより多くの機能障害や異常姿勢などを呈しており，症状は多様である。軽症例と同様に，まずは疼痛コントロールが優先されるべきだが，慢性痛には温熱療法やマッサージなどの物理療法を用いる。

生理的前彎の消失や，疼痛回避姿勢を取り続けた結果，体幹筋のみならず下肢筋にも短縮やスパスムを生じているケースが多い。痛みや不快感が生じる場合には無理をせず，体幹・股関節の可動性拡大に向けて愛護的なストレッチングから開始し，股関節周囲筋の拘縮改善やPLFテストの陰性化をめざす。

ある程度除痛と可動性確保が得られたら，通常のADL復帰に向けて，良肢位の獲得・保持の患者教育に併せて徐々に運動療法を開始する。まずは軽症例と同様に，体幹の安定化に関与するとされるローカル筋へのトレーニングを行う。また，高齢者に多いことや，発症から長期にわたって我慢を強いられた症例も存在し，体幹・下肢筋力低下が生じている可能性が高く，痛みに応じて下肢筋力トレーニングも開始する。脊椎・骨盤の中間位保持を学習したうえでローカル筋が協調的に働くことが，歩行や動作を改善に繋がる。体幹と下肢の協調性改善として，アジリティボード上でのスクワットやステップ動作を実施する。

■術後例

術後のリハビリテーションとしては，術前の症状が軽減することで得られる運動機能をADLに生かすこと，再発防止を図ることが重要とされる。まず，手術によって疼痛がどの程度軽減したのかを評価する。術後早期には，創部痛を訴えることも多く，創部周辺の炎症症状の確認や皮膚の伸長性の確認も行うとよい。

脊柱の可動性に関しては術部への負担を考慮し、評価・治療ともに積極的には実施しない。特に脊椎固定術後には、ロッドやスクリューの破損、固定部の骨折などの危険性があるため、過度な脊椎運動を行わないようにする[10]。むしろ、隣接関節に対する評価・治療を行い、固定部へのストレスを避けた動作が可能となるよう図る。基本動作練習やADL練習の際にも、これを念頭に置いた動作方法の獲得や生活指導を行う。

術直後の筋力トレーニングは、術部の負担を考慮し低負荷から開始する。ローカル筋は体幹の静的支持性にも関与が大きく、術後早期のトレーニングに適している。まずは腹部ドローイン（図6）から開始する。術前からの機能低下や術後安静による筋力低下から脱却するため、下肢筋力トレーニングも早期から開始したいが、体幹筋が適度に収縮していないと腰部に負担がかかるため、注意が必要である。

また長期的に歩行を忌避してきた症例が多く、高齢者に多い疾患であるため、廃用による耐久性の低下が併存していることがある。そのため、有酸素運動も有効である場合が多い。自転車駆動時の硬膜圧は低く、また変化が少ない[11]とされており、サドルの圧迫による疼痛に注意を払いながらエアロバイクを活用することが有効視されている。

（菅原智美）

図6 腹部ドローイン

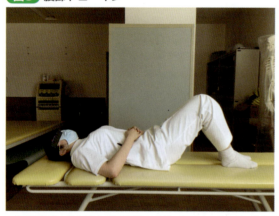 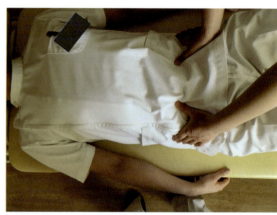

- 「お腹を引っ込めるように」「細いズボンを履くように」などの表現で説明するとわかりやすい。
- 腹直筋収縮による骨盤後傾が起こらないように注意する。
- 腹横筋は上前腸骨棘の2cm内側で触れるので、患者自身が収縮をわかるように指導するとよい。
- 息をこらえないように注意し、10秒程度キープすることから開始する

脊椎
腰椎椎間板ヘルニア

リハビリテーションに必要な解剖・疾患の知識

◼解剖

椎間板は椎体と椎体の間に存在し，椎体終板の全面を覆っている。変性のない腰椎では椎間板は椎体高の1/3程度の厚みをもつ。外観は短い円柱状の構造物であるが，その組成は一様ではなく，中央やや後方に髄核をもち，その周囲は線維輪によって取り囲まれている[1]。線維輪は同心円状の層板構造をもつが，各層線維はバイアスタイヤのように互いに交差している（図1）。

生体内で椎間板にかかる力学的負荷は屈伸や捻転などさまざまだが，主な負荷は圧縮荷重である。椎間板は圧縮負荷に対して粘弾性を示すが，その変位量は時間の経過とともに増加し，荷重を除くとゆっくりと元の形に戻るといったクリーピング現象を示す。若年者で朝と夕で身長差が生じるのは，ほとんどが脊椎椎間板のクリーピング現象によるものである。

椎間板は加齢とともに変性し，線維輪と髄核のいずれも弾力性が失われていく[2]。またもともとの線維輪構造は一様でなく，前方線維はよく発達しているのに対し後方線維輪は各層板の配列が不規則で層板数も少ない。このため後方線維輪の層板相互の結合も相対的に弱く，線維輪破綻＝椎間板ヘルニア発生の素地となりうる。

◼原因

腰椎の脊椎症は椎間板の変性に始まり，やがて加齢とともに靱帯や椎間関節・椎体辺縁などにも影響が及び変形をきたす，といった退行性変化の過程は前述の通りだが，緩徐に進むはずの椎間板変性があるスピードで比較的急激に進行した場合に，

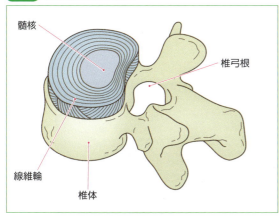

図1 腰椎椎間板の構造

髄核／椎弓根／線維輪／椎体

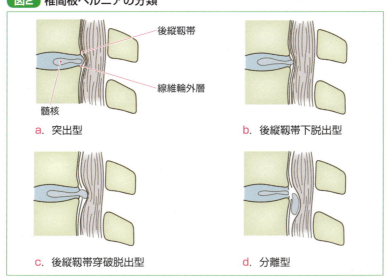

図2 椎間板ヘルニアの分類

a. 突出型　　b. 後縦靱帯下脱出型
c. 後縦靱帯穿破脱出型　　d. 分離型

後縦靱帯／線維輪外層／髄核

線維輪の断裂や膨隆，髄核の脱出をきたした状態が椎間板ヘルニアである。臨床的には膨隆や脱出が後方や後側方に生じて神経根や硬膜嚢と接し，圧迫や周囲の炎症をきたした場合に問題となる。

椎間板ヘルニアはその突出形態により髄核突出，髄核脱出，髄核分離に分類される。さらに髄核脱出を後縦靱帯の穿破の有無により二つに分ける分類も用いられている（図2）。L4/5とL5/S1の高位に好発し，椎間板変性が始まり進行する20歳から40歳代に多い。L2/3やL3/4などの上中位の椎間板ヘルニアは年齢の上昇とともに確率が高まる。

通常ヘルニアは後方傍正中に生じて脊柱管内で神経根の分岐部を圧迫するが，後側方に生じて上位で分岐した神経根を脊柱管外で圧迫する場合があり外側ヘルニアという。ヘルニアの多くは単一の神経根を障害するが，なかには正中から大きく脱出して硬膜管を圧迫し馬尾神経を障害することもある。症状の多くは片側の腰痛で始まり，髄核の突出程度や方向により下肢痛やしびれをきたす。障害が高度になると神経領域に応じた筋力低下や知覚鈍麻が生じ，馬尾が障害されると膀胱直腸障害が生じる。椎間板内圧が上昇する座位で症状が増強することが多く，坐骨神経や大腿神経が伸長される肢位で下肢痛が誘発される。

■検査

画像診断では放射線被ばくのない無侵襲なMRIが非常に有用であり，ヘルニアの発生高位だけでなく大きさや突出の形態が高感度で指摘できる[3]（図3）。ペースメーカーなどの体内磁性体によりMRIの施行が困難な場合は，放射線被ばくはあるが穿刺などの侵襲を伴わない単純CTでも同等の診断精度が得られる[4]。ただしこれらの画像診断で無症候性のヘルニア所見を認める場合があり，確定診断には疼痛領域や障害神経高位に応じた徒手筋力テスト，知覚検査，腱反射異常などの理学所見との総合的な評価が必須である。

図3 腰椎椎間板ヘルニアのMRI

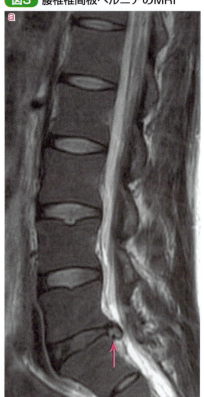

a．矢状断像
L5/S1椎間板の後方突出

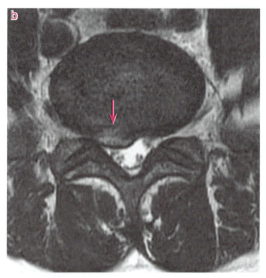

b．水平断像
右傍正中での突出

リハビリテーションの知識

■治療

　保存治療が基本であり，鎮痛剤や筋緊張弛緩薬の内服などの薬物治療，硬膜外・神経根ブロックなどのブロック治療，コルセット装着などの装具治療が行われる．保存治療を2〜3カ月行っても十分な効果がなく日常生活動作や就労動作に支障をきたす例では，手術治療への切り替えを考慮する．耐えがたい疼痛により数週間後の保存治療効果判定を待てない例や，下肢の筋力低下が明らかな例では早期に手術治療を行う場合がある．馬尾障害による尿閉などの膀胱直腸障害をきたした例では初診時であろうとも診断が確定した時点で緊急に手術を行う．

　手術は神経を障害しているヘルニアを切除することが目的であり，古くから後方法が一般的である．片側の椎弓・黄色靱帯を部分切除しヘルニアを摘出するLove法が基本手技であるが，近年では手術侵襲の低減化のために同様の手技を顕微鏡下や内視鏡下で行う施設が増加している[5]．

　術前に筋力低下などの神経麻痺を呈していた例では術後のリハビリの介入が必須である．それぞれの麻痺筋や歩行障害に応じた筋力訓練や歩行訓練を行い，場合によっては足関節や膝関節装具の装着を考慮する．神経痛の多くは術後早期に軽快し体動は容易になるが，筋力の回復には数カ月以上の長期を要する場合が少なくなく，退院後も転倒予防や筋力訓練を続けられるように指導する．

■禁忌事項

　手術後，創内出血が治まり次第離床を開始するが，車椅子による移動は椎間板内圧が高まる姿勢での動作であり避けるべきである．筋力低下があっても転倒予防に留意しながら歩行器使用などによる支持歩行の指導が望ましい．四頭筋などの大きな筋の麻痺が残る場合は初めから長距離歩行を欲張らずに，筋力の回復や装具の完成まで十分に待機してからリハビリを拡大していく．

　多くの患者は術前に疼痛を誘発していた姿勢，すなわち膝伸展位での前屈や腰椎後彎位での座位など椎間板内圧が高まる姿勢を記憶している．ヘルニアの再発予防や他の椎間板の変性を助長しないようにこれらの姿勢を忘れずに，かつなるべく避けながら生活していくように指導することも重要である．

（鈴木哲哉）

評価

　一般的に腰椎椎間板ヘルニアは，髄核の突出した椎体高位に応じた症状が出現することが多いとされている．そのため，それぞれのレベルで出現しうる神経根症状を把握する必要がある．しかし，髄核突出の程度や分類と症状は必ずしも一致しないという報告もあり，疼痛回避姿勢や筋スパズムなどの影響を受ける場合も多く，症状は多岐にわたる．

▫疼痛評価

　腰痛とともに下肢痛を有するケースが少なくない．下腿に放散する痛み，神経根の走行に一致する痛み，咳やくしゃみにより悪化する痛み，発作性疼痛など4つが重要視され，病歴の把握が必要となる．問診で下肢疼痛の部位及び分布領域，種類や質などを詳細に評価する（A-①）．

▫感覚検査

　神経根症状を有する場合，それぞれの障害神経根に沿った感覚障害を呈する．

▫可動域検査

　下肢伸展挙上試験（straight leg raising；SLR）の下肢挙上角度が重症度と相関するとされている[6]．下肢痛のため70°まで挙上することができず，左右差も有する場合，陽性となる．また，疼痛を避けるため体幹の可動域制限をきたすこともあり，立位での前屈制限として指床間距離（finger-floor

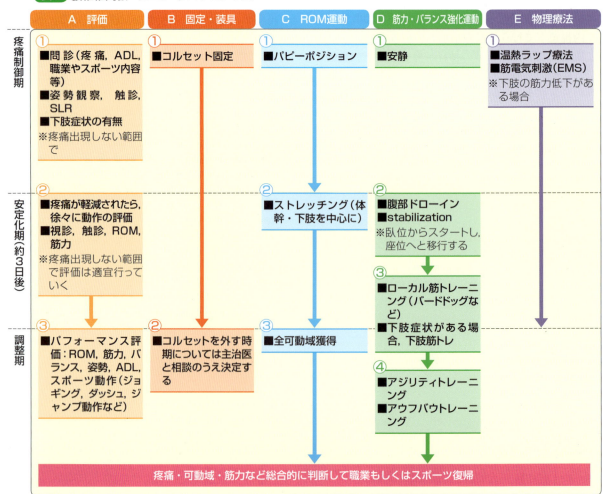

表1　腰椎椎間板ヘルニア リハプログラム

distance；FFD）をチェックする．単純なFFDの計測だけではなく，脊椎－骨盤－股関節複合体のどの部位が可動性の低下に繋がっているのか，左右差は生じているのかなども評価する．

疼痛や回避姿勢などのさまざまな原因で体幹筋に慢性的な過緊張やタイトネスが起こった場合，骨盤の正常な運動は制限され，結果として大腿直筋及びハムストリングスのタイトネスが発生することもある[7]．単一の筋の短縮のみではなく，骨盤周囲のアライメントや周囲の筋のタイトネスとの関連なども十分考慮する必要がある．

■筋力検査

好発高位はL4/5，L5/S1で[8]，第5神経根症状として前脛骨筋や長母趾伸筋，長指伸筋の筋力低下を，第1仙椎神経根症状として腓骨筋，長母指屈筋，長指屈筋の筋力低下を起こすことがある．

■姿勢・動作観察

腰椎の屈曲位・生理的前彎位・伸展位，左右の非対称性などを観察し，症状が増減する姿勢や運動を予測する．単に「屈曲で腰痛が出現する」ではなく，どの程度の動きでどこに出現するのか，下肢症状も随伴するのか，主訴と一致するのかなどを詳細に把握する．日常生活で症状が増減する要因を確認することで，患者教育にも繋がりやすくなる．重症化すると，防御反応として疼痛を回避する姿勢「疼痛性側彎」を生じることもあり，こちらもチェックしておく．また，筋・筋膜性の症状や仙腸関節由来の症状などが合併している可能性も十分に考慮する必要性がある．

リハビリテーションの進め方

根性疼痛のみで，麻痺がない症例には保存療法として運動療法が有効である[6]．特に急性期におけるMcKenzieエクササイズは有効とされている．また，体幹伸展可動域の拡大と体幹伸展筋力の強化は疼痛改善やQOLの拡大，復職率を向上させるといわれている．

■疼痛制御期（pain control phase）

疼痛が強い急性期には安静（3日間程度）が基本となるが，McKenzie伸展エクササイズを行い，髄核の前方移動を図ることが有効視されている．パピーポジションの姿勢保持を10～180秒間，10回2セットで行う（C-①，図4）．パピーポジションすらとれない場合は腹臥位になることから始め，痛みが生じるようならすぐにやめる．積極的な運動療法は適応外であり，良肢位を中心とした生活指導を行う．

腰痛症状の急性期及び亜急性期には温熱ラップ療法が有効[6]とされており，除痛目的に低温で長時間の温熱療法が選択されることもある．また，下肢症状がある場合，筋電気刺激（electrical muscle stimulation；EMS）を利用して筋力増強を図ることもある（E-①）．

■安定化期（stabilization phase）

急性期の強い疼痛が緩和された時期である．SLRが30°以上獲得できたら徐々に運動療法を開始する（D-②）．腹横筋に対するトレーニングとしてドローイン（p.326図6）を開始する．腹横筋は，コアの屋根となる横隔膜の収縮，底となる骨盤底筋群の収縮とともに腹腔内圧を増加させる[9]．腹腔内圧の増加は脊柱に伸展モーメントを与え，体幹のバランスを保つのに重要となる．ドローインが可能になったら，臥位でのstabilizationを開始し，座位でのstabilizationへと移行する（図5）．通常のADL復帰に向けて，良肢位の獲得・保持や生活指導などの患者教育を併せて行う．

この時期から少しずつ，短縮をきたした筋に対してストレッチングを開始する（C-②）．体幹筋に加え，大殿筋，ハムストリングス，腓腹筋などの下肢筋も重要である．痛みや不快感が生じる場合には無理をせず，ゆっくりと10秒以上かけて行う．

■調整期（conditioning phase）

症状が比較的安定化した時期である．安定化期から引き続き，体幹の安定化に関与するとされる腹横筋や多裂筋，大腰筋といったローカル筋システムへのトレーニングを行い，その後徐々にグローバル筋との協調性を獲得していく（D-③）．特

に，多裂筋は椎間関節に比較的近いところに位置しており，多裂筋の適切な収縮は椎間関節の安定化を促す[7]とされている。多裂筋のトレーニングとしてバードドッグ（図6a）といわれる運動を行う。スポーツ選手などであれば，サイドブリッジやプローンブリッジ（図6bc）も有効である。だいぶ動けるようになったら，バルーンやバランスディスクなどを使用したアジリティトレーニングやアウフバウトレーニングなどを行うこともある（D-④）。また，筋力低下や麻痺を生じた体幹・下肢筋力の低下に対するトレーニングも開始する。実施する際には，腰への負担を軽減するために体幹筋の適度な収縮が必要となるので注意する。

復帰すべき職業もしくはスポーツなどがある場合，その就業内容やスポーツ特性などを考慮した運動パターンを習得すべく支援する。そして，再発予防に繋がる生活指導・患者教育を行うとよい。

（菅原智美）

図6 ローカル筋トレーニング

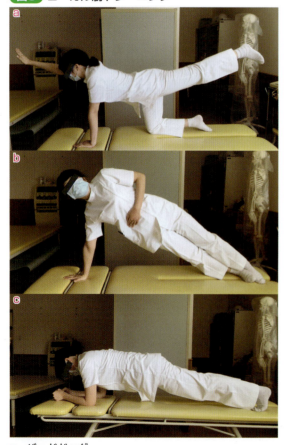

a．バードドッグ
b．サイドブリッジ
c．プローンブリッジ

図4 McKenzie伸展エクササイズ（パピーポジション）

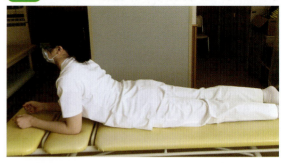

図5 stabilization

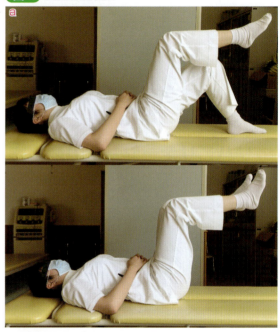

a．臥位でのstabilization

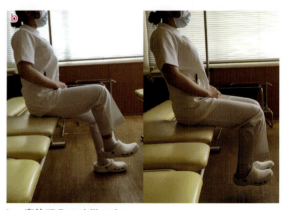

b．座位でのstabilization

片側挙上から開始し，苦痛なく行えるようになったら両側挙上へと移行する。各トレーニングとも，3〜10秒程度の保持から開始し，1〜3分程度継続できるように時間を延長していく。

脊椎
脊髄損傷

リハビリテーションに必要な解剖・疾患の知識

解剖

脊髄は硬膜に包まれて，大孔から脊柱管内を下行する。頸髄と腰髄部で腫大しておりL1椎体レベルでは"脊髄円錐部"とよばれる。それよりも遠位では"終糸"となり，S2椎体レベルで尾骨靱帯へと移行する。脊髄からは，左右31対の"脊髄神経（前根と後根）"が出ている。腰髄，仙髄，尾髄部からの脊髄神経はくも膜下腔を下行し（馬尾神経），各椎間孔へ向かう。それぞれの脊髄神経に対応する脊髄の分節を"髄節"とよぶ。脊髄の内部構造は，灰白質（gray matter）と白質（white matter）に分かれている。

灰白質は前角細胞などの神経細胞からなり，白質は主に脳と末梢神経を繋ぐ上行性と下行性の線維束を含んでいる。後索，皮質脊髄路，脊髄視床路は中心部から，頸髄（C），胸髄（T），腰髄（L），仙髄（S）と配列されており，この局在は脊髄損傷の臨床症状と非常に密接な関係にある（図1）。

脊髄損傷の定義

何らかの外力が脊椎に加わり，脊髄自体が損傷された状態を脊髄損傷とよぶ[1]。その病態には脊髄振盪（concussion）と脊髄挫傷（contusion）があり，前者では脊髄に器質的変化はなく，後者の病態は脊髄実質の挫滅と圧迫病変である。損傷高位により頸髄では四肢麻痺（呼吸麻痺も含む）を，胸髄，腰髄，仙髄，円髄では一般的には対麻痺と膀胱直腸障害を生じる。髄外損傷として馬尾損傷が含まれる。

検査

●神経症候学的診察

筋力，知覚，腱反射などにより，神経症状の有無や程度と損傷高位を診断するが，経時変化を観察することも必要である。損傷高位は最遠位の正常な髄節で表現する。

筋力：それぞれの髄節の支配するkey muscle（表1）で評価する。

知覚：温痛覚と触覚で評価する。乳頭がT4，剣状突起がT7，臍部がT10，鼠径部がL1，膝がL3の皮膚分節※の目安となる。肛門周囲の知覚残存（sacral sparing, S2-4）の有無の確認は予後判定にきわめて重要である。

※皮膚分節：末梢では1本の脊髄神経由来の神経線維は再び集約し特定の皮膚領域を分節状に支配している[2]。

反射：脊髄損傷が高度であると損傷高位以下で反射が一過性に消失する。この状態を"脊髄ショック"とよび，一般的に受傷後48〜72時間継続する。

図1 脊髄の内部構造

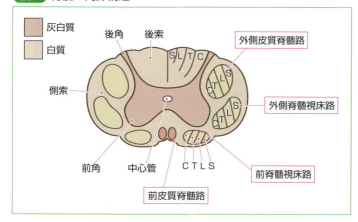

表1 key muscle

C4	呼吸	T1	手指外転
C5	肘屈曲	L3	股関節屈曲
C6	手関節背屈	L4	膝伸展
C7	肘伸展	L5	母趾背屈
C8	手指屈曲	S1	足関節底屈

球海綿反射※の出現は脊髄ショックからの離脱を意味している。

※球海綿反射：亀頭または陰核を締め付けて刺激すると肛門括約筋が収縮する。反射中枢はS2-4とされている[3]。

●重症度と分類

脊髄損傷は完全麻痺と不完全麻痺に分けられる。不完全麻痺は中心性損傷，半側部損傷（Brown-Séquard syndrome），前部損傷，後部損傷に分類される（表2）。重症度の分類としてFrankel分類[4]とASIA分類（American Spinal Injury Association Impairment Scale）[5]が使用されており，ADL障害と麻痺回復の程度を理解するときに簡便に使用できる（表3・4）。

●画像診断

単純X線撮影：最低限でも損傷の疑われる部位の2方向単純撮影を行う。明らかな骨折や脱臼がなくても脊椎アライメントの不正などを確認する。

表2 不全麻痺の分類と臨床症状

中心性損傷	非骨損傷で高齢者に多く麻痺は下肢より上肢に強い
半側部損傷（Brown-Séquard syndrome）	損傷側の運動と深部覚，反対側の温痛覚の障害
前部損傷	前脊髄動脈支配領域の障害，運動麻痺が残りやすい
後部損傷	後索での障害，位置覚と振動覚が損傷される

表3 Frankel分類

A：complete	損傷高位以下の運動と知覚の完全麻痺
B：sensory only	完全運動麻痺と知覚の残存
C：motor useless	運動機能は残存するが実用性ない
D：motor useful	実用的な運動機能が保たれ，装具の要否に関わらず歩行は可能
E：recovery	運動と知覚は正常で，排便排尿障害がない

表4 ASIA分類

A：complete	S4-5の運動あるいは知覚が温存されていない
B：incomplete	損傷高位以下の完全運動麻痺と知覚の残存。S4-5の運動麻痺あり
C：incomplete	運動機能は残存：MMT＜3/5
D：incomplete	運動機能が保たれている：MMT≧3/5
E：incomplete	運動と知覚は正常

（MMT：manual muscle testing）

図2 40歳女性，L1破裂骨折（Frankel C）単純X線像

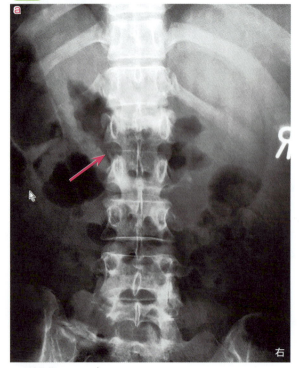

a. 前後像

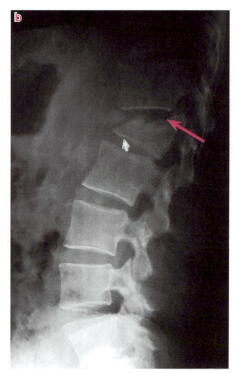

b. 側面像

必要な場合は，神経症状の悪化に注意しながら動態撮影も追加する（図2）。

CT：単純X線撮影よりも脊椎損傷の診断には有用な場合が多い．特に上位頸椎や頸胸移行部などで役立つ．骨折，脱臼や脊柱管内の骨片陥入の程度を表すことができる．MPR（multi-planar reconstruction）では三次元的に損傷の状態が観察できる（図3）．

MRI：椎間板や靱帯組織の損傷や出血の程度などが観察でき，損傷した脊髄の状態も経時的に捉えることが可能である（図4）．

血管造影検査：頸椎脱臼骨折では，椎骨動脈の損傷や血栓症を合併しやすく，受傷時にCTまたはMRアンギオグラムを行う必要がある[6]．

図3 40歳女性，L1破裂骨折（Frankel C）3D-CT

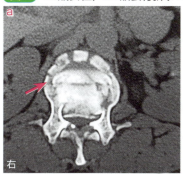
a．水平断像

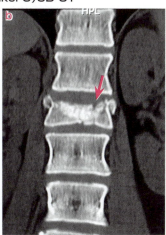
b．前額断像

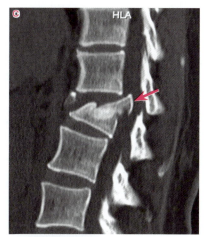
c．矢状断像

図4 40歳女性，L1破裂骨折（Frankel C）MRI

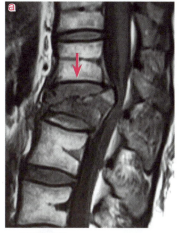
a．T1強調像

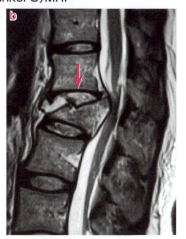
b．T2強調像

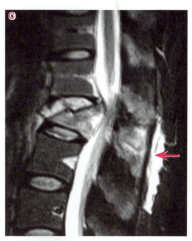
c．脂肪抑制像

リハビリテーションの知識

■治療

　脊椎・脊髄損傷は，整形外科領域のなかでも重篤な外傷の一つである．多発外傷を合併することも多く致死的になることも少なくない．このため，急性期には全身状態の把握が必須である．全身状態の把握とともに，脊椎・脊髄損傷の評価を進めることが大切である．神経症候学的診察により神経症状の有無や程度と責任高位を診断する．四肢や頭部外傷を合併した場合は，神経症候学的診察が困難なことが多い．さらに，単純X線写真撮影，CT，MRIや血管造影検査などの画像診断で，損傷部位の同定，脊椎不安定性の有無と神経組織の圧迫や損傷の程度を詳細に評価する．

　神経症状がないか軽微でかつ損傷した脊椎に不安定性のない症例では，保存的治療が優先される．明らかな神経症状や神経組織の圧迫があったり，損傷した脊椎に不安定性を有する症例では，手術治療が選択されるべきである．手術治療の目的は，神経組織への圧迫因子の除去（decompression），損傷した脊椎の整復（reduction）と固定（stabilization）である．

　近年では，さまざまな新しいタイプの脊椎の内固定材料が開発されており，損傷した脊椎の整復と固定が容易に行われるようになった（図5・6）．

図5　67歳男性，C7脱臼骨折（Frankel E），前方後方除圧固定術を行った単純X線像

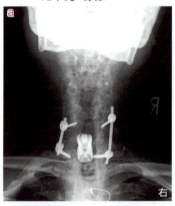
a. 前後像

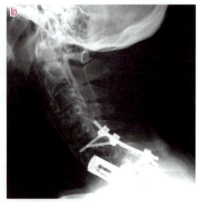
b. 側面像

図6　82歳男性，Th12脱臼骨折（Frankel C）後方除圧整復固定術を行った単純X線像

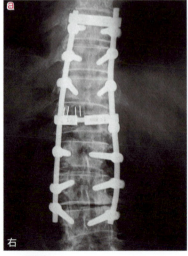
a. 前後像

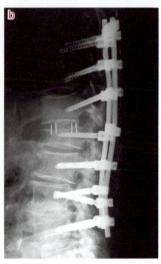
b. 側面像

このため，リハビリテーションの早期介入が必須となる。急性期では，呼吸訓練，ROM運動と残存する筋力強化が主体となる。慢性期には，関節の良肢位確保や拘縮予防訓練も必要となる。

脊椎脊髄損傷では，その治療期間はきわめて長期となることが多く，患者の社会復帰をめざすことが治療の最終的なゴールと思われる。心理的支援もリハビリテーションの重要な役割の一つとなる。現在では，損傷した脊髄などの神経組織に対するさまざまな再生医学的治療が試みられている[7]。可及的早期からのリハビリテーションの介入が大切であり，その重要性は今後もさらに増加すると推定される。

■リハビリテーション上の留意点と合併症

●体位交換

特に急性期の頸髄損傷で重要な意味をもつ。褥瘡予防，排痰，末梢循環機能の維持や浮腫予防などを目的として，2〜3時間ごとに繰り返し愛護的に行う。patient in one pieceが原則であり[8]，褥瘡好発部位を注意して観察することも大切である。

●自律神経障害

起立性低血圧はT5(6)より高位の脊髄損傷で認められる。交感神経遮断によって腹部臓器への血液貯留と静脈還流量の低下が生じ，血圧低下が起立時に30mmHg以上となり，脳血流量の低下をきたし眩暈や意識障害などを生ずる。早期からの座位，車台訓練，下肢弾性ストッキングの使用などが有効である。自律神経反射もT5(6)より高位の脊髄損傷で認められる。損傷部以下の神経節での自律神経の脱抑制が血管の収縮による発作性の血圧上昇をきたし，2次的に非麻痺領域での副交感神経が賦活化される。この結果，頭痛や発汗など症状が生じる。血圧上昇が20mmHgを超える場合には治療が必要とされる。

●外傷後脊髄空洞症

損傷脊髄部位でのくも膜の癒着による髄液還流障害が原因とされる。症例の数%に発症する。髄液が損傷脊髄部位付近から中心管に迷入し，中心管を徐々に拡大していくと考えられている(図1)。脊髄損傷後一定期間をおいて痛みやしびれで発症する。次第に痛覚麻痺，筋力の低下や筋萎縮へと悪化するため，早期の発見と治療(脳脊髄液のシャント手術)が重要となる。

●異所性骨化

麻痺領域の大関節やその周囲靱帯，筋組織などに生じ最終的に骨組織に置き換わる状態である。受傷後数カ月以内の発症が多く，初期には局所熱感，発赤と腫脹を生じる。それに伴い血清アルカリフォスファターゼの上昇を認める。徐々に罹患関節周囲に硬い腫瘤を触れるようになりROM制限を生じる。早期からの愛護的ROM運動が予防の基本であり，重症例ではetidronate disodium剤の投与や骨化巣部分切除術が選択される。

●深部静脈血栓症と肺梗塞症

下肢の深部静脈血栓症(deep vein thrombosis；DVT)は脊髄損傷の急性期に高頻度に発症する。下腿の腫脹，発赤と足関節背屈時の腓腹部痛(Homans兆候)が陽性となる。離床までのベッドサイドROM運動やフットポンプの使用などがその予防に役立つ。脊椎脊髄損傷部位からの出血が危惧されるため，抗凝固療法の導入は急性期にはきわめて困難である。

DVTから肺梗塞症(pulmonary embolism；PE)が生じる確率は7〜22%で，そのうち7〜13%は致死的と報告されている。DVT，PEは脊椎手術術後の重篤な合併症でもある[9]。患者の離床やリハビリテーション開始時に起こりうるため，常に念頭に置きリハビリテーションを進める必要がある。

(奥山幸一郎)

評価

受傷直後は，脊椎脊髄損傷部の安静度，合併症（呼吸器障害，膀胱直腸障害，自律神経障害，体温調節障害，自律神経過反射，痙縮，痛み，褥瘡，深部静脈血栓症），随伴外傷など全身状態と意識状態を確認し，観血的か保存療法か，損傷部位の固定期間を把握することが重要となる。

麻痺のレベルを知るために，ASIA（American Spinal Injury Association）評価法 ISNCSCI（International Standards For Neurological Classification of Spinal Cord Injury）[10, 11]で，key musclesを用いた運動機能スコアと28髄節の触・痛覚の感覚機能スコアを評価する（図7）。また，不全麻痺の重症度の判定には，ASIA Impairment Scale（AIS）やFrankelの評価分類がある。麻痺のレベルや重症度を把握することは，機能的予後の推察に重要な情報となるが，初回のテストで残存機能や麻痺の程度を決定せず，定期的に評価し判断する。

脊髄損傷の死亡原因は呼吸障害（48.9%）[12]が最も多く，呼吸管理は重要である。頸髄損傷でC4（C4正常）以下では横隔膜は機能するが，呼気筋の麻痺による残気量が増加し，咳嗽力の低下による痰の喀出の困難，浅い呼吸がみられるため，横隔膜の働きや頸部筋，肩甲帯筋の過活動による過緊張，呼気に必要な胸郭の柔軟性に問題がないか確認する。

日常生活活動（ADL）は，経過とともに変化するため，機能的自立度評価法（Functional Independence Measure；FIM）や脊髄障害自立度評価法（Spinal Cord Independence Measure；SCIM）[13]を使い，ADLを把握していくことが大切である。早期にケースカンファレンスを行い，社会情報（職場，学校，地域），家族環境，家屋環境を把握する。リハビリテーション（リハ）医を中心に，機能的予後を想定して計画を立案，方針を本人や家族に説明し医学的リハが進められる（A-①）。

図7 ASIA評価（ISNCSCIワークシート）

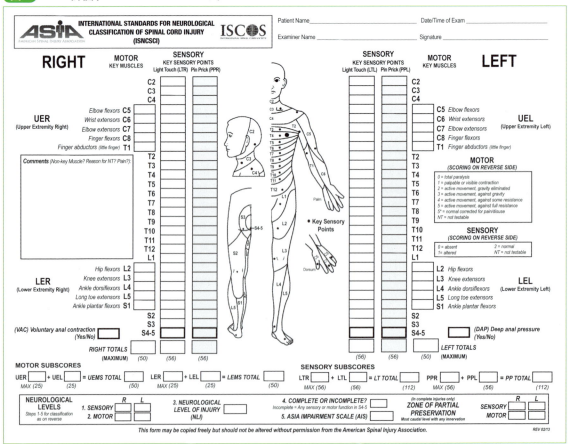

http://www.asia-spinalinjury.org/elearning/ISNCSCI.phpより

表5 脊髄損傷リハプログラム

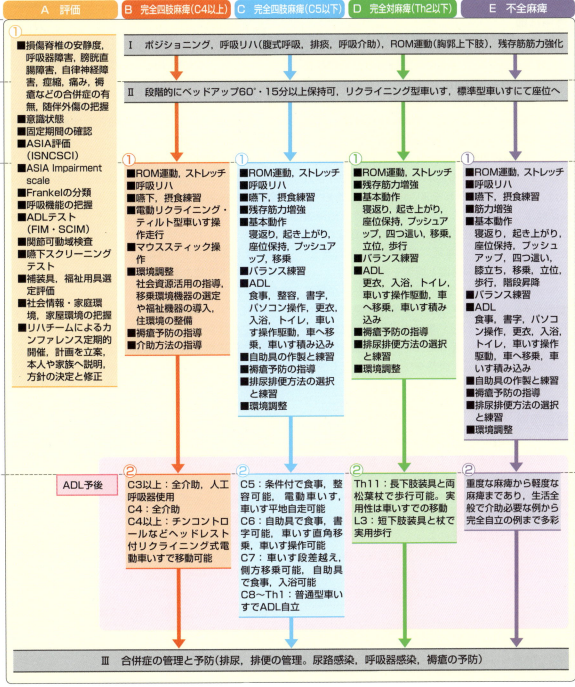

リハビリテーションの進め方

急性期

　受傷直後は，生命維持や脊椎脊髄損傷部の安定性の確保，急性期合併症や随伴外傷の治療が最優先となる。リハ開始前に，脊椎の不安定性，合併症，安静度を主治医から確認する。

　急性期に行うのは，呼吸リハ（腹式呼吸，呼吸介助，排痰），ポジショニング（褥瘡予防，良肢位確保），関節可動域の維持改善，残存筋力強化である（Ⅰ）。損傷部の固定が十分で起座が許可されれば，ベッド背もたれを30°から起こし始める。長期臥床と麻痺による筋緊張低下や血管運動障害による起立性低血圧を生じるため，自覚症状（顔色，口唇色，反応の遅延，眼球運動）を観察し，徐々に起き上がりの角度と時間を調整する。

　ベッドアップ60°で15分程度の座位姿勢が保てれば，リクライニング型車いすまたは標準型車いすへ移行していく（Ⅱ）。車いす座位で起立性低血圧症状がある場合，背もたれを下げ頭部を低くする，下肢を挙上する，腹部を圧迫するなどして症状の軽減を図る。

回復期

　完全型脊髄損傷は，残存レベルによってADLの目標が決まるが（B・C・D-②），痙縮，可動域制限，痛み，受傷前身体機能，高年齢による体力低下などの影響によって，未達成の場合がある。頸髄損傷では麻痺域と非麻痺域との筋のアンバランスにより，損傷高位によって生じやすい上肢の関節拘縮があるため，上肢関節可動域の維持改善が大切である。また，安定した長座位保持，更衣，移乗のため，下肢関節可動域の維持改善も重要となる。

　基本動作は，寝返り，起き上がり，座位保持，移乗と進めていくが，移動や移乗動作で必要なプッシュアップには，肩甲骨の動きが重要となる。C7以下は外転（前鋸筋）肘伸展位を保持し，体幹を前下方へ倒しながら行う。また，スムーズに行うため体幹の柔軟性，股関節屈曲と膝伸展（SLR）が100°以上必要になる[14]。

　また，座位保持は，静的には支持基底面が大きい長座位から始め，端座位へ進める。徐々に動きを入れ，前方，側方への上肢挙上などを行う。移動手段となる車いす練習では，操作，駆動，キャスター上げ，段差越え，スロープ，自動車移乗，車いす積み込みを行う。完全型対麻痺では，必要に応じて下肢装具装着での平行棒内歩行，松葉杖歩行を行う。

　ADLでは，機能残存レベルに応じて，自助具の選定や作製，動作の繰り返しの練習が重要で，さらに住環境整備や福祉機器導入が必要になる。褥瘡が生じた場合は，その治療が優先され活動が制限されるため，予防のためクッションの選定，除圧や減圧動作の指導，原因となる動作の摩擦軽減が大切である。

　排泄に関しては，膀胱直腸障害のため自己排泄が困難な場合が多く，排尿において自己導尿を選択する場合，ズボンの着脱，カテーテル挿入，衛生面の確保が必要となる。長座位不安定の場合，ベッドをギャッジアップし導尿手順を練習し，座位が安定すれば，車いす上での導尿，トイレでの導尿を進めていく。排便では，排便促進手段として，緩下剤，座薬，浣腸，摘便があり，自己排便の場合はトイレの使用を進める。トイレへの移乗を練習し，排便に時間を要する場合は，褥瘡予防が必要となる（C・D-①）。

不全型脊髄損傷では，機能回復が長期間みられ，リハのゴールは麻痺の回復にばらつきがあり予測困難である（E-②）。受傷後3カ月間の改善が目覚ましく，6カ月程度までは改善がみられる[15]。歩行獲得に至る症例が多く，早期より歩行に向けた積極的な介入が必要となる。急激な膝折れによる転倒の危険が予想される場合，下肢の支持性に合わせ，斜面台を角度調整し，同時または交互の膝屈伸，左右への重心移動等を行い，改善させていく（図8）。リハが進められる過程で，生活のなかで機器が必要となる場合，車いすなどの補装具や自助具，福祉機器を評価選定し，社会資源の活用，関係機関との調整，住環境整備などを行う。

維持期

　環境が整えば，家庭または地域社会への復帰，職場，学校，リハビリテーション専門医療施設や職業リハ施設，など多方面への帰結がある。維持期は，合併症の管理と予防が重要で，排尿と排便の管理，尿路感染，呼吸器感染，褥瘡などの予防が大切である（Ⅲ）。

（金野　税）

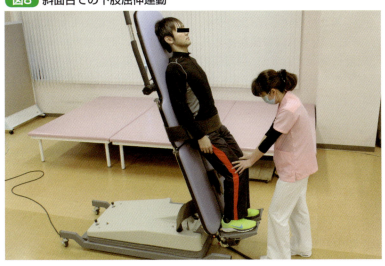

図8　斜面台での下肢屈伸運動

10 脊椎
脊柱側彎症

リハビリテーションに必要な解剖・疾患の知識

病態と分類

　脊柱側彎症は，脊椎が回旋を伴い脊柱が側方へ彎曲する変形である。そのなかで，思春期に発症し基礎疾患のない特発性側彎症が約80%を占める。女子に多く，有病率は2〜3%とされ，いまだ原因が不明である[1]。一方で神経線維腫症やマルファン症候群などの疾患に伴う症候性側彎症，脊髄空洞症とキアリ奇形や脳性麻痺などの疾患に伴う神経・筋原性側彎症，そして先天性側彎症がある。発症年齢別では，3歳前に発症する乳幼児期側彎症，3〜10歳時に発症する学童期側彎症，最も高頻度な思春期側彎症，そして成人側彎症に分けられる。

診断

　外見上の形態異常として，両肩とウエストラインのバランスの左右差，肩甲骨の突出，肋骨隆起，腰部隆起を認める（図1a）。肋骨隆起はリブハンプとよばれ，前屈させるとより明確になる（図1b）。皮膚の異常として，神経線維腫症によるカフェオレ斑，二分脊椎など先天性疾患では殿部のdimpleや発毛を認めることがある。側彎が進行すると胸郭容積低下や胸郭コンプライアンスの低下，肺の圧迫などによる拘束性肺機能障害が生じる。基礎疾患などにより神経障害が認められるため，神経症状の問診や神経学的診察は必須である。

　特発性側彎症では一般に成長期に側彎が進行するため，進行の危険性が高い時期の判断が重要である。側彎進行と関連する因子には，身長発育速度，骨年齢，初潮時期や陰毛など性成熟度があり，これらを評価して進行の危険な時期や成長停止期を判断する。骨年齢は，手のX線像，骨盤での腸骨稜骨端核を観察するRisser sign，Y軟骨などを用いて判定する。

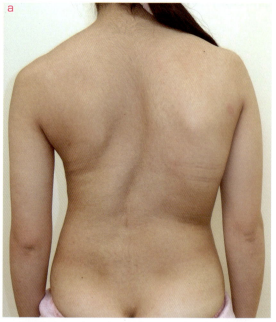
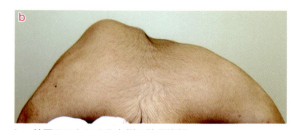

図1 胸椎型の特発性側彎症（18歳・女性）

a．両肩とウエストラインのバランスの左右差，肩甲骨の左右差を認める

b．前屈テストによる右側の肋骨隆起

検診

側彎症を早期に発見し，適切な時期に治療を開始して進行を防止し，手術に至る例を減らすために学校検診が有効とされる[2]．わが国の学校検診では，運動器問診表を記入したうえで学校医による胸郭・脊柱の運動器診察が行われている．背部の視診および前屈テストによる肋骨隆起，腰部隆起の有無を確認し，二次検診が必要かどうかを判断する．またモアレ法やシルエッター法などの側彎症検診が行われている地域もある．

画像診断

側彎の彎曲の程度は，単純X線像でのCobb角を用いて評価する．Cobb角は，正面像で椎体の傾斜が最も大きく，カーブの上下端にある椎体（終椎）の終板の接線同士のなす角度である（図2）．カーブは上位胸椎，主胸椎，胸腰椎・腰椎の3つの成分からなる．側彎は，冠状面の変形だけでなく，側面からみた矢状面の変形，そして回旋の変形をきたす（図3）．Lenkeらは，特発性側彎症を6つのカーブタイプに分類し，さらに，腰椎側彎と胸椎後彎をそれぞれ3タイプに細分類した[3]．

図2 立位単純X線正面像

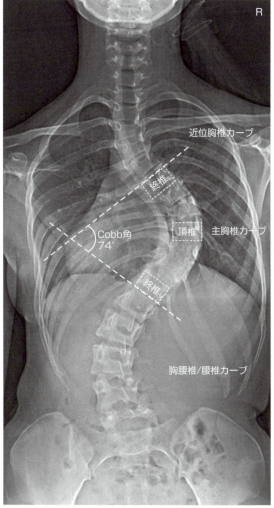

終椎間のCobb角を計測する．カーブは近位胸椎，主胸椎，胸腰椎・腰椎の3つの成分からなる

図3 椎体の回旋と胸郭の変形

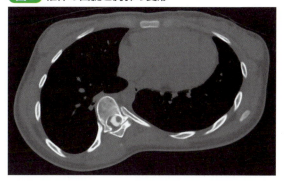

治療方針

■保存療法

装具療法：Cobb角の程度と年齢・骨成熟度に応じて選択する。原則として，Cobb角20°以下では経過観察である。20°〜45°で進行性あるいは骨未成熟であれば装具療法が適用される。無作為化比較試験により，装具療法は側弯の進行を防ぐ効果が示されている[4]。

治療目的のリハビリテーション：側弯症の治療目的の運動療法はエビデンスレベルの高い報告がなく，有効かどうかの結論は得られておらず[5]，脊椎徒手療法（マニピュレーション）も有効性を示すエビデンスはない[6]。

■手術療法

側弯症の手術適応は，原因疾患，年齢や冠状面・矢状面Cobb角，バランス，進行の程度，そして神経障害などを総合的に判断する。特発性側弯症では，成長終了後にも進行が危惧される45°〜50°以上が一般に手術適応とされる[1]。アプローチは，後方法が一般的である。アンカーとなるスクリューやフックなどさまざまな固定器具を椎骨に設置して，変形を矯正し，骨移植により固定椎間を骨癒合させる（図4）。高度の変形に対しては，手術に先立ちHalo牽引が行われる（図5）。

（本郷道生）

図4 椎弓根スクリューを用いた矯正固定術の術後

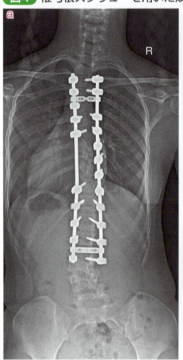
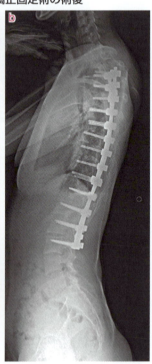

a. 正面像　　b. 側面像

図5 Halo-wheelチェア

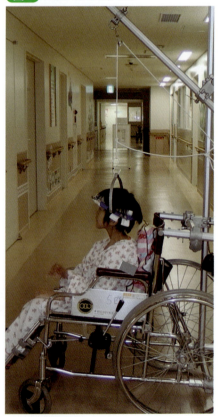

乳幼児重度側弯症に対するHalo牽引

評価

■呼吸機能

上位の脊椎側彎変形では，しばしば胸郭の変形や可動性低下を生じる。Cobb角が60°以上の変形であれば拘束性換気障害を伴い，最大酸素摂取量が低下する[7,8]。さらに矯正に伴って脊椎・胸郭のアライメントが変化し，呼吸機能に影響を与える[9]。そのため術前後での肺機能検査は全身状態を確認するうえで重要である。さらに胸郭可動性，呼吸パターン，胸郭の形態などのフィジカルアセスメントも実施し，特に術直後は胸部X線・CT検査で無気肺の有無や程度も把握しておく。

■バランス能力

側彎症は平衡障害を合併するものが多く，バランス能力の低下を生じる[10]。さらに術後は姿勢アライメントの変化および固定による体幹の可動域制限に適応した新たなバランス能力の獲得が必要であり，その評価は重要である。バランス能力は重心動揺計で測定・評価することが望ましい。機器を用いず簡便に行える方法は片脚立位やタンデム肢位，Romberg肢位の保持時間が一般的に用いられる。最近では静的立位保持能力を段階付けして評価できるThe Standing Test for Imbalance and Disequilibrium（SIDE）も信頼性と妥当性が検討されている[11]。

■ADL評価

体幹の可動域制限に伴い起居動作が困難になりやすいため，起居動作を念頭に置いたADL評価を実施する。特に排泄後の処理，ズボンの着脱，床のものを拾う，しゃがむなどの体幹前屈を伴う動作は困難となることが多い。

表1 脊椎側彎症 リハプログラム

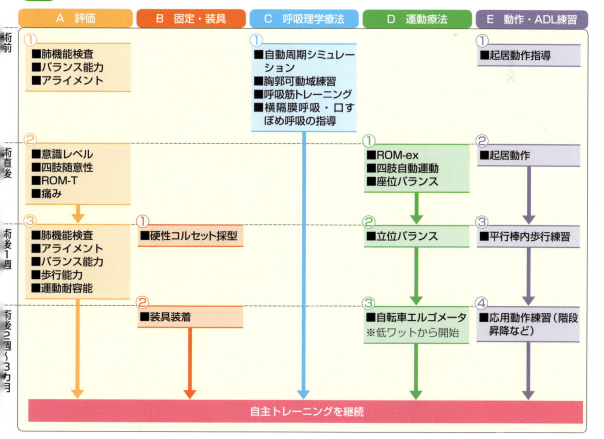

リハビリテーションの進め方

■術前

術前後の呼吸理学療法は術後の呼吸機能を改善させる[12, 13]。胸郭可動域練習，呼吸筋トレーニング，口すぼめ呼吸・横隔膜呼吸の指導などを行う。また，術前から自動周期呼吸法のシミュレーションも行い，術後呼吸器合併症の予防に努める。術後は切開創が胸椎から腰椎まで及び，疼痛が強い場合が多い。離床を円滑に進めるために術前から起居動作（図6）を指導しておくとよい。

■術後～離床

術直後は廃用症候群を予防するために可及的早期から臥位での四肢のpassive ROM-exや自動運動，呼吸理学療法を開始する。特に無気肺予防は重要である。全身状態や疼痛が良好であれば起居動作を開始し，座位・立位と進めていく。

■歩行練習開始～術後3カ月

術後1週程度で立位・歩行練習を開始する。平行棒内から開始し段階的に介助量を軽減していく。同時期からバランス練習を導入する。側彎症では術前から体幹機能障害により座位バランス能力が低下しているため[10]，立位だけではなく座位でのバランス練習も重要である（図7）。また，練習量の確保・動機づけにはテレビゲームなどを用いたトレーニングも有用である[14～16]。

図6 起居動作

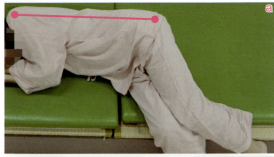

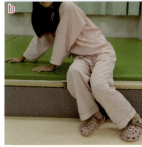 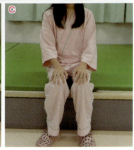

起居動作は体幹の回旋や屈曲を行わないように指導する。起き上がり動作はまず脊椎を回旋させずに寝返りさせ，側臥位になり（a），そのまま真横に起き上がるように指導する（b, c）。寝込み動作は逆を行う

図7 バランス練習の例

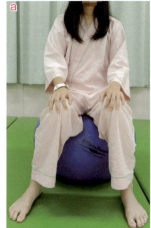 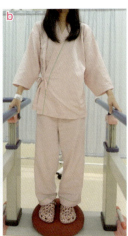

a. 座位　　　　　　　　　b. 立位

歩行の安定が得られたら階段昇降練習などの応用動作を進めていく。体幹の前後屈は禁忌となるため，足下の確認が難しく，段差や階段昇降動作での躓きに注意する。下方リーチが必要な動作は下肢での代償動作を反復練習する。また，側彎症患者では運動耐容能が低下しているため[17]，術後2週程度を目安に自転車エルゴメータなどの有酸素運動を導入することが望ましい(図8)。

多くの場合は術後2～3週で退院となるが，椿らは理学療法開始時から術後3カ月までを追跡し，呼吸機能の改善を確認している[18]。さらに骨癒合や筋機能再獲得の期間[19]を考慮するとパフォーマンスの改善には数カ月を要することが推察され，退院後のトレーニング継続は重要である。患者の多くは就学者であることから外来通院での継続は難しく，本人・家族に自主トレーニングを指導する必要がある。体育など通常の運動は術後半年以降に許可する。ただし，柔軟性を要するスポーツ(マット運動，器械体操など)や接触するスポーツ(柔道，ラグビーなど)は避けるように指導する。

(髙橋裕介)

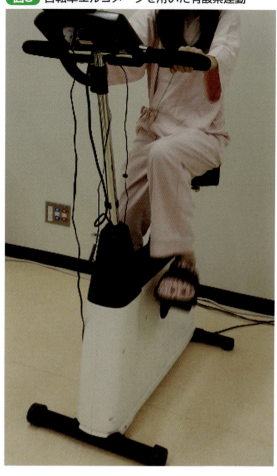

図8 自転車エルゴメータを用いた有酸素運動

付録

人工関節とスポーツ活動 一覧表

文献

索引 和文・欧文

人工関節とスポーツ活動 一覧表

近年，人工関節置換術の成績は安定し，日常生活動作に対する満足度は非常に高いといわれている。そして，より高い満足度をめざし，術後のスポーツ活動も許可あるいは推奨されるようにまでなってきた。

ここでは，人工関節置換術を受けた患者に推奨されるスポーツ活動・推奨されないスポーツ活動について，2008年に報告された米国のコンセプトレビュー[1]（表1）に基づき，2014年にAkita Hip Research Group（AHRG）において人工股関節置換術（THA）術後221名を対象に行われた調査結果（表2・3）を紹介する。

人工関節そのものや手術手技の発展，また患者のニーズにより，今後は徐々に許可されるスポーツが増え，勧められないとされているものも条件付きながら許可されていくものと思われる。

（木島泰明）

表1 人工関節置換術を受けた患者のスポーツ活動

行うことが許可される	ゴルフ
	水泳
	社交ダンス
	ボーリング
	ハイキング
	自転車
術前から経験があれば術後に許可してよい	スキー
	クロスカントリースキー
	アイススケート
	テニス ダブルス
	ボート
	乗馬
行ってもよいかどうか，コンセンサスが得られていない	野球
	器械体操
	ハンドボール
	フェンシング
	ホッケー
	ロッククライミング
	テニス シングルス
	スカッシュ
勧められない	バスケットボール
	サッカー
	ジョギング

文献1）より引用

表2 AHRG調査によるTHA後スポーツ活動実態（2014, n=221）

ゴルフ	16*
水泳	5
社交ダンス	4
ボーリング	6
ハイキング	3
自転車	13
テニス ダブルス	1
野球	2
ジョギング	1

＊グラウンドゴルフ含む

表3 AHRG調査によるTHA後ADL実態（2014, n=221）

草取り	115（52.1%）
雪かき	74（33.3%）
農作業	52（23.6%）

■引用文献
1) Healy WL, et al：Athletic Activity After Total Joint Arthroplasty. J Bone Joint Surg Am 90：2245-2252, 2008.

文献

1章　総論

1) 厚生労働省：介護予防の推進について，p146.（http://www.mhlw.go.jp/topics/2014/01/dl/tp0120-09-11d.pdf）〔2016年5月4日最終確認〕
2) 厚生労働省：健康寿命の延伸と健康格差の縮小，スライド27.（http://www.mhlw.go.jp/bunya/kenkou/dl/kenkounippon21_sura.pptx）〔2016年5月4日最終確認〕
3) 厚生労働省：健康日本21（第2次）の推進に関する参考資料，p7.（http://www.mhlw.go.jp/bunya/kenkou/dl/kenkounippon21_02.pdf）〔2016年5月4日最終確認〕
4) 文部科学省：高齢者（65〜79歳）におけるADL（更衣動作）と運動習慣の関係，p2.（http://www.mext.go.jp/component/b_menu/other/__icsFiles/afieldfile/2015/10/22/1362687_07.pdf）〔2016年5月4日最終確認〕
5) 厚生労働省「運動器の機能向上マニュアル」分担研究班：運動器の機能向上マニュアル（改訂版），p3-4.（http://www.mhlw.go.jp/topics/2009/05/dl/tp0501-1d.pdf）〔2016年5月4日最終確認〕
6) 石井直方：トレーニングをする前に読む本 最新スポーツ生理学と効率的カラダづくり，講談社，2012.
7) Fleck SJ, et al：Designing Resistance Training Programs, 2nd ed, 1-115, Human Kinetics, 1997.
8) Atha J：Strengthening muscle. Exerc Sport Sci Rev 9：1-73, 1989.
9) 川久保 清：運動処方概論．臨床スポーツ医学 17：1497-1506, 2000.

2章　超音波（エコー）検査

■1　超音波診療総論［p.12-19］

1) 木島泰明ほか：アスリートに対する超音波エラストグラフィーを用いたメディカルチェック スポーツ障害による痛みと筋・腱の弾性との関連．JOSKAS 40 (3)：878-882, 2015.
2) 木島泰明ほか：肩関節疾患に対する超音波診断．Orthopaedics 25 (8)：67-76, 2012.
3) 木島泰明ほか：スポーツ損傷に対する超音波画像診断：下腿・足・足関節．臨床スポーツ医学 27 (2)：171-175, 2010.
4) 佐々木 研ほか：下肢の神経ブロックの進歩．整・災外 58 (6)：751-757, 2015.
5) 木島泰明ほか：成長期のスポーツ障害予防のための新しいアプローチ－軟骨内血流のリアルタイム評価－．日本整形外科スポーツ医学会雑誌 29 (1)：31-36, 2009.
6) 木島泰明ほか：内側半月medial radial displacementと変形性膝関節症の疼痛との関係．JOSKAS 38 (3)：628-632, 2013.

3章　肩関節 上腕

■1　反復性肩関節脱臼［p.26-30］

1) Kazar B, et al：Prognosis of primary dislocation of the shoulder. Acta Orthop Scand 140：216-224, 1969.
2) Rowe CR：Prognosis in dislocations of the shoulder. J Bone Joint Surg Am 38：957-977, 1956.
3) Jerosch J, et al：Über die Funktion der passiven Stabilisatoren des glenohumeralen Gelenkes - Eine Biomechanische Untersuchung (in German with English abstract). Z Orthop Ihre Grenzgeb 128：206-212, 1990.
4) O'Brien SJ, et al：Capsular restraints to anterior-posterior motion of the abducted shoulder: a biomechanical study. J Shoulder Elbow Surg 4：298-308, 1995.
5) Turkel SJ, et al：Stabilizing mechanisms preventing anterior dislocation of the glenohumeral joint. J Bone Joint Surg Am 63：1208-1217, 1981.
6) Rowe CR, et al：The Bankart procedure: a long-term end-result study. J Bone Joint Surg Am 60：1-16, 1978.
7) Taylor DC, et al：Pathologic changes associated with shoulder dislocations: arthroscopic and physical examination findings in first-time, traumatic anterior dislocations. Am J Sports Med 25：306-311, 1997.
8) Thomas SC, et al：An approach to the repair of avulsion of the glenohumeral ligaments in the management of traumatic anterior glenohumeral instability. J Bone Joint Surg Am 71：506-513, 1989.
9) Hovelius L, et al：Primary anterior dislocation of the shoulder in young patients: a ten-year prospective study. J Bone Joint Surg Am 78：1677-1684, 1996.
10) McLaughlin HL, et al：Primary anterior dislocation of the shoulder. Am J Surg 80：615-621, 1950.
11) Rowe CR, et al：Factors related to recurrences of anterior dislocations of the shoulder. Clin Orthop 20：40-48, 1961.
12) Latarjet M：A propos du traitement des luxations récidivantes de l'épaule. Lyon Chir 49：994-1003, 1954.
13) 中村隆一ほか編：基礎運動学．第6版，208，医歯薬出版，2003.
14) 高村 学：肩関節疾患の理学療法における運動制御・学習理論の応用．理学療法 26 (7)：815-825, 2009.
15) 望月 由ほか：反復性肩関節脱臼（鏡視下）の後療法．MB Orhop 21 (11)：15-22, 2008.
16) 島田洋一ほか編：整形外科術後理学療法プログラム，改訂第2版，48-52, メジカルビュー社，2014.

■2　腱板断裂［p.31-35］

1) Williams GR, et al：Rotator cuff tears：why do we repair them?. J Bone Joint Surg Am 86-A：2764-2776, 2004.
2) Murrell GA, et al：Diagnosis of rotator cuff tears. Lancet 357：769-770, 2001.
3) Tempelhof S, et al：Age-related prevalence of rotator cuff tears in asymptomatic shoulders. J Shoulder Elbow Surg 8：296-299, 1999.
4) Yamaguchi K, et al：Natural history of asymptomatic rotator cuff tears: a longitudinal analysis of asymptomatic tears detected sonographically. J Shoulder Elbow Surg 10：199-203, 2001.
5) Yamanaka K, et al：The joint side tear of the rotator cuff. A follow up study by arthrography. Clin Orthop Related Res 304：68-73, 1994.
6) Zingg PO, et al：Clinical and structural outcomes of nonoperative management of massive rotator cuff tears. J Bone Joint Surg 89-A：1928-1934, 2007.
7) Hamada K, et al：A radiographic classification of massive rotator cuff tear arthritis. Clin Orthop Relat Res 469：2452-246, 2011.
8) Goutallier D, et al：Fatty muscle degeneration in cuff ruptures. Clin Orthop 304：78-83, 1994.
9) 石毛徳之：腱板損傷の運動療法．関節外科 25 (9)：61-66, 2006.
10) 髙岸憲二 編：図説 新 肩の臨床，194-206，メジカルビュー社，2006.
11) 千葉慎一：肩関節の運動療法・再考．J Clin Phys Ther 15：13-20, 2012.

■3　肩関節周囲炎（凍結肩）［p.36-40］

1) Lequesne M, et al.：Increased association of diabetes mellitus with capsulitis of the shoulder and shoulder-hand syndrome. Scand J Rheumatol 6：53-56, 1977.
2) Morén-Hybbinette I, et al：The clinical picture of the painful diabetic shoulder--natural history, social consequences and analysis of concomitant hand syndrome. Acta Med Scand 221：73-82, 1987.
3) Fisher L, et al：Association between cheiroarthropathy and frozen shoulder in patients with insulin-dependent diabetes mellitus. Br J Rheumatol 25：141-146, 1986.
4) Trudel G, et al：Contractures secondary to immobility: is the restriction articular or muscular? An experimental longitudinal study in the rat knee. Arch Phys Med Rehabil 81：6-13, 2000.
5) Lundberg BJ, et al：The frozen shoulder. Clinical and radiographical observations. The effect of manipulation under general anesthesia. Structure and glycosaminoglycan content of the joint capsule. Local bone metabolism. Acta Orthop Scand Suppl 119：1-59, 1969.
6) 千葉慎一：可動域制限－制限因子の評価－．関節外科 30 (11)：33-40, 2011.
7) 山田稔晃ほか：肩関節周囲炎に対するセルフエクササイズ．理学療法 25 (7)：1038-1043, 2008.
8) 鈴木一秀：五十肩．MB Med Reha 73：29-36, 2006.

■4　投球障害肩［p.41-45］

1) Meister K：Injuries to the shoulder in the throwing athlete. Am J Sports Med 28：265-275, 2000.
2) 前田 健：ピッチングメカニズムブック 理論編－ピッチングの仕組み，ベースボールマガジン社，2010.
3) 瀬戸口芳正：投球動作のメカニクスと投球障害の発症メカニズム．臨床スポーツ医学 32：9-16, 2015.

4) Dotter WE：Little leaguer's shoulder: a fracture of the proximal epiphysial cartilage of the humerus due to baseball pitching. Guthrie Clin Bull 23：68-72, 1953.
5) Adams JE：Little league shoulder：Osteochondrosis of the proximal humeral epiphysis in boy baseball pichers. Calif Med, 105：22-25, 1966.
6) 兼松義二：少年野球における上腕骨近位骨端線障害．日整外スポーツ医会誌 24：40-43, 2004.
7) Walch G, et al：Impingement of the deep surface of the supraspinatus tendon on the posterosuperior glenoid rim: an arthroscopic study. J Shoulder Elbow Surg 1：238-245, 1992.
8) Limpisvasti O, et al：Understanding shoulder and elbow injuries in baseball. J Am Acad Orthop Surg 15：139-147, 2007.
9) Snyder SJ, et al：SLAP lesions of the shoulder. Arthroscopy 6：274-279, 1990.
10) 菅谷啓之：肩関節の視診・触診-肩スポーツ障害の診察法．MB Orthop 20：7-14, 2007.
11) 高橋憲正：投球障害肩，臨床スポーツ医学 32：129-138, 2015.
12) 筒井廣明ほか：投球障害肩-こう診てこう治せ，24-75，メジカルビュー社，2004．
13) 遠藤和博ほか：投球動作のバイオメカニクスと運動連鎖 上肢と肩甲骨運動から見た投球動作の仕組み．臨床スポーツ医学 29 (1)：41-45, 2012.
14) 高岸憲二 編：図説 新 肩の臨床，241，メジカルビュー社，2006．
15) 山口光國 編：投球障害のリハビリテーションとコンディショニング-リスクマネジメントに基づいたアプローチ-，91-117・187-202，文光堂，2010．

■5　鎖骨骨折 [p.46-48]
1) Rowe CR：An atlas of anatomy and treatment of mid-clavicular fractures. ClinOrthop 58：29-42, 1968.
2) Craig EV：Fractures of the clavicle. The shoulder (Rockwood CA Jr, et al eds), 367-412, WB Saunders, 1990.
3) Canadian Orthopaedic Trauma Society：Nonoperative treatment compared with plate fixation of displaced midshaft clavicular fractures. J Bone Joint Surg 89-A：1-10, 2007.
4) 千葉慎一：コンタクトスポーツにおける外傷・障害とリハビリテーション①-上肢・体幹-，関節外科 33 (3)：76-82, 2014.
5) 浅野昭裕：鎖骨骨折・肩鎖関節脱臼の運動療法．関節外科 32 (9)：42-48, 2013.

6) 織田 薫ほか：鎖骨骨折に対する的確・迅速な臨床推論のポイント．理学療法 28 (1)：108-114, 2011.
7) 整形外科リハビリテーション学会 編：整形外科運動療法ナビゲーション 上肢・体幹，改訂第2版，10-13，メジカルビュー社，2014．

■6　上腕骨近位端骨折 [p.49-53]
1) Neer CS：Four-segment classification of proximal humeral fractures: purpose and reliable use. J Shoulder Elbow Surg 11：389-400, 2002.
2) 玉井和哉ほか：上腕骨近位端骨折の分類と治療-JSSデータベースの検討-第一部 分類．肩関節 32：581-585, 2008.
3) Tingart MJ, et al：The cortical thickness of the proximal humeral diaphysis predicts bone mineral density of the proximal humerus. J Bone Joint Surg 85-B：611-617, 2003.
4) Yamamoto N, et al：Glenohumeral joint motion after medial shift of the attachment site of the supraspinatus tendon: a cadaveric study. J Shoulder Elbow Surg 16：373-378, 2007.
5) 鵜飼建志ほか：上腕骨近位端骨折の理学療法．関節外科 32 (9)：78-83, 2013.

■7　胸郭出口症候群 [p.54-58]
1) 岩堀裕介ほか：オーバーヘッドスポーツ選手の肩肘痛における胸郭出口症候群の関与と治療成績．肩関節 37：1167-1171, 2013.
2) Adson AW, et al：Cervical rib: a method of anterior approach for relief of symptoms by division of the scalenus anticus. Ann Surg 85：839-857, 1927.
3) Eden KC：The vascular complications of cervical ribs and first thoracic rib abnormalities. Br J Surg 27：111-139, 1939.
4) Wright CIS：The neurovascular syndrome produced by hyperabduction of the arms. Am Heart J 29：1-19, 1945.
5) Roos DB：Congenital anomalies associated with thoracic outlet symdrome-anatomy, symptom, diagnosis, and treatment. Am J Surg 132：771-778, 1976.
6) 辻野昭人ほか：肩関節周辺末梢神経障害．MB Med Reha 73：71-78, 2006.
7) 整形外科リハビリテーション学会 編：整形外科運動療法ナビゲーション 上肢・体幹，改訂第2版，18-21，メジカルビュー社，2014．
8) 北村歳男ほか：胸郭出口症候群．MB Orthop 23 (3)：15-22, 2010.

4章　肘関節 前腕

■1　上腕骨顆部・顆上骨折 [p.60-65]
1) 今野潤也ほか：高齢者の上腕骨通顆骨折に対する治療戦略．MB Orthop 26 (8)：1-7, 2013.
2) 渡邊幹彦ほか：肘関節．MB Med Reha 176：104-109, 2014.
3) 整形外科リハビリテーション学会 編：上腕骨顆上骨折に対する運動療法．整形外科運動療法ナビゲーション 上肢，116-119，メジカルビュー社，2008．
● 参考文献
1) 伊藤恵康：肘関節外科の実際，南江堂，2011．
2) 今谷潤也：肘関節外科のすべて，メジカルビュー社，2015．
3) 長野 昭：整形外科手術のための解剖学 上肢，メジカルビュー社，2000．
4) 金谷文則：肘関節外科の要点と盲点，文光堂，2011．

■2　肘頭骨折 [p.66-70]
1) 整形外科リハビリテーション学会 編：肘頭骨折に対する運動療法．整形外科運動療法ナビゲーション 上肢，120-123，メジカルビュー社，2008．
2) 西田欽也ほか：肘頭骨折．MB Orthop 26 (8)：25‐30, 2013.
● 参考文献
1) 伊藤恵康：肘関節外科の実際，南江堂，2011．
2) 今谷潤也：肘関節外科のすべて，メジカルビュー社，2015．
3) 長野 昭：整形外科手術のための解剖学 上肢，メジカルビュー社，2000．
4) 金谷文則：肘関節外科の要点と盲点，文光堂，2011．

■3　肘関節内外側側副靱帯損傷 [p.71-76]
1) 戸祭正喜：肘の外傷．MB Orthop 23 (5)：37-43, 2010.
● 参考文献
1) 伊藤恵康：肘関節外科の実際，南江堂，2011．
2) 今谷潤也：肘関節外科のすべて，メジカルビュー社，2015．

3) 長野 昭：整形外科手術のための解剖学 上肢，メジカルビュー社，2000．
4) 金谷文則：肘関節外科の要点と盲点，文光堂，2011．

■4　肘関節複合不安定症 [p.77-81]
1) 稲垣克記：尺骨鈎状突起骨折を含むcomplex elbow instabilityとterrible triad．MB Orthop 26 (8)：19-24, 2013.
2) 平地一彦ほか：不安定型肘関節脱臼骨折-terrible triad損傷の診断と治療-．関節外科 28 (1)：80-89, 2009.
● 参考文献
1) 伊藤恵康：肘関節外科の実際，南江堂，2011．
2) 今谷潤也：肘関節外科のすべて，メジカルビュー社，2015．
3) 稲垣克記：尺骨鈎状突起骨折を含むcomplex elbow instabilityとterrible triad. MB Orthop 26：19-24, 2013.
4) 金谷文則：肘関節外科の要点と盲点，文光堂，2011．

■5　テニス肘(肘関節外側上顆炎) [p.82-85]
1) 齋藤育雄ほか：肘関節・前腕疾患．関節外科 2010年4月増刊号，67-71，メジカルビュー社，2010．
2) 西浦康正ほか：上腕骨外上顆炎の治療．関節外科 25 (1)：60-63, 2006.
3) 新井 猛ほか：上腕骨外側上顆炎の後療法．MB Orthop 21 (11)：93-96, 2008.
● 参考文献
1) 伊藤恵康：肘関節外科の実際，南江堂，2011．
2) 今谷潤也：肘関節外科のすべて，メジカルビュー社，2015．
3) 金谷文則：肘関節外科の要点と盲点，文光堂，2011．
4) 上腕骨外側上顆炎ガイドライン策定委員会：上腕骨外側上顆炎診療ガイドライン，南江堂，2006．

5章　手関節 手指

■1　手指屈筋腱損傷 [p.88-93]
1) 西田 淳ほか：屈筋腱構造の臨床解剖．関節外科 29 (8)：10-13, 2010.
2) 坪川直人：屈筋腱縫合(ZoneⅠ, Ⅱ)-Yoshizu法による縫合と早期自動屈曲法-．関節外科 29 (8)：18-24, 2010.

3) 牧 裕：屈筋腱損傷の手術と後療法のコツ．整形外科Knack&Pitfalls 手の外科の要点と盲点，208-215，文光堂，2007．
4) 整形外科リハビリテーション学会 編：関節機能解剖学に基づく整形外科運動療法ナビゲーション上肢・体幹，改訂第2版，242-243，メジカルビュー社，2014．

352

5) 奥村修也：屈筋腱損傷zoneⅠ・Ⅱ修復後のハンドセラピィ．リハ実践テクニック ハンドセラピィ（齋藤慶一郎 編），118-129，メジカルビュー社，2014．
6) 一般財団法人 新潟手の外科研究所：新潟手のリハビリテーション研修会・テキスト，227-234，2013．
7) 日本ハンドセラピィ学会：基礎研修会 入門セミナーテキスト，83-90，2012．
8) 坪川直人：屈筋腱縫合（zoneⅠ，Ⅱ）－Yoshizu法による縫合と早期自動屈曲法－．関節外科 29 (8)：18-24, 2010．
9) 鎌倉矩子ほか編：作業療法士のためのハンドセラピー入門，78-88，三輪書店，2003．
10) 島田洋一ほか編：整形外科 術後理学療法プログラム，改訂第2版，115-117，メジカルビュー社，2013．

■ 2　橈骨遠位端骨折 [p.94-99]

1) Palmar AK：Fracture of the distal radius. Operative hand surgery, 3rd ed, 929-971, Churchill Livingstone, 1993.
2) 日本整形外科学会診療ガイドライン委員会/橈骨遠位端骨折診療ガイドライン策定委員会 編：橈骨遠位端骨折診療ガイドライン2012, 8-9, 南江堂, 2012.
3) 佐々木 孝：保存療法：骨折整復およびsugar tongs型ギプスシーネ固定法．MB Orthop 27 (1)：1-9, 2014.
4) 坂野裕昭：橈骨遠位端骨折．関節外科 32 (10)：70-75, 2013．
5) 坂野裕昭：橈骨遠位端骨折：プレート固定．MB Orthop 23 (11)：105-111, 2010．
6) 田中利和ほか：手術的治療＜創外固定3＞Non-bridge創外固定器（フレックスⅡ；MES社製）による治療．MB Orthop 18 (9)：67-73, 2005.
7) 今谷潤也：掌側ロッキングプレート固定法の実際．整・災外 57 (2)：157, 2014.
8) 島田洋一ほか編：整形外科 術後理学療法プログラム，改訂第2版，107-108, メジカルビュー社，2013．
9) 日本ハンドセラピィ学会：基礎研修会 入門セミナーテキスト，68-74，2012．
10) 鎌倉矩子ほか編：作業療法士のためのハンドセラピー入門，107-110，三輪書店，2003．
11) 森谷浩治：橈骨遠位端骨折に対するリハビリテーションの実際．整・災外 57 (2)：175-181, 2014．
12) 森田晃造ほか：橈骨遠位端骨折術後における合併症の検討．骨折 34 (4)：767-770, 2012．
13) 岩部昌平：創外固定法．整形外科SURGICAL TECHNIQUE 4 (2)：42-52, 2014．
14) 田中順子ほか：橈骨遠位端骨折に対する創外固定術．整・災外 62 (4)：784-788, 2013．

■ 3　指骨骨折 [p.100-105]

1) 石黒 隆：指節骨と中手骨骨折に対するギプス療法．臨整外 39 (5)：635-640, 2004．
2) 山中一良ほか：手指骨骨折の治療法．MB Orthop 23 (11)：157-165, 2010．
3) 千馬誠悦ほか：手指の中節骨頚部骨折に対するintra-focal pinning法による治療．日手会誌 27 (6)：754-757, 2011．
4) 日本ハンドセラピィ学会：基礎研修会 入門セミナーテキスト，76‐77，2012．
5) 山本真一ほか：リハビリテーション実践部位別 手，手指．MB Med Reha 176：122, 2014．
6) 盛房周平ほか：手指基節骨基部骨折における経皮近位刺入髄内弾性ピニング法の小経験．京都医学会雑誌 54 (2)：127-129, 2007．
7) 香月憲一：手指骨折．関節外科 32 (10)：84‐89, 2012．
8) 齋藤慶一郎編：リハ実践テクニック ハンドセラピィ，101-114，メジカルビュー社，2014．

■ 4　末梢神経損傷 [p.106-109]

1) 伊藤聰一郎：神経損傷治療の基本方針．整形外科Knack&Pitfalls 手の外科の要点と盲点，126-131，文光堂，2007．
2) 堀内行雄ほか：神経剥離術．整・災外 51 (5)：609-616, 2008．
3) 成澤弘子ほか：感覚神経損傷に対する静脈ラッピング．臨整外 58 (5)：697-703, 2015．
4) 岡 征央ほか：神経再生誘導チューブにより再建した正中神経縫合術後再断裂の1例－Preliminary Report（第1報）－．聖マリアンナ医科大学雑誌 42 (3)：35-41, 2014．
5) 千馬誠悦ほか：尺骨神経損傷に対する一期的機能再建術．日手会誌 29：853-855, 2013．
6) 池田和夫：神経縫合．整・災外 51 (5)：617-623, 2008．
7) 牧 裕：神経縫合術後のリハビリテーション．MB Med Reha 42：19-25, 2004．
8) 一般財団法人 新潟手の外科研究所：新潟手のリハビリテーション研修会・テキスト，480‐481, 2015．
9) 日本作業療法士協会：作業療法マニュアル33 ハンドセラピー，36‐37，日本作業療法士協会，2012．
10) 中田眞由美：手における末梢神経修復後の知覚および筋の再教育．MB Med Reha 95：59-64, 2008．

■ 5　舟状骨骨折 [p.110-115]

1) 河村健二：舟状骨骨折の治療に必要な手関節の解剖．関節外科 31 (8)：10-14, 2012．
2) 矢島弘嗣：舟状骨骨折の後療法．MB Orthop 21 (11)：145-151, 2008．
3) 井上五郎：舟状骨骨折の保存療法．関節外科 31 (8)：44-50, 2012．
4) 千馬誠悦ほか：舟状骨近位部偽関節に対する遊離骨移植とscrew固定による手術療法．骨折 37 (3)：533-536, 2015．
5) 池田和夫ほか：超音波治療が有効であった舟状骨遷延治癒骨折症例の検討．骨折 38 (1)：19-21, 2016．
6) 鎌倉矩子ほか編：作業療法士のためのハンドセラピー入門，110, 三輪書店，2003．
7) 島田洋一ほか編：整形外科 術後理学療法プログラム，112, メジカルビュー社，2013．
8) 日本ハンドセラピィ学会：基礎研修会 入門セミナーテキスト，75，2012．
9) 林 典雄ほか編：舟状骨骨折に対するHerbertスクリュー固定術後の運動療法．整形外科運動療法ナビゲーション 上肢，186‐189，メジカルビュー社，2010．

■ 6　手根管症候群 [p.116-121]

1) 面川庄平：直視下手根管開放術．関節外科 34 (7)：77-84, 2015．
2) 長谷川 修：手根症候群の診断．MB Orthop 22 (13)：33-42, 2009．
3) 辻井雅也ほか：手根管症候群の診断－聴取すべき所見，理学検査の実際－．MB Orthop 20 (8)：9-16, 2007．
4) 佐竹寛史：手根管症候群の保存療法．関節外科 34 (7)：71-76, 2015．
5) 千馬誠悦：非透析性の手根管症候群再手術例の検討．末梢神経 22 (2)：283-284, 2011．
6) 日本ハンドセラピィ学会：基礎研修会 入門セミナーテキスト，第2版，110, 2012．
7) 島田洋一ほか編：整形外科 術後理学療法プログラム，改訂第2版，131, メジカルビュー社，2013．
8) 日本作業療法士協会：作業療法マニュアル33 ハンドセラピー，49-50，日本作業療法士協会，2012．
9) 中田眞由美：手における末梢神経修復後の知覚および筋の再教育．MB Med Reha 95：59‐64, 2008．

6章　股関節 大腿

■ 1　変形性股関節症 [p.124-131]

1) 林 靖人ほか：股関節症の疫学．Hip Joint 27：194-197, 2001．
2) Okano K, et al：Bilateral incidence and severity of acetabular dysplasia of the hip. J Orthop Sci 13 (5)：401-404, 2008.
3) Lievense AM, et al：Influence of obesity on the development of osteoarthritis of the hip: a systematic review. Rheumatology (Oxford) 41 (10)：1155-1162, 2002.
4) Yoshimura N, et al：Occupational lifting is associated with hip osteoarthritis: a Japanese case-control study. J Rheumatol 27 (2)：434-440, 2000.
5) 石井良章：変性症の保存療法．整形外科MOOK 7, 84-95, 金原出版, 1979．
6) Steultjens MP, et al：Range of joint motion and disability in patients with osteoarthritis of the knee or hip. Rheumatology 39：955-961, 2000.
7) Holm I, et al：Reliability of goniometric measurements and visual estimates of hip ROM in patients with osteoarthrosis. Physiother Res Int 5：241-248, 2000.
8) 坂本年将ほか：股関節外転筋力低下に及ぼす加齢と股関節症の影響に関する一考察．理学療法ジャーナル 28 (5)：351-352, 1994．
9) 大橋弘嗣ほか：変形性股関節症に対する運動療法の中期成績．Hip joint 29：663-667, 2003．
10) Arokoski MH, et al：Hip muscle strength and muscle cross sectional area in men with and without hip osteoarthritis. J Rheumatol 29 (10)：2185-2195, 2002.
11) 相澤純也ほか：変形性股関節症保存療法・観血療法の理学療法プログラム．理学療法 25 (1)：215-223, 2008．
12) 加藤 浩ほか：股関節疾患患者における股関節中殿筋の組織学的・筋電図学的特徴－筋線維タイプと筋電図パワースペクトルとの関係－．理学療法学 29：178-184, 2002．
13) 加藤 浩ほか：中殿筋の働きを探る．理学療法のとらえかた Clinical Reasoning PART2, 74-94, 文光堂, 2003．

14) Zhang W, et al：OARSI recommendations for the management of hip and knee osteoarthritis: Part I Critical appraisal of existing treatment guidelines and systematic review of current reseach evidence. Osteoarthritis Cartilage 15：981-1000, 2007.
15) 井原秀俊ほか：多関節運動連鎖からみた変形性関節症の保存療法，116-138，全日本病院出版会，2008
16) 浅野昭裕：運動療法に役立つ単純X線像の読み方，187-193，メジカルビュー社，2011．
17) 赤松巧也 編：プラクティカルマニュアル 股関節疾患保存療法，金原出版，1997．
18) 石田雅史ほか：リハビリテーション実践 部位別 骨盤・股関節．MB Med Reha 176：148-153, 2014.

■2 人工股関節置換術[p.132-138]

1) 松本正和：骨折の機能解剖学的運動療法 その基礎から臨床まで 体幹・下肢, 20, 中外医学社，2015．
2) Delp SL, et al：Variation of rotation moment arms with hip flexion. J Biomech 32：493-501, 1999.
3) Distefano LJ, et al：Gluteal muscle activation during common therapeutic exercises. J Orthop Sports Phys Ther 39：532-540, 2009.
4) 村谷俊幸ほか：人工股関節置換術患者の術後早期における股関節外転，膝関節伸展および屈曲筋力の推移．臨床理学療法研究 29：41-45, 2012．

■3 骨盤骨折[p.139-145]

1) 松本正和：骨折の機能解剖学的運動療法 その基礎から臨床まで 体幹・下肢，14-35，中外医学社，2015．

■4 大腿骨頸部骨折[p.146-151]

1) Garden RS：Low-angle fixation in fractures of the femoral neck. J Bone Joint Surg 43-B：647-663, 1961.
2) 安村誠司：高齢者の転倒・骨折の頻度．日医師会誌 122 (13)：1945-1949, 1999．
3) Sakamoto K, et al：Report on the Japanese Orthopaedic Association's 3-year project observing hip fractures at fixed-point hospitals J Orthop Sci 11 (2)：127-134, 2006.
4) Powers PJ, et al：A randomized trial of less intense postoperative warfarin or aspirin therapy in the prevention of venous thromboembolism after surgery for fractured hip. Arch Intern Med 149 (4)：771-774, 1989.
5) Wood DJ, et al：Factors which influence mortality after subcapital hip fracture. J Bone Joint Surg Br 74 (2)：199-202, 1992.

■5 大腿骨転子間骨折[p.152-157]

1) Evans EM：The treatment of trochanteric fractures of the femur. J Bone Joint Surg 31-B：190-203, 1949.
2) 中野哲雄：高齢者大腿骨転子部骨折の理解と3D-CT分類の提案．MB Orthop 19 (5)：39-45, 2006.
3) 浅野昭裕：運動療法に役立つ単純X線像の読み方，187-193，メジカルビュー社，2011．
4) 林 典雄ほか：関節機能解剖学に基づく整形外科運動療法ナビゲーション 下肢，改訂第2版，38-41，メジカルビュー社，2014．
5) 安村誠司：高齢者の転倒・骨折の頻度．日医師会誌 122 (13)：1945-1949, 1999．
6) 井原秀俊ほか：多関節運動連鎖からみた変形性関節症の保存療法，全日本病院出版会，116-138，2008．
7) Sakarmoto K：Dynamic Flamingo therapy. Clin Calcium 18 (11)：1594-1599, 2008.
8) 阪本桂造：Mechanieal Stressと骨－大腿骨頸部骨折予防のためのダイナミックフラミンゴ療法－．CLINICAL CALCIUM 7：67-71, 1997.

■6 大腿骨骨幹部骨折[p.158-165]

1) 松本正和：骨折の機能解剖学的運動療法 その基礎から臨床まで 体幹・下肢，76-94，中外医学社，2015．
2) 島田洋一ほか編：整形外科 術後理学療法プログラム，改訂第2版，242-249，メジカルビュー社，2014．

■7 大腿四頭筋断裂[p.166-170]

1) Saito H, et al：Arthroscopic quadriceps tendon repair：two case reports. Case Rep Orthop. Epub 2015 Feb 28
2) Garrett WE, et al ： Principles and Practice of Orthopaedic Sports Medicine，474-477，Lippincott Williams＆Wilkins，2000.
3) 林 典雄ほか：関節機能解剖学に基づく 整形外科運動療法ナビゲーション 下肢，改訂第2版，88-91，メジカルビュー社，2014．

7章　膝関節 下腿

■1 変形性膝関節症[p.172-177]

1) Goodfellow J：Unicompartmental arthroplasty with the Oxford knee, Oxford University Press, 2006.
2) Yoshimura N, et al：Prevalence of knee osteoarthritis, lumbar spondylosis, and osteoporosis in Japanese men and women: the research on osteoarthritis/osteoporosis against disability study. J Bone Miner Metab 27 (5)：620-628, 2008.
3) Veltri DM, et al：Isolated and Combined Posterior Cruciate Ligament Injuries. J Am Acad Orthop Surg 1 (2)：67-75, 1993.
4) Shino K, et al：The gravity sag view: a simple radiographic technique to show posterior laxity of the knee. Arthroscopy 16 (6)：670-672, 2000.
5) 斉藤秀之ほか編：極める 変形性膝関節症の理学療法，文光堂，2014．
6) Ettinger WH, et al：A randomized trial comparing aerobic exercise and resistance exercise with a health education program in older adults with knee osteoarthritis. JAMA 27：25-31, 1997.
7) Huang MH, et al：A comparison on various therapeutic exercises on the functional status of patients with knee osteoarthritis. Semin Arthritis Rheum 32：398-406, 2003.

■2 人工膝関節全置換術後[p.178-182]

1) Aigner T：Osteoarthritis. Curr Opin Rheumatol 19：427-428, 2007.
2) Fukui N, et al：Regional differences in chondrocyte metabolism in osteoarthritis: a detailed analysis by laser capture microdissection. Arthritis Rheum 58：154-163, 2008.

■3 前十字靱帯損傷[p.183-191]

1) Otsubo H, et al：The arrangement and the attachment areas of three ACL bundles. Knee Surg Sports Traumatol Arthrosc 20 (1)：127-134, 2012.
2) Shino K, et al：Rectangular tunnel double-bundle anterior cruciate ligament reconstruction with bone-patellar tendon-bone graft to mimic natural fiber arrangement. Arthroscopy. Arthroscopy 24 (10)：1178-1183, 2008.
3) Shino K, et al：The resident's ridge as an arthroscopic landmark for anatomical femoral tunnel drilling in ACL reconstruction. Knee Surg Sports Traumatol Arthrosc 18 (9)：1164-1168, 2010.
4) Siebold R, et al：Anatomical "C"-shaped double-bundle versus single-bundle anterior cruciate ligament reconstruction in pre-adolescent children with open growth plates. Knee Surg Sports Traumatol Arthrosc 24 (3)：796-806, 2016.
5) Siebold R, et al：Flat midsubstance of the anterior cruciate ligament with tibial "C"-shaped insertion site. Knee Surg Sports Traumatol Arthrosc 23 (11)：3136-3142, 2015.
6) Shino K, et al：Anatomic ACL reconstruction: rectangular tunnel/bone-patellar tendon-bone or triple-bundle/semitendinosus tendon grafting. J Orthop Sci 20 (3)：457-468, 2015.
7) 中田 研ほか：解剖学的再建術のポイントとリハビリテーション．臨床スポーツ医学 26 (7)：749-755, 2009．
8) Beynnon B, et al：The measurement of anterior cruciate ligament strain in vivo. Int Orthop 16：1-12, 1992.
9) Hall MP, et al：Neuromuscular Evaluation With Single-Leg Squat Test at 6 Months After Anterior Cruciate Ligament Reconstruction. Orthop J Sports Med 3(3)：2325967115575900, 2015.
10) Risberg MA：Assessment of functional tests after anterior cruciate ligament surgery. J Orthop Sports Phys Ther 19 (4)：212-217, 1994.
11) Engelen-van Melick N, et al：Assessment of functional performance after anterior cruciate ligament reconstruction: a systematic review of measurement procedures. Knee Surg Sports Traumatol Arthrosc 21：869-879, 2013.
12) Wilk KE, et al ： The relationship between subjective knee scores, isokinetic testing, and functional testing in the ACL-reconstructed knee. J Orthop Sports Phys Ther 20 (2)：60-73, 1994.
13) Yack HJ, et al：Comparison of closed and open kinetic chain exercised in the anterior cruciate ligament-deficient knee. Am J Sports Med 21：49-54, 1993.
14) Beynnon BD, et al：Anterior cruciate ligament strain in-vivo: A review of previous work. J Biomech 31：519-525, 1998.
15) Schillhammer CK, et al：Arthroscopy Up to Date: Anterior Cruciate

16) Hewett TE, et al：Current concepts for injury prevention in athletes after anterior cruciate ligament reconstruction. Am J Sprts Med 41 (1)：216-224, 2013.
17) Garrick JG, et al：Anterior cruciate ligament injuries in men and women: How common are they? Prevention of noncontact ACL injuries. American Academy of Orthopaedic Surgeons, 1-9, 2001.
18) Reider B, et al：Proprioception of the knee before and after anterior cruciate ligament reconstruction. Arthoroscopy 19 (1)：2-12, 2003.
19) Al-Othman AA：Clinical measurement of proprioceptive function after anterior cruciate ligament reconstruction. Saudi Med J 25 (2)：1217-1223, 2003.
20) Mir SM, et al：Functional assessment of knee joint position sense following anterior cruciate ligament reconstruction. Br J Spors Med 42 (4)：300-303, 2003.
21) Fremerey RWE, et al：Proprioception after rehabilitation and reconstruction in knees with deficiency of the anterior cerucuate ligament: a prospective, longitudinal study. J Bone Joint Surg Br 82 (6)：801-806, 2000.
22) 中村千秋 編：ファンクショナルトレーニング，文光堂，2013.
23) 松田直樹：トップアスリートに対するリハビリテーション．臨スポ医 26 (7)：783-791, 2009.
24) Keays SL, et al：The effectiveness of a pre-operative home-based physiotherapy programme for chronic anterior cruciate ligament deficiency. Physiother Res Int 11 (4)：204-218, 2006.
25) 木村彰男 監訳：リハビリテーションプロトコール，第2版，メディカルサイエンスインターナショナル，2010.

■4　半月板損傷 [p.192-200]

1) Fithian DC, et al：Material properties and structure-function relationships in the menisci. Clin Orthop Relat Res Mar (252)：19-31, 1990.
2) Amano H, et al：Analysis of displacement and deformation of the medial meniscus with a horizontal tear using a three-dimensional computer model. Knee Surg Sports Traumatol Arthrosc 23 (4)：1153-1160, 2015.
3) 前　達雄ほか：半月板縫合術(2)：inside-out法．Orthopaedics 26 (13)：63-67, 2013.
4) Archibeck MJ, et al：Meniscus. Injury and repair of the musculoskeletal soft tissues (Woo SLY, et al. eds), American Academy of Orthopaedic Surgeons, 1988.
5) Fairbank TJ：Knee joint changes after meniscectomy. J Bone Joint Surg Br 30B：664-670, 1948.
6) Fu FH, et al：Orthopaedic sports medicine: principles and practice, meniscal injuries, vol 2 (DeLee JC, et al. eds), Saunders, 1994.
7) Greis PE, et al：Meniscal injury: II. Management. J Am Acad Orthop Surg 10：177-187, 2002.
8) Thompson WO, et al：Tibial meniscal dynamics using three-dimensional reconstruction of magnetic resonance images. Am J Sports Med 19 (3)：210-215, 1991.
9) Vedi V, et al：Meniscal movement. An in-vivo study using dynamic MRI. J Bone Joint Surg Br 81 (1)：37-41, 1999.

■5　膝蓋骨骨折 [p.201-204]

1) Hungerford DS, et al：Biomechanics of the patellofemoral joint. Clin Orthop Relat Res Oct (144)：9-15, 1979.
2) Cramer KE, et al：Patellar Fractures: Contemporary Approach to Treatment. The Journal of the American Academy of Orthopaedic Surgeons 5 (6)：323-331, 1997.
3) 木村彰男 監訳：リハビリテーションプロトコール，メディカルサイエンスインターナショナル，2010.

■6　大腿骨顆部骨折・顆上骨折 [p.205-208]

1) Marsh JL, et al：FEMUR. Fracture and Dislocation Classification Compendium - 2007: Orthopaedic Trauma Association Classification, Database and Outcomes Committee. J Orthop Trauma 21 (10)：S31-42, 2007.

■7　脛骨プラトー骨折 [p.209-213]

1) Ruth JT：Fractures of the tibial plateau. Am J Knee Surg 14 (2)：125-128, 2001.
2) Honkonen SE：Indications for surgical treatment of tibial condyle fractures. Clin Orthop Relat Res May (302)：199-205, 1994．
3) Marsh JL, et al：TIBIA/FIBULA. Fracture and Dislocation Classification Compendium - 2007: Orthopaedic Trauma Association Classification, Database and Outcomes Committee. J Orthop Trauma 21 (10)：S43-58, 2007.
4) 浅野昭裕：脛骨高原骨折．運動療法に役立つ単純X線像の読み方，237，メジカルビュー社，2011.
5) 八木茂典：膝関節疾患の異常歩行に対するエクササイズの工夫．理学療法 19 (4)：513-518, 2002.

■8　脛骨骨幹部骨折 [p.214-217]

1) Marsh JL, et al：TIBIA/FIBULA. Fracture and Dislocation Classification Compendium - 2007: Orthopaedic Trauma Association Classification, Database and Outcomes Committee. J Orthop Trauma 21 (10)：S43-58, 2007.
2) 松本正和：骨折の機能解剖学的運動療法 その基礎から臨床まで 体幹・下肢，136-149，中外医学社，2015.
3) 中山彰一：関節トレーニング 関節は高感度センサーである，共同医書出版社，1990.

8章　足関節 足趾

■1　足関節外側靱帯損傷 [p.220-225]

1) Klenerman L：The management of sprained ankle. J. Bone Joint Surg 80-B：11-12, 1998.
2) 木下光雄：足関節捻挫の病態と治療．日整会誌 84：595-602, 2010.
3) 熊井 司：足関節捻挫の病態．MB Orthop 18 (11)：1-9, 2005.
4) 皆川洋至：超音波でわかる運動器疾患．186-227，メジカルビュー社，2010.
5) Saraffian SK：Anatomy of the Foot and Ankle, 3rd ed, 163-222, J.B.Lippincott Company, 2011.
6) 皆川洋至：足関節捻挫に対する超音波画像診断．日足外会誌 31：S83, 2010.
7) 斎藤明義：競技レベル選手の足関節捻挫－初期治療の重要性－．日本臨床スポーツ医学会誌 11：185-195, 2003.
8) 福原宏平：陳旧性足関節外側靱帯損傷の手術時靱帯所見．日足外会誌 21：83-86, 2000.
9) 高尾昌人：陳旧性足関節外側靱帯損傷に対する靱帯再建術．関節外科 29：726-734, 2010.
10) 倉 秀治：自家遊離腱移植を用いたisometryを考慮した足関節外側靱帯再建術．日足外会誌 14：259-264, 2001.
11) Wilkerson GB, et al：Invertor vs. evertor peak torque and power deficiencies associated with lateral ankle ligament injury. J Orthop Sports Phys Ther 26：78-86, 1997.
12) Baumhauer JF, et al：A prospective study of ankle injury risk factors. Am J Sports Med 223：564-570, 1995.
13) 石井慎一郎：動作分析臨床活用講座 バイオメカニクスに基づく臨床推論の実践．228-230，メジカルビュー社，2014.
14) Petersen W, et al：Treatment of acute ankle ligament injuries: a systematic review. Arch Orthop Trauma Surg 133 (8)：1129-1141, 2013.

■2　扁平足 [p.226-232]

1) 橋本健史：リハビリテーション診療の理解に必要な足の構造と機能．MB Med Reha 128：1-6, 2011.
2) Kapandji IA：カパンディ関節の生理学Ⅱ下肢，148-189，医歯薬出版，1986.
3) 仁木久照：成人の扁平足障害．絵でみる最新足診療エッセンシャルガイド，143-150，全日本病院出版会，2010.
4) Hicks JH：The mechanics of the foot II. The plantar aponeurosis and the arch. J Anat 88：25-30, 1954.
5) 桜庭景植：Ⅲ.事例解説(足・足趾)5.扁平足障害．臨床スポーツ医学 18：353-359, 2001.
6) 杉本和也：扁平足．足の臨床，改訂3版（高倉義典 監），119-131，メジカルビュー社，2015.

■3　踵骨骨折 [p.233-239]

1) Essex-Lopresti P：The mechanism, reduction technique, and results in fractures of the os calcis. Br J Surg 39：395-419, 1952.
2) Sanders R：Intra-articular fractures of the calcaneus: present state of the art. J Orthop Trauma 6：252-265, 1992.
3) 杉本和也：踵骨骨折．足の臨床，改訂3版（高倉義典 監），246-257，メジカルビュー社，2015.

■4　中足部骨折 [p.240-245]

1) 能 由美：当院における前足部疲労骨折の発生部位の特徴と早期発見，早期復帰のための検討．日本臨床スポーツ医学会誌 19：308-313, 2011.
2) 原 邦夫ほか：Ⅲ.事例解説(足・足趾)．1. Jones骨折．臨床スポーツ医学 18：327-333, 2001.

3) 原 邦夫ほか：リハビリテーションプログラム－早期復帰のためのトレーニング指導[8] jones骨折に対する治療とリハビリテーション．臨床スポーツ医学 15：377-383, 1998.

■5 アキレス腱断裂 [p.246-250]
1) Simmonds FA : The diagnosis of the ruptured Achilles tendon. Practitioner 179 (1069) : 56-58, 1957.
2) 占部 憲：強固なアキレス腱縫合と早期運動療法．新OS NOW 15 足部疾患の保存療法と手術療法，210-213, メジカルビュー社，2002.
3) 林 光俊ほか：アキレス腱断裂の保存療法とリハビリテーション．臨床スポーツ医学 24：1065-1072, 2007.
4) 日本整形外科学会診療ガイドライン委員会，アキレス腱断裂診療ガイドライン策定委員会 編：アキレス腱断裂診療ガイドライン，南光堂，2007.

■6 アキレス腱炎・周囲炎 [p.251-255]
1) Chen TM : The arterial anatomy of the Achilles tendon: anatomical study and clinical implications. Clin Anat 22 (3) : 377-385, 2009.
2) Clement : Achilles tendinitis and peritendinitis: etiology and treatment. Am J Sports Med 12 : 179-184, 1984.
3) 内田俊彦：ランニングシューズと足の障害．関節外科 31：66-71, 2012.
4) 熊井 司ほか：アキレス腱周囲炎，アキレス腱炎．足の臨床，改訂3版（高倉義典 監），396-398, メジカルビュー社，2015.
5) 園部俊晴：下腿・足関節・足部の運動連鎖と病態運動学．理学療法ジャーナル 45 (9)：739-747, 2011.

■7 足関節捻挫 [p.256-263]
1) 柏倉 剛：足関節捻挫．臨床スポーツ医学 28：977-982, 2011.
2) Lentell G, et al : The contributions of proprioceptive deficits, muscle function, and anatomic laxity to functional instability of the ankle. J Orthop Sports Phys Ther 21 : 206-215, 1995.
3) Van der Wees PJ, et al : KNGF-Guideline for Physical Therapy in patients with acute ankle sprain. Dutch J Phys Ther 116 (5), 2006.

9章 関節リウマチ
1) Aletaha D, et al : 2010 Rheumatoid arthritis classification criteria: an American College of Rheumatology/European League Against Rheumatism collaborative initiative. Arthritis Rheum 62 (9) : 2569-2581, 2010.
2) 日本リウマチ学会：関節リウマチ診療ガイドライン2014, メディカルレビュー社, 2014.
3) 日本リウマチ友の会：リウマチ白書 リウマチ患者の実態 2015年＜総合編＞, 障害者団体定期刊行物協会, 2015.
4) 宮本誠也ほか：秋田コホートにおける関節リウマチ診療の実際．臨床リウマチ 27：135-145, 2015.
5) Sugimura Y, et al : Prevalance of and factors assoiated with lumbar spondylolisthesis in patients with rheumatoid arthritis. Mod Rheumatol 18 : 1-5, 2015.
6) Steinbrocker O, et al : Therapeutic criteria in rheumatoid arthritis. JAMA 140 : 659-662, 1949.
7) 網本 和ほか編：標準理学療法学 物理療法学，医学書院，2001.
8) 西林保朗ほか編：リハ実践テクニック 関節リウマチ，改訂第2版，メジカルビュー社，2014.

10章 脊椎

■1 頸椎症性疾患 （1）頸椎症 [p.282-292]
1) 日本脊椎脊髄病学会 編：脊椎脊髄病用語事典，改訂第5版，106, 南江堂, 2015.
2) 国分正一：頸椎症の現在 その病態から臨床まで II 頸椎症の診断学3 頸部脊髄症の神経学的高位診断 その理論と実際．脊椎脊髄ジャーナル 15 (6)：445-450, 2002.
3) 国分正一：脊椎疾患と痛み 頸椎・腰椎変性疾患の診断と治療．日本臨床麻酔学会誌 7 (4)：355-373, 1987.
4) Kokubun S, et al : Types of cervical disc herniation and relation to myelopathy and radiculopathy. J Back Musculoskelet Rehabil 5 (2) : 145-154, 1995.
5) 田中靖久ほか：頸椎症 頸部神経根症と頸部脊髄症の症候による診断. NEW MOOK 整形外科6号, 30-38, 金原出版, 1999.
6) Tanaka Y, et al : Cervical roots as origin of pain in the neck or scapular regions. Spine (Phila Pa 1976) 31 (17) : E568-573, 2006.
7) Tanaka, Y, et al : (i) Cervical radiculopathy and its unsolved problems. Current Orthopaedics 12 (1) : 1-6, 1998.
8) 日本整形外科学会診療ガイドライン委員会, 頸椎症性脊髄症ガイドライン策定委員会：頸椎症性脊髄症診療ガイドライン, 南江堂, 2005.
9) Kanno H, et al : T1 radiculopathy caused by intervertebral disc herniation: symptomatic and neurological features. J Orthop Sci 14 (1) : 103-106, 2009.
10) Morgan H, et al : Disc herniation at T1-2. Report of four cases and literature review. J Neurosurg 88 (1) : 148-150, 1998.
11) Sakaura H, et al : C5 palsy after decompression surgery for cervical myelopathy: review of the literature. Spine 28 (21) : 2447-2451, 2003.

●参考文献
1) 大野博司ほか：頸椎症と理学療法．理学療法ジャーナル 47：589-595, 2013.
2) 越智隆弘 編：頸椎症. NEW MOOK整形外科6, 金原出版, 1999.
3) 山本昌明ほか：頸椎症性脊髄症に対する的確・迅速な臨床推論のポイント．理学療法 28：11-14, 2011.
4) 長谷 斉 編：頸椎疾患・頸椎障害のリハビリテーション, MEDICAL REHABILITATION 74, 2006.

■2 頸椎症性疾患 （2）頸肩腕症候群 [p.293-297]
1) 日本脊椎脊髄病学会 編：脊椎脊髄病用語事典，改訂第5版，106, 南江堂. 2015.
2) 石川博明ほか：肩こりを考える 肩こりの客観的評価 超音波エラストグラフィの可能性．整・災外 58 (7)：875-882, 2015.
3) 東 秀律ほか：肩こりを考える 肩症状を呈する重大な非整形外科的疾患 救急外来の立場から．整・災外 58 (7)：929-933, 2015.
4) Uretsky BF, et al : Symptomatic myocardial infarction without chest pain: prevalence and clinical course. Am J Cardiol 40 (4) : 498-503, 1977.
5) 国分正一：胸鎖乳突筋上のK点からみた運動器の非特異的疼痛. Journal of Spine Research 1 (1)：17-29, 2010.
6) 国分正一：項頸部痛の病態と治療－最近の知見 頸部痛に対するK点ブロック．整・災外 53 (1)：39-46, 2010.

●参考文献
1) 細田多穂ほか：理学療法ハンドブック, 協同医書出版社, 2010.
2) 山鹿眞紀夫 編：頸肩腕症候群のリハビリテーション, MEDICAL REHABILITATION 55, 2005.
3) 赤羽根良和ほか：(狭義の) 頸肩腕症候群の理学療法．理学療法ジャーナル 47：581-588, 2013.
4) 川島康洋ほか：頸肩腕症候群に対する的確・迅速な臨床推論のポイント．理学療法 28：83-89, 2011.

■3 脊椎骨折 [p.298-303]
1) Ross PD, et al : Vertebral fracture prevalence in women in Hiroshima compared to Caucasions or Japanese in the US. Int J Epidemiology 24 : 1171-1177, 1995.
2) 折茂 肇：原発性骨粗鬆症の診断基準．日本骨代謝学会雑誌 18：76-82, 2000.
3) 森 諭史ほか：椎体骨折評価基準（2012年度改訂版）. Osteoporosis Japan 21：25-32, 2013.
4) Genant HK, et al : Vertebral fracture assessment using a semiquantitative technique. J Bone Miner Res 8 : 1137-1148, 1993.
5) Delmas PD, et al : Severity of prevalent vertebral fractures and the risk of subsequent vertebral and nonvertebral fractures : results from the MORE trial. Bone 33 : 522-2, 2003.
6) Cummins SR, et al : Effect of alendronate on risk of fracture in women with low bone density but without vertebral fractures : results from the Fracture Intervention Trial. JAMA 280 : 2077-2082, 1998.
7) Klotzbuecher CM, et al : Patients with prior fractures have an increased risk of future fractures : a summary of the literature and statistical synthesis. J Bone Miner Res 15 : 721-739, 2000.
8) Kadowaki E, et al : Prevalant vertebral deformity independently increases incident vertebral fracture risk in middle-aged elderly Japanese women : the Japanese Population-based Osteoporosis (JPOS) Cohort Study. Osteopros Int 21 : 1513-1522, 2010.
9) Lindsay R, et al : Risk of new vertebral fracture in the year following a fracture. JAMA 17 : 320-323, 2001.

10) Silverman SL, et al：The relationship of health-related quality of life to prevalent and incident vertebral fractures in postmenopausal women with osteoporosis: results from the multiple Outcomes of Raloxifen Evalution Study. Arthritis Rheum 44：2611-2619, 2001.
11) Sinaki M, et al：Correlation of back extensor strength with thoracic kyphosis and limbar lordosis in estrogen-deficient women. Am J Phys Med 75：370-374, 1996.
12) Miyakoshi N, et al：Back extensor strength and lumbar spinal mobility are predictors of quality of life in patients with postmenopausal osteoporosis. Osteoporos Int 18：1397-1403, 2007.
13) Itoi E, et al：Effect of back-strengthening exercise on posture in healthy women 49 to 65 years of age. Mayo Clin Proc 69：1054-1059, 1994.
14) Sinaki M, et al：Stronger back muscles reduce the incidence of vertebral fractures：a prospective 10 year follow-up of postmenopausal women. Bone 30：836-841, 2002.
15) Hongo M, et al：Effect of low-intensity back exercise on quality of life and back extensor strength in patients with osteoporosis：a randomized controlled study. Osteoporos Int 18：1389-1395, 2007.
16) Suzuki T, et al ： Posterior-approach vertebral replacement with parallelepiped cages (PAVREC) for the treatment of osteoporotic vertebral collapse with neurological deficits. J Spinal Disord Tech 26：E170-176, 2013.
17) 種市 洋ほか：骨粗鬆症性椎体圧潰（偽関節）発生のリスクファクター解析．臨床整形外科 37：437-442, 2002.
18) Garfin SR, et al ： New technologies in spine ： Kyphoplasty and vertebroplasty for the treatment of painful osteoporotic compression fracrures. Spine 26：1511-1515, 2001.
19) 戸川大輔：原発性骨粗鬆症性圧迫骨折に対するBalloon Kyphoplasty -日本の臨床試験成績．J Spine Res 2：1485-1493, 2011.
20) 稲見 聡ほか：ロコモの原因となる疾患③－骨粗鬆症性椎体骨折－．関節外科 32 (10)：62-67, 2013.

■4　骨粗鬆症 [p.304-308]
1) 内閣府，平成25年版 高齢社会白書．
2) Miyakoshi N, et al：Prevalence of sarcopenia in Japanese women with osteopenia and osteoporosis. J Bone Miner Metab 31：556-561, 2013.
3) Nguyen ND, et al：Bone loss, weight loss, and weight fluctuation predict mortality and hospitalization in older women with low bone mass. J Am Geriat Soc 48：241-249, 2009.
4) Suzuki T, et al：Low bone mineral density at femoral neck is a predictor of increased mortality in elderly Japanese women. Osteoporos Int 21：71-79, 2010.
5) Qu X, et al：Bone mineral density and all-cause, cardiovascular and stroke mortality: a meta-analysis of prospective cohort studies. Int J Cardiol 166：385-393, 2013.
6) NIH consensus development panel on osteoporosis prevention, Diagnosis, and therapy：Osteoporosis prevention, diagnosis, and therapy. JAMA 285：785-795, 2001.
7) 折茂 肇ほか：骨粗鬆症の予防と治療ガイドライン 2015年版，ライフサイエンス出版，2015.
8) 宗圓 聰ほか：原発性骨粗鬆症の診断基準（2012年度改訂版）．Osteoporosis Jpn 21：9-21, 2013.
9) Sakamoto K, et al：Report on the Japanese orthopedic association's 3-year projectobserving hip fractuers at fixed-point hospitals. J Orthop Sci 11：127-134, 2006.
10) Yamazaki S, et al：Effect of walking exercise on bone metabolism in postmenopausal women with osteopenia/osteoporosis. J Bone Miner Res 22：500-508, 2004.
11) Asikainen TM, et al：Exercise for health foe early postmenopausal women: a systematic review of randomaised controlled trials. Sports Med 19：1208-1214, 2004.
12) Sinaki M, et al：Stronger back muscles reduce the incidence of vertebral fractures: A prospective 10 years follow-up of postmenopausal women. Bone 30：836-841, 2002.
13) de Kam D, et al：Exercise interventions to reduce fall-related fractures and their risk factors in individuals with low bone density: a systematic review of randomized controlled trials. Osteoporos Int 20：2111-2125, 2009.
14) 石川慶紀ほか：下肢外旋起立肢位における脊柱アライメントと背筋力変化－骨粗鬆症患者のための背筋運動療法に関する基礎的研究－．東日本整災会誌 22：17-21, 2010.
15) Teixeira LE, et al：Progressive load training for the quadriceps muscle associated with proprioception exercise for the prevention of falls in postmenopausal women with osteoporosis: a randomized controlled trial. Osteoporos Int 21：589-596, 2010.
16) Sakamoto K, et al：Why not use your own body weight to prevent falls? A randomized controlled trial of balance therapy to prevent falls and fractures for elderly people who can stand on one leg for 15 s. J Orthop Sci 18：110-120, 2013.
17) 土田哲雄：骨粗鬆症に対してどう対応すればよいのか．日本臨床内科医会会誌 29 (2)：217-220, 2014.
18) Shinaki M, et al：Significant reduction in risk of falls and back pain in osteoporotic-kyphotic women through a Spinal Proprioceptive Extension Exercise Dynamic (SPEED) program. Mayo Clin Proc 80：849-855, 2005.
19) 石川慶紀ほか：下肢外旋起立肢位における脊柱アライメントと背筋力変化－骨粗鬆症患者のための背筋運動療法に関する基礎的研究－．東日本整災会誌 22：17-21, 2010.
20) 本郷道生ほか：骨粗鬆症に対する背筋運動療法の腰背痛と脊柱彎曲に及ぼす効果．J Spine Res 5：901-904, 2014.
21) 骨粗鬆症の予防と治療ガイドライン作成委員会：第5章b 運動指導．骨粗鬆症の予防と治療ガイドライン2015年度版，90, 日本骨粗鬆学会，2015.
22) Shinaki M, et al：Physical Med. Rehabilitation, 2nd ed (Braddom RL ed), 853-893, W.B.Sanders, 2000.

■5　成人脊柱変形 [p.309-315]
1) Schwab F, et al：A clinical impact classification of scoliosis in the adult. Spine 31：2109-2114, 2006.
2) 外山芳昭ほか：腰椎変性側弯症の病態と神経障害発現に関する臨床的検討．臨整外 25：407-416, 1990.
3) Lafage V, et al：Pelvic tilt and truncal inclination: two key radiographic parameters in the setting of adults with spinal deformity. Spine 43：E599-606, 2009.
4) 野原 裕ほか：腰部変性側弯症（後側弯症）に対する矯正固定の長期成績と問題点．脊椎脊髄ジャーナル 17：217-223, 2004.
5) Schwab F, et al：Scoliosis Research Society-Schwab adult spinal deformity classification: a validation study. Spine 37：1077-1082, 2012.
6) Schwab F, et al ： Adult spinal deformity - Postoperative standing imbalance: How much can you tolerate? An over view of key parameters in assessing alignment and planning corrective surgery. Spine 35：2224-2231, 2010.
7) 金村徳相ほか：立位脊柱矢状面alignment 日本人の基準値と欧米人との比較．J Spine Res 2：52-58, 2011.
8) 戸川大輔ほか：高齢日本人の脊柱アライメント 正常値とは．臨整外 50：1047-1052, 2015.
9) Itoi E, et al：Effect of back-strengthening exercise on posture in healthy women 49 to 65 years of age. Mayo Clin Proc 69：1054-1059, 1994.
10) Benedetti MG, et al：Effects of an adapted physical activity program in a group of instrumental assessment. J Neuroeng Rehabil 5：32, 2008.
11) 本郷道生ほか：骨粗鬆症患者に対する背筋運動療法の腰背痛と脊柱弯曲に及ぼす効果．J Spine Res 5：901-904, 2014.
12) 種市 洋ほか：重度腰椎変性後・側弯症に対する手術治療ストラテジー．日整会誌 86：1131-1138, 2012.
13) 松山幸弘：成人脊柱変形に対する手術ストラテジー －手術アルゴリズムも含めて－．日整会誌 89：470-474, 2012.
14) 阿部栄二ほか：多椎間PLIFによる腰椎変性側弯症の矯正手術．臨整外 48：333-339, 2013.
15) 阿部利樹ほか：Sacral alar-iliac screw刺入のための骨盤計測．整形外科 64：1090-1093, 2013.
16) 坂光徹彦ほか：脊柱後彎変形とバランス能力および歩行能力の関係．理学療法科学 22 (4)：489-494, 2007.
17) 笠間史夫ほか：脊椎骨粗鬆症における椎体CT値および脊柱支持筋群の量についての検討．骨形態計測 5：215-225, 1985.
18) 本郷道生ほか：骨粗鬆症患者に対する背筋運動療法の腰背痛と脊柱彎曲に及ぼす効果．J Spine Res 5：901-904, 2014.
19) 森藤 武ほか：脊柱後彎変形患者における脊柱伸展可動性とバランス，歩行能力との関係．理学療法科学 25 (5)：735-739, 2010.

■6　サルコペニア [p.316-320]
1) Rosenberg IH：Summary comments: Epidemiological and methodological problems in determining nutritional status of older persons. Am J Clin Nutr 50：1231-1233, 1989.
2) Cruz-Jentoft AJ, et al ： Sarcopenia: European Working Group on Sarcopenia in Older People. Age Ageing 39：412-423, 2010.
3) Mitchell WK, et al：Sarcopenia, dynapenia, and the impact of advancing age on human skeletal muscle size and strength; a quantitative review. Front physiol 3：1-18, 2012.
4) 飛田哲郎ほか：骨粗鬆症性椎体骨折のリスク要因としてのサルコペニア（加齢性筋肉減少症）の現状および高齢者における上下肢筋肉分布の解明．Osteoporosis Japan 20：56-60, 2012.

5) Latham N, et al：Progressive resistance strength training for physical disability in older people. The Cochrane Library CD002759, 2009.
6) 池添冬芽：サルコペニアから考える介護予防．CLINICAL CALCIUM 24：107-113, 2014.
7) 若林秀隆：サルコペニアに対する運動療法の実際．日本医事新報 4677：32-36, 2013.
8) Ozaki H, et al：Possibility of leg muscle hypertrophy by ambulation in older adults: a brief review. Clin Interv Aging 8：369-375, 2013.
9) 岩本俊彦：サルコペニアの診かた．Geriatric Medicine 53 (4)：386-387, 2015.
10) 幸篤武ほか：サルコペニアの概念と診断基準．CLINICAL CALCIUM 24 (10)：13-20, 2014.
11) 真田樹義ほか：日本人成人男女を対象としたサルコペニア簡易評価法の開発．体力科学 59：291-302, 2010.
12) Chen LK, et al：Sarcopenia in Asia: consensus report of the asian working group for sarcopenia. J Am Med Dir Assoc 15 (2)：95-101, 2014.
13) 村木重之：運動とサルコペニア．CLINICAL CALCIUM 24 (10)：21-28, 2014.
14) 若林秀隆：サルコペニアに対する運動療法の実際．日本医事新報 4677：32-36, 2013.
15) 澤田篤史：北海道済生会小樽病院におけるリハビリテーション直後のプロテイン摂取の取り組み．リハビリテーション栄養ケーススタディ 臨床で成果を出せる30症例(若林秀隆 編)，13-20，医歯薬出版，2011.
16) 若林秀隆：理学療法とリハビリテーション栄養管理．理学療法学 40 (5)：392-398, 2013.

■7 腰部脊柱管狭窄症 [p.321-326]
1) 塩田悦仁訳：Ⅲ 脊椎・体幹・頭部，カパンジー機能解剖学，2-4，医歯薬出版，2010.
2) 本間隆夫：臨床脊椎脊髄医学(伊藤達雄ほか編)，300-312，三輪書店，2010.
3) Whitman JM, et al：A comparison between two physical therapy treatment programs for patients with lumbar spinal stenosis-A randomized clinical study. Spine 31：2541-2549, 2006.
4) 佐藤栄修ほか：高齢者の腰部脊柱管狭窄症．OS NOW No.16 高齢者の整形外科手術，86-94，メジカルビュー社，2003.
5) 渡辺航太ほか：腰部脊柱管狭窄症に対し後方軟部組織を温存する術式－棘突起縦割式椎弓切除術．臨床整形外科 38：1401-1406, 2003.
6) 四宮謙一ほか編：脊椎内視鏡下手術－基本手技から技術認定まで，南江堂，2007.
7) 伊藤俊一ほか：腰痛研究のエビデンス・評価と臨床的展望－慢性腰痛症者に対する筋収縮後ストレッチングの有効性について．日本腰痛会誌 15：45-51, 2009.
8) 林 典雄ほか：馬尾性間欠跛行に対する運動療法の効果．日本腰痛会誌 13 (1)：165-170, 2007.
9) 原 信二ほか：腰部脊柱管狭窄症に対する的確・迅速な臨床推論のポイント．理学療法 28 (1)：51-55, 2011.
10) 田島泰裕ほか：胸腰椎・胸腰脊髄疾患と理学療法．PTジャーナル 48 (11)：1025-1032, 2014.
11) 髙橋啓介：発症機序と病態－馬尾圧迫の病態．整形外科 53：881-887, 2002.

●参考文献
1) 馬場久敏ほか：腰部脊柱管狭窄症．臨床スポーツ医学 23 (12)：1513-1528, 2006.

■8 腰椎椎間板ヘルニア [p.327-332]
1) 松井寿夫：臨床脊椎脊髄医学(伊藤達雄ほか編)，25-34，三輪書店，2010.
2) 辻 陽雄ほか：椎間板の構築と変性．脊椎脊髄 5：192-196, 1990.
3) Janssen ME, et al：Lumbar herniated disc disease: comparison of MRI, myelography, and post-myelographic CT scan with surgical findings. Orthopedics 17：121-127, 1994.
4) Albeck MJ, et al：A controlled comparison of myelography, computed tomography, and magnetic resonance imaging in clinically suspected lumbar disc herniation. Spine 20：443-448, 1995.
5) 平泉 裕：MED内視鏡下腰椎椎間板ヘルニア摘出術，メジカルビュー社，2007.
6) 社団法人日本理学療法士協会：腰椎椎間板ヘルニア，理学療法診療ガイドライン，第1版，2011.
7) 松田直樹ほか：運動時の体幹のバイオメカニクスからみた腰痛への対応．臨床スポーツ医学22 (9)：1115-1124, 2005.
8) 田口浩子ほか：腰．Monthly Book Medical Rehabilitation 176：133-140, 2014.
9) 村上幸士ほか：腰椎部の不安定性と理学療法のポイント．理学療法 27 (11)：1327-1334, 2010.

●参考文献
1) 石田和宏：腰椎椎間板ヘルニアに対する的確・迅速な臨床推論のポイント．理学療法 28 (1)：61-67, 2011.
2) 吉本三徳ほか：腰のスポーツ障害．Monthly Book Medical Rehabilitation 176：141-147, 2014.

■9 脊髄損傷 [p.333-341]
1) 日本脊椎脊髄病学会 編：脊椎脊髄病用語事典，南山堂，2010.
2) 岩本幸英 編：神中整形外科学 下巻，南山堂，2007.
3) 岩崎幹季：脊椎脊髄病学，金原出版，2010.
4) Frankel HL, et al：The value of postural reduction in the initial management of closed injuries of the spine with paraplegia and tetraplegia. Paraplesia 7：179-192, 1969.
5) Maynard FM, et al：International standards for neurological and functional classification of spinal cord injury. Spinal Cord 35：266-274, 1997.
6) Taneichi H, et al：Traumatically induced vertebral artery occlusion associated with cervical spine injuries：Prospective study using magnetic resonance angiography. Spine 30：1955-1962, 2005.
7) 辻 収彦ほか：iPS細胞による脊髄損傷への再生医療．日整会誌 89：1010-1016, 2015.
8) 吉村 理ほか：頸髄損傷急性期のリハビリテーション．日職災医誌 48：107-112, 2000.
9) 奥山幸一郎ほか：Pedicle screwを用いたPLIF後に発生した肺血栓塞栓症の2例．整・災外 44：1417-1421, 2001.
10) http://www.asia-spinalinjury.org/elearning/ISNCSCI.php
11) 田中宏太佳ほか編：動画で学ぶ脊髄損傷のリハビリテーション，医学書院，2010.
12) 独立行政法人労働者健康福祉機構全国脊髄損傷データベース研究会 編：脊髄損傷の治療から社会復帰まで－全国脊髄損傷データベースからの分析から，158-168，保健文化社，2010.
13) 間川博之ほか：脊髄損傷のための新しいADL評価尺度-SCIM．臨床リハ 15 (10)：952-957, 2006.
14) 岩崎 洋 編：脊髄損傷理学療法マニュアル，第2版，文光堂，2014.
15) 河野 修：非骨傷性頸髄不全損傷の治療方針と問題点－総合せき損センターの立場から．臨床リハ 20 (5)：418-423, 2011.

■10 脊柱側彎症 [p.342-347]
1) 川上紀明ほか：側彎症治療の最前線－基礎編(日本側彎症学会 編)，医薬ジャーナル社，2013.
2) Plaszewski M, et al：Are current scoliosis school screening recommendations evidence-based and up to date? A best evidence synthesis umbrella review. Eur Spine J. 23：2572-2585, 2014.
3) Lenke LG, et al：Adolescent idiopathic scoliosis: a new classification to determine extent of spinal arthrodesis. J Bone Joint Surg Am 83-A：1169-1181, 2001.
4) Weinstein SL, et al：Effects of bracing in adolescents with idiopathic scoliosis. N Engl J Med 369：1512-1521, 2013.
5) Romano M, et al：Exercises for adolescent idiopathic scoliosis: a Cochrane systematic review. Spine (Phila Pa 1976) 38：E883-893, 2013.
6) Plaszewski M, et al：Non-surgical interventions for adolescents with idiopathic scoliosis: an overview of systematic reviews. PLoS One 9：e110254, 2014.
7) DiRocco PJ, et al：Physical work capacity in adolescent patients with mild idiopathic scoliosis. Phys Med Rehabil 64：476-478, 1983.
8) Shneersen JM, et al：Cardiac and respiratory responses in adolescent idiopathic scoliosis. Thorax 35：347-350, 1980.
9) 河野克己ほか：思春期側彎症手術例における術後肺機能の経時的変化．脊柱変形 17 (1)：44-49, 2002.
10) 佐々木 誠ほか：特発性側彎症における動的座位バランスの評価．日本機械学会論文集C編 77 (775)：980-988, 2011.
11) Teranishi T, et al：A discriminative measure for static postural control ability to prevent in-hospital falls: Reliability and validity of the Standing Test for Imbalance and Disequilibrium (SIDE). Jpn J Compr Rehabili Sci 1：11-16, 2010.
12) 菅原慶勇ほか：胸郭変形により拘束性障害を呈する慢性呼吸不全患者に対する包括的呼吸リハビリテーションの効果．日本呼吸管理会誌 10 (2)：258-264, 2000.
13) 牛田享宏ほか：高度側彎症例の呼吸障害とその治療－呼吸訓練効果－．脊柱変形 9：56-59, 1994.
14) 田中正道ほか：Wii Fitのリハビリテーションへの応用．中部整災誌 52 (3)：667-668, 2009.
15) Clark RA, et al：Validity and reliability of the Nintendo Wii Balance Board for assessment of standing balance. Gait Posture 31 (3)：307-310, 2010.
16) Park Jungseo, et al：Effect of Virtual Reality Exercise Using the Nintendo Wii Fit on Muscle Activities of the Trunk and Lower Extremities of Normal Adults. J Phys Ther Sci 26：271-273, 2014.
17) 田辺康二ほか：思春期特発性側彎症患者の体力．総合リハ 26 (12)：1183-1187, 1998.
18) 椿 淳裕ほか：高度側彎症を有する児童に対して行われた脊椎矯正術前後の呼吸機能の変化．新潟医福誌 5 (1)：27-32, 2005.
19) 上田 敏ほか：リハビリテーション基礎医学，第2版，95-122，医学書院，1994.

索引 和文・欧文

あ

アウターマッスル	34
アキレス腱	246
アキレス腱炎	251, 252
アキレス腱周囲炎	251
アキレス腱断裂	246
アキレス腱のねじれ	254
アキレス腱への血流	251
足アーチ	223
足関節外側側副靱帯	220
足関節外側側副靱帯損傷	220
足関節前距腓靱帯	15
足関節テーピング	263
足関節捻挫	257
アスレティックリハビリテーション	185
亜脱臼	268
アンカー	263
アンダーラップ	263
意識性の原則	8
異所性骨化	337

い

一次性サルコペニア	318
イリザロフ創外固定	161
インターナルインピンジメント	42
インピンジメント	43
インプラント	162

う

ウィンドラス機構	231
内返し捻挫	260
運動再学習	108
運動習慣	4
運動障害	7
運動処方	7
運動方法	6
運動療法	318

え

栄養	320
栄養血管	146
エコー輝度	24
エラストグラフィー	13, 24
エルゴメーター	130

お

凹形変形	210
黄色靱帯	322
横走靱帯（TL）	71
横断面積	24
オーバーヘッドスポーツ	54
オーバーロードの原則	8
起き上がり	275
オペラグラス変形	267

か

外果骨表面のエコー正常像	258
外傷後脊髄空洞症	337
外傷性神経損傷	17
外傷性脱臼	26
外旋運動	28
外側型OA	228
外側広筋	166
外側尺側側副靱帯（LUCL）	71
外側側副靱帯のストレッチング	80
外側半月板中節	193
外側法	135
介達外力	26, 140
外腸骨動脈	140
改定Neer分類	49
外転筋	136, 152
灰白質	333
外反ストレス	75
外反母趾変形	268
開放骨折	160
開放性運動連鎖（OKC）	9, 130
家屋改造	280
踵歩行	225
鏡を利用した姿勢矯正	292
下関節上腕靱帯（IGHL）	26
顆間隆起骨折	210
顆間隆起の裂離骨片	210
かぎ爪手	106
可逆性の原則	8
拡大L字皮切	237
下肢後方挙上による背筋群の等尺性運動	308
下肢伸展挙上試験	330
荷重アライメント	19
荷重ストレス	146
下垂手	106
下垂足	20

片足立ち	320
下腿後面のエコー像	22
下腿骨折	22
下腿三頭筋	22
下腿三頭筋ストレッチング	182, 253
下腿踵骨角	223
肩外転装具	34
肩関節軽度内旋位	80
肩関節周囲炎	36
肩関節前方脱臼正面像	27
肩関節脱臼後腱板断裂	27
肩関節の前方安定化機構	26
肩後方タイトネスに対するストレッチング	45
肩痛	31
滑車切痕	67
滑膜性関節包	146
滑膜ヒダ	82
カテーテル	140
過負荷の原則	8
下部僧帽筋運動	58
カラードプラー法	17
環境の調整	297
ガングリオン	17
観血的骨接合術	113
寛骨臼	124
寛骨臼回転骨切り術	127
寛骨臼形成不全	125
関節液	146
関節原性	36
関節唇	29
関節唇損傷	41
関節水腫	20
関節突起	321
関節軟骨	19
関節包	29, 124
関節包の断裂	73
関節リウマチ	266
関節裂隙	125
関節裂隙消失	125
完全骨折	147

き

偽関節	78, 139, 298
起居動作	346
偽神経腫	17
偽性麻痺肩	32
基節骨	89

基節骨骨折············102
キャスト用下巻き材···········196
臼蓋形成術················127
胸郭出口周囲筋··········55, 57
胸郭出口周囲筋のストレッチング
　　　　　　　　　　　57
胸郭出口症候群（TOS）······54
胸郭出口症候群での圧迫部位　54
鏡視下関節包切離術·········37
鏡視下腱板修復術···········32
棘下筋··················31
棘上筋··················31
棘上筋腱全層断裂···········32
棘上筋腱断裂·············31
棘突起·················321
鏡視下半月板縫合術········194
魚椎··················298
筋萎縮··············31, 32
筋緊張異常··············29
筋腱移行術···············32
筋原性·················36
筋細胞·················13
筋挫傷·················13
筋収縮·················30
筋周膜···············13, 16
筋原線維················13
筋線維の特徴··············5
筋束················13, 16
筋損傷················6, 13
筋断裂·················13
筋電図·················20
筋のエコー像·············13
筋の機能·················5
筋の収縮様式··············6
筋膜··················19
筋力···················5
筋力・協調性トレーニング···225
筋力・固有感覚トレーニング
　　　　　　　　　　　225
筋力強化···············136
筋力トレーニング············5

く

屈筋腱縫合···············89
クラビクルバンド············47

け

頸肩腕症候群············293

脛骨骨幹部骨折·······212, 214
脛骨プラトー············172
脛骨プラトー骨折··········209
継続性の原則··············8
頸体角················146
形態計測················10
頸椎カラー·············278
頸椎症性筋萎縮症
　　　　　　282, 285, 288
頸椎症性疾患···········293
頸椎症性神経根症
　　　　　　282, 284, 287
頸椎症性脊髄症·······282, 286
頸動脈断面のエコー像（短軸像）
　　　　　　　　　　　16
経皮的鋼線固定···········101
頸部屈筋群··········290, 291
頸部神経根症の神経症候·····285
頸部深層屈筋群···········291
頸部脊髄症の神経症候·······283
頸部側屈筋群·········290, 291
月状骨················110
月状骨窩················94
楔状骨骨折·············240
楔状椎················298
結髪・結帯動作制限··········33
腱···················14
腱炎··················14
肩甲下筋················31
肩甲下筋腱断裂············31
健康関連QOL（HRQoL）······10
肩甲骨Y像···············27
肩甲骨下方回旋の評価········294
肩甲骨関節窩骨欠損·········28
肩甲骨胸郭関節機能訓練······55
肩甲骨周囲筋··········55, 57
肩甲骨前傾の評価··········294
健康寿命·················3
肩甲上腕リズム·······29, 33, 56
肩甲帯筋力強化運動·········57
腱鞘··················14
腱鞘炎·················14
腱鞘のエコー像············14
腱断裂·················14
原発性骨粗鬆症··········305
原発性サルコペニア········318
腱板··················31
腱板・肩甲胸郭関節機能······29
腱板関節面断裂············41
腱板機能訓練·············30

腱板断裂················31
腱縫合法················90
肩峰骨頭間距離（AHI）········31

こ

更衣動作·················4
高エネルギー外傷··········139
後距腓靱帯·············256
後脛骨筋···············232
後脛骨筋腱·············227
後脛骨筋不全扁平足····227, 229
後脛骨筋不全扁平足病期分類
　　　　　　　　　　　228
交叉ピンニング···········102
後斜走靱帯（POL）··········71
後縦靱帯下脱出型·········327
後縦靱帯穿破脱出型········327
拘縮·················228
鉤状突起········67, 77, 78, 79
厚生労働省················4
後頭下筋群の柔軟性評価······295
広背筋·················57
広範囲腱板断裂············31
後部損傷··············334
後方安定化機構············26
後方除圧整復固定術········336
後方法···············135
硬膜管················322
絞扼性神経障害············17
後彎変形··············309
股関節の屈曲運動··········151
国際生活機能分類（ICF）······2
骨移植················113
骨幹部·················49
骨強度················304
骨棘··············17, 125
骨欠損··············26, 78
骨硬化················125
骨質·················304
骨性隆起················15
骨接合術··············142
骨折線················111
骨折部近傍の空気像········160
骨セメント·············300
骨粗鬆症··········140, 304
骨粗鬆症性骨折··········305
骨端線·················17
骨転位················152
骨頭··················49

骨頭外反型4-part骨折 …… 51	膝蓋大腿関節の可動域練習… 198	小転子骨折………………… 155
骨嚢胞……………………… 125	膝蓋大腿関節の接触面……… 201	上殿動脈…………………… 140
骨破壊……………………… 18	自転車エルゴメーターを用いた	小児足関節捻挫…………… 221
骨盤………………………… 139	有酸素運動……………… 347	踵腓靱帯…………………… 256
骨盤骨折…………………… 139	しびれ……………………… 117	小皮切骨接合術…………… 113
骨盤パラメーター………… 310	脂肪体の柔軟性維持練習…… 217	踵部脂肪体………………… 239
骨びらん…………………… 268	脂肪変性……………… 31, 32	静脈ラッピング法………… 107
骨密度……………………… 304	尺側変位矯正スプリント…… 277	踵立方関節のエコー正常像… 259
コブ角……………………… 343	尺骨近位部………………… 67	小菱形筋の柔軟性評価…… 295
個別性の原則……………… 8	尺骨鉤状突起骨折………… 78	上腕骨外側顆……………… 60
コラーゲン線維…………… 14	尺骨手根屈筋……………… 73	上腕骨顆上骨折…………… 60
	尺骨神経…………………… 107	上腕骨滑車………………… 60
さ	尺骨神経麻痺……………… 106	上腕骨顆部関節内粉砕骨折… 60
	尺骨切痕…………………… 94	上腕骨顆部骨折…………… 60
サーキュラー……………… 263	シャドーピッチング……… 44	上腕骨近位骨端線離開…… 41
最小侵襲手術(MIS)………… 134	斜面台での下肢屈伸運動…… 341	上腕骨近位端骨折………… 49
索状構造…………………… 16	舟状骨………………… 110, 116	上腕骨鉤状窩……………… 60
坐骨………………………… 139	舟状骨窩…………………… 94	上腕骨小頭………………… 60
鎖骨外側端骨折…………… 47	舟状骨偽関節……… 111, 112	上腕骨大結節の骨萎縮…… 36
鎖骨外側端骨折の分類…… 46	舟状骨結節………………… 104	上腕骨肘頭窩……………… 60
鎖骨骨折…………………… 46	舟状骨骨折………… 111, 240	上腕骨内側上顆……… 15, 60
坐骨神経…………………… 140	舟状骨最突出点…………… 223	上腕三頭筋………………… 57
鎖骨中央部骨折…………… 47	舟状骨疲労骨折…………… 242	上腕頭……………………… 73
鎖骨内側端骨折…………… 46	重症サルコペニア………… 316	上腕二頭筋の筋収縮……… 64
鎖骨バンド………………… 47	ジュエット体幹過伸展装具… 314	触診技術…………………… 22
サムスパイカ型装具……… 113	手根管……………………… 116	自律神経障害……………… 337
サルコペニア……………… 316	手根管開放術の装具……… 120	シルバーカー……………… 309
猿手………………………… 106	手根管症候群……………… 116	神経・筋原性側彎症……… 342
三角靱帯…………………… 256	手指屈筋腱………………… 89	神経移植…………………… 107
三角靱帯(頚踵部)のエコー正常像	手指屈筋腱損傷…………… 88	神経周膜…………………… 16
………………………… 259	手指の自主訓練…………… 98	神経障害…………………… 17
三重束ACL再建…………… 184	手指変形矯正用夜間装具… 277	神経上膜…………………… 16
	手術計画…………………… 134	神経線維束………………… 16
し	手掌腱膜…………………… 118	神経ブロック……………… 17
	踵骨………………………… 246	人工股関節置換術…… 132, 135
シーネ固定………………… 113	小円筋……………………… 31	人工骨頭置換術
自覚性の原則……………… 8	小円筋腱断裂……………… 31	…………… 32, 50, 51, 132
直達外力…………………… 26	小胸筋……………………… 57	人工膝関節全置換術(TKA)… 178
シグモイドノッチ………… 94	小胸筋の柔軟性評価……… 295	深指屈筋腱………………… 89
指骨骨折…………………… 100	小結節……………………… 49	深指屈筋腱の断裂………… 89
指床間距離(FFD)…………… 330	症候性側彎症……………… 342	新鮮アキレス腱断裂……… 247
自助介助運動……………… 69	踵骨骨折…………………… 233	新鮮骨折…………………… 298
自助具………………… 274, 315	踵骨骨折後遺症…………… 235	靱帯………………………… 15
姿勢矯正…………………… 297	踵骨前方突起骨折………… 261	靱帯弛緩…………………… 26
膝蓋骨……………………… 145	踵骨内方移動術…………… 230	靱帯性関節包……………… 146
膝蓋骨骨折………………… 201	踵骨の骨梁………………… 233	靱帯性腱鞘………………… 89
膝蓋上包…………………… 20	上肢挙上困難……………… 31	靱帯損傷…………………… 15
膝蓋上包の動きのエコー像… 21	硝子軟骨…………………… 19	靱帯断裂…………………… 15
膝蓋靱帯のエコー像……… 14	小殿筋……………………… 155	身体不活動………………… 5
膝蓋大腿関節……………… 172	小転子………………… 152, 158	伸張性収縮………………… 6

深部静脈血栓症……………337

す

髄節症状…………………283
髄内釘固定法……………163
スクリューホームムーブメント
　…………………………177
スクワット………………130
スターアップ……………263
ステロイドの関節内注射… 32
ストラップ&バックル装具… 103
ストレッチングボード……182
スポーツ検診…………… 24
スポーツ障害…………… 17

せ

成人脊柱変形……………309
正中神経…………………116
正中神経のエコー像…… 16
正中神経麻痺……………106
静的安定化機構………… 29
生理食塩水……………… 19
セーフティピンスプリント… 103
脊髄損傷…………………333
脊柱管……………………282
脊柱起立筋運動………… 58
脊柱側彎症………………342
脊柱の矢状面の彎曲……321
脊椎後彎症………………312
脊椎骨折…………………298
脊椎骨折に対する椎体形成術
　（BKP法）………………301
脊椎の内固定材料………336
セメント用ステム………132
セメントレス用ステム…132
線維輪…………………327
遷延治癒…………………298
前外側法…………………135
前下脛腓靱帯……………256
前胸部ストレッチング… 57
前鋸筋運動……………… 58
前距腓靱帯………………256
前脛骨筋………… 20, 232
仙骨………………………139
仙骨神経叢………………140
浅指屈筋腱……………… 89
浅指屈筋腱の断裂……… 89
前斜走靱帯（AOL）……… 71

前十字靱帯………………183
前十字靱帯損傷…………183
漸進性の原則…………… 8
仙腸関節…………………139
先天性側彎症……………342
前部損傷…………………334
前方関節包のエコー正常像…259
前方後方除圧固定術……336
前方法……………………135
前腕回内位……………… 80

そ

創外固定…………… 98, 142
創外固定法（リング型）………164
装具処方…………………277
装具療法………………… 80
総腸骨動脈………………140
僧帽筋の柔軟性評価……295
側索………………………100
足趾じゃんけん…………204
足趾除圧目的の装具……278
足趾変形矯正 夜間装具 …278
足底装具…………………239
続発性骨粗鬆症…………305
足部縦アーチ……………226
足部疲労骨折の好発部位……241
ソックスエイド…………315
損傷部位の血腫………… 13

た

第5中足骨骨折…………260
第5中足骨疲労骨折……243
第5中足骨のエコー正常像…259
体位………………………336
体位変換…………………337
大結節…………………… 49
大結節骨折……………… 51
代償動作………………… 30
大腿脛骨関節……………172
大腿骨遠位部……………158
大腿骨遠位部骨折のAO/OTA分類
　…………………………205
大腿骨顆上骨折…… 205, 206
大腿骨顆部骨折…………205
大腿骨寛骨臼インピンジメント
　…………………………124
大腿骨頸部………… 146, 158
大腿骨頸部骨折…………146

大腿骨頸部被膜…………146
大腿骨骨幹部……………158
大腿骨骨幹部骨折………159
大腿骨前脂肪体………… 22
大腿骨転子間骨折………152
大腿骨転子部……… 146, 152
大腿骨頭 124, 140, 146, 158
大腿骨頭壊死……………146
大腿骨頭靱帯……………124
大腿四頭筋………………166
大腿四頭筋筋力増強……182
大腿四頭筋腱断裂………167
大腿四頭筋の等尺性運動…145
大腿神経…………………140
大腿直筋…………………166
大腿動脈…………………140
大転子……………… 152, 158
大転子骨折………………155
耐糖能異常……………… 36
ダイナミックフラミンゴ療法…157
大菱形筋の柔軟性評価……295
大菱形骨…………… 110, 116
タオルギャザー…………212
タオル絞り……………… 85
立ち上がり………………275
脱臼……………………… 26
多発性骨盤脆弱性骨折……140
短縮性収縮……………… 6
単純骨折…………………201
弾性バンドを用いた上腕三頭筋に
　対する筋力強化運動… 70
弾性バンドを利用した等張性運動
　………………………… 76
短腓骨筋の牽引力………245
短母指外転筋腱…………118
短母指伸筋腱……………118
単膜構造………………… 20

ち

恥骨………………………139
恥骨結合…………………139
中央索……………………100
中間広筋…………………166
中手骨頭…………………268
中心性損傷………………334
中節骨頸部骨折…………100
中足部骨折………………240
中殿筋……………………155
肘頭……………………… 67

肘頭骨折…………………… 66
チューブ………………………225
超音波検査………………… 12
腸骨……………………127, 139
腸骨移植…………………… 78
長腓骨筋………………………232
長腓骨筋腱……………………227
長方形骨孔ACL再建術 ……184
長母指屈筋腱皮下断裂……… 89
腸腰筋………… 152, 155, 315
腸腰筋による疑似臼蓋作用…130
長路徴候………………………283
直視下……………………… 32
陳旧性アキレス腱断裂………247
陳旧性骨折……………………298
鎮痛薬……………………… 37

つ

椎間孔…………………………282
椎間板…………………………322
椎間板ヘルニア………………327
椎弓……………………………321
椎弓根…………………………321
椎弓根スクリュー……………344
椎骨……………………………321
椎体……………………………327
椎体骨折………………………298
つま先歩行……………………225
つまみ動作……………………108

て

底屈運動………………………145
定量的評価法…………………299
手関節屈筋群の筋力強化運動 84
手関節屈筋群のストレッチング
　………………………………84
手関節尺屈…………………… 70
手関節掌屈位………………… 80
手関節伸筋群の筋力強化運動 84
手関節伸筋群のストレッチング
　………………………………84
手関節の掌側装具…………… 97
デゾー固定………………… 49
テニス肘…………………… 82
デブリードマン…………… 42
電動車いす……………………276

と

投球障害肩………………… 41
投球相……………………… 43
投球動作…………………… 41
投球動作の各相…………… 43
凍結肩……………………… 36
橈骨……………………………110
橈骨遠位端骨折…………… 94
橈骨頸部骨折……………… 78
橈骨神経麻痺………………106
橈骨神経麻痺装具…………108
橈骨頭……………………… 77
橈骨頭後方亜脱臼………… 73
橈骨頭後方脱臼…………… 78
橈骨頭骨折………………… 78
等尺性収縮運動………6, 8, 20
豆状骨………………………116
等速性機器………………… 6
等速性収縮運動…………… 6
橈側側副靱帯（RCL）……… 71
等張性運動を利用した筋力強化
　運動………………… 65, 84
等張性収縮………………… 8
等張性収縮運動…………… 6
動的安定化機構…………… 29
動的安定化プログラム……189
頭部前方姿勢………………290
頭部前方姿勢評価…………294
特異性の原則……………… 8
特発性側彎症………………342
徒手筋力検査（MMT）…… 10
徒手整復（大本法）…………236
突出型………………………327
トリガーポイントブロック療法
　……………………………55
トルクマシーン…………… 6
トレーニング……………7, 8

な

内陰部動脈損傷……………140
内側外側関節裂隙………… 73
内側広筋……………………166
内側コンパートメントの関節症性
　変化………………………215
内側スプリット型骨折……212
内側半月板………………… 23
内側半月板後角……………193
内側半月板変位量評価…… 19

内腸骨動脈…………………140
内反ストレス……………… 80
中野分類……………………153
ナックルキャスト…………101
軟鋼線（soft wire）……… 47
軟骨のエコー像…………… 18

に

肉離れ……………………… 13
二次性サルコペニア………318
二重膜構造………………… 20
二分靱帯……………………256

の

囊胞性変化…………………268

は

背屈運動……………………145
肺梗塞症……………………337
ハイドロキシアパタイト加工
　……………………………132
廃用性筋萎縮……………… 5
白質…………………………333
発育性股関節脱臼…………124
バディテーピング…………104
パテラセッティング…204, 212
パラテノン…………248, 251
バランスディスク……144, 225
バランストレーニング
　……………………225, 346
バルーン……………………300
バルーンを使った各肢位での運動
　……………………………308
バレリーナ肢位……………308
パワードップラー…………252
半月板…………………172, 192
半月板損傷…………………192
半月板損傷の形態…………192
半月板縫合術………………199
反射…………………………333
半側部損傷…………………334
半定量的評価法（SQ法）……299
反転型人工肩関節全置換術… 32
反転型人工関節置換術…… 50
反復性肩関節脱臼……… 26, 28
反復性の原則……………… 8

ひ

- ヒアルロン酸薬 …………… 37
- ヒールロック …………… 263
- 非外傷性脱臼(先天性)……… 26
- 皮下組織 …………… 69
- 尾骨 …………… 139
- 腓骨外果 …………… 15
- 腓骨神経 …………… 162
- 腓骨神経の圧迫回避 …………… 151
- 腓骨神経麻痺 …………… 20
- 膝関節伸展可動域運動 …………… 177
- 膝関節の伸展運動 …………… 151
- 膝半月板 …………… 19
- 肘外側側副靱帯(LCL) …… 71, 79
- 肘関節軽度屈曲 …………… 80
- 肘関節後方脱臼 …………… 72, 77
- 肘関節伸展運動 …………… 73
- 肘関節側副靱帯損傷 …………… 73
- 肘関節内側側副靱帯(MCL)
  …………… 71, 73, 79
- 肘関節内側側副靱帯(前斜走線維)
  のエコー像 …………… 15
- 肘関節内外側側副靱帯 …………… 71
- 肘関節内外側側副靱帯損傷 …… 71
- 肘関節複合不安定症 …………… 77
- 肘支持型杖 …………… 276
- 非ステロイド性抗炎症薬 … 32, 37
- 非ステロイド性消炎鎮痛剤 … 55
- ピッチングフォーム …………… 24
- 引っぱり抗力 …………… 90
- 腓腹筋 …………… 22
- 腓腹神経 …………… 107
- 平型手すり …………… 280
- ヒラメ筋 …………… 22

ふ

- 不安定性(異常可動性) ……… 15
- 不安定板 …………… 187
- フィギュアエイト …………… 263
- 不完全骨折 …………… 147
- 複合性局所疼痛症候群(CRPS)
  …………… 52
- 福祉装具 …………… 280
- 腹部ドローイン …………… 326
- 不顕性骨折 …………… 298
- 不全麻痺 …………… 334
- フックプレート …………… 67
- ブドウの房状 …………… 16
- プラットホームクラッチ …… 276
- フリーウェイト …………… 6
- 振り子運動 …………… 30, 39, 53
- ブリッジ …………… 320
- プレート固定法 …………… 163
- プレサルコペニア …………… 316
- 粉砕骨折 …………… 201
- 分離型 …………… 327

へ

- 閉鎖性運動連鎖(CKC) … 9, 130
- ヘッドレススクリュー …… 62
- 片脚スクワットによる評価 … 186
- 片脚ブリッジ動作 …………… 151
- 片脚立位 …………… 144
- 変形性関節症 …………… 19
- 変形性股関節症 …… 125, 130
- 変形性股関節症の病期分類 … 126
- 変形性手関節症 …………… 111
- 変形性膝関節症 …… 9, 20, 172
- 扁平足 …………… 226
- 扁平足変形 …………… 227
- 扁平椎 …………… 298

ほ

- 放散痛 …………… 38
- 棒体操 …………… 53
- 棒ハンドルの取っ手 …………… 280
- ホースシュー …………… 263
- ホーマン体操 …………… 276
- 歩行 …………… 275
- 歩行獲得 …………… 341
- 母指球筋の筋萎縮 …………… 117
- 母指球筋への運動枝 …………… 116
- ポジショニング …………… 39
- 母指対立再建術の装具 …………… 120
- 母指対立動作 …………… 115
- 保存療法 …………… 9
- 骨のエコー像 …………… 18

ま

- マイクロコイル …………… 140
- 股OA …………… 130
- マッサージ …………… 69
- 末梢神経麻痺 …………… 106

め

- メディカルリハビリテーション
  …………… 185

も

- モビライゼーション …………… 39
- 腿上げ歩行 …………… 137

や

- 夜間痛 …………… 33

ゆ

- 有鉤骨鉤 …………… 116
- 有頭骨 …………… 110
- 癒合不全 …………… 146
- 指屈筋腱のエコー像 …………… 14
- 指屈筋腱の国際分類 …………… 90
- 指伸筋腱腱膜 …………… 100

よ

- 腰神経叢 …………… 140
- 腰椎 …………… 321
- 腰椎後彎可動域テスト …………… 324
- 腰椎椎間板 …………… 327
- 腰椎椎間板ヘルニア …………… 327
- 腰椎椎間板ヘルニアのMRI … 328
- 腰部脊柱管狭窄症 …………… 321
- 横歩き …………… 137
- 横手根靱帯 …………… 116
- 四つ這いでの安定性評価 …… 187

り

- リーチャー …………… 315
- リウマチ体操 …………… 279
- 離断性骨軟部損傷 …………… 24
- 立方骨骨折 …………… 240
- リトルリーガーズショルダー … 41
- リハ特有の評価のポイント … 10
- リングスプリント
  (アクアチューブ使用) …… 277
- 臨床骨折 …………… 298
- 輪状靱帯(AnL) …………… 71
- 隣接関節障害 …………… 215

れ

裂離骨折……………………201
レバー式水道栓……………280

ろ

ローカル筋トレーニング……332
ロッキングプレート
　………………67, 96, 161
ロフストランドクラッチ……276

わ

ワイピング……………………53
鷲手…………………………106

A

A1 pulley……………………89
A2 pulley……………………89
A4 pulley……………………89
ACL…………………………183
ADL動作指導………………274
Adson test……………………55
AITFLのエコー正常像………258
anterior band………………26, 28
ASIA評価（ISNCSCIワーク
　シート）…………………338
ASIA分類……………………334
ATFL…………………………220
ATFLのエコー正常像………258

B

Bankart修復術………………28
Bankart損傷………………26, 28
Barthel index（BI）……………10
BiCR（bi-cruciate retaining）型
　………………………………178
BiCS（bi-cruciate
　substituting）型……………178
BKP法………………………301
Böhler角……………………235
bridging suture法……………237
Brown-Sequard syndrome
　………………………………334

C

calcaneal pitch………………230
Camitz法……………………118
cannulated cancellous screw
　………………………………148
cervical spondylotic
　amyotrophy………………282
cervical spondylotic
　myelopathy………………282
cervical spondylotic
　radiculopathy……………282
CE角（center-edge angle）…126
CFL…………………………220
CFLのエコー正常像…………259
closed kinetic chain（CKC）
　………………………………9, 130
CM関節………………………114
Cobb角………………………343
combined abduction test
　（CAT）………………………42
complex regional pain
　syndrome（CRPS）…………52
CR（cruciate retaining）型…178
Craigの分類……………………46
crew augmented tension
　band法……………………202
cross sectional area……………24
Cross-stitch法………………248
CRPS（複合性局所疼痛症候群）
　………………………………52

D

dial test………………………174
DIP関節……………………89, 92
displaced fracture……………49
double plane…………………41

E

echo intensity…………………24
ECRB腱………………………82
Eden test………………………55
Enna法………………………118
EQ-5D-3L（Euro QoL 5
　Dimension）………………270
Essex-Lopresti分類…………234
Evans分類……………………153
extension lag…………………176

F

FDL移行術…………………230
femoroacetabular
　impingement（FAI）………124
fibrillar pattern……………14, 18
finger-floor distance（FFD）
　………………………………330
flat-ribbon形状………………183
floating IGHL…………………26
Frankel分類…………………334
Functional Independence
　Measure（FIM）………………10

G

Garden分類…………………147
gravity sag撮影………………175
Growth spurt時期……………17

H

Halo-wheelチェア……………344
Hansson pin…………………148
health assessment
　questionnaire（HAQ）……269
Health Related Quality of Life
　（HRQoL）……………………10
Hill-Sachs損傷………………26
horizontal flexion test（HFT）
　………………………………42
humeral avulsion of
　glenohumeral ligaments
　（HAGL）損傷………………26
hyper external rotation test
　（HERT）……………………42

I

IGHL……………………………28
inferior band…………………220
inferior glenohumeral
　ligament（IGHL）……………26
inside-out法…………………194
International Classification of
　Functioning, Disability and
　Health（ICF）…………………2

J

Jobeのrelocation test ··· 42
Jones骨折 ·················· 243

K

K-鋼線 ····················· 47
Kager's fat pad ······ 217, 251
key muscle ················ 333
Kirchmeyer法 ············· 248
K点症候群 ················· 293

L

Latarjet法 ·················· 28
LIF ························· 311

M

manual muscle testing
　（MMT）················· 10
MB（mobile bearing）型 ··· 178
McKenzie伸展エクササイズ
　（パピーポジション）······ 332
minimally invasive surgery
　（MIS）··················· 134
MIPO（minimal invasive plate
　osteosynthesis）法 ····· 206
MMT（徒手筋力検査）········ 10
MOS 36-Item Short-Form
　Health Survey（SF-36®）　10
MP（medial pivot）型 ····· 178
MP関節 ··· 89, 92, 108, 268

N・O

neck disability index（NDI）
　························· 271
non-bridge型創外固定 ······ 96
O'Brien test ··············· 42
open kinetic chain（OKC）
　······················· 9, 130
outside-in法 ············· 195

P

paratenon ················ 251
pelvic incidence ········· 310
pelvic tilt ················· 310
PIP関節 ········· 89, 92, 103
PLFテスト ················· 324
PLIF ······················ 311
posterior band ············ 26
pretalar fat pad ·········· 217
PS（posterior stabilized）型
　························· 178
PTB（patellar tendon bearing）
　ギプス··················· 215
pull-out固定 ·············· 210
pulley······················ 89

Q

quantitative measurement
　（QM法）················· 299

R

RA ························ 266
RBT ······················· 92
RM（repetition maximum）··· 5
Rockwood撮影 ············· 46
roland morris disability
　questionnaire（RDQ）··· 270
ROM運動 ·········· 104, 115
ROM制限因子と対応 ········ 40
ROM測定 ·················· 44
Roos test ·················· 55
Rosenburg撮影 ··········· 175

S

sacral slope ·············· 310
Sanders分類 ·············· 234
semiquantitative method
　（SQ法）··················· 299
SF-36® ····················· 10
short femoral nail ········ 154
Simmonds-Thompson test
　························· 247
single heel rise test ····· 228
single plane ················ 41
skyline撮影 ··············· 175
SLAP（sperior labrum anterior
　and posterior）病変 ······ 42
SLAP損傷の分類 ············ 42
sliding hip screw ········· 154
SLR（straight leg raising）
　····················· 320, 330
speed test ················· 42
SQ法（半定量的評価法）······ 299
SRS-Schwab adult spinal
　deformity classification
　························· 311
stabilization ············· 332
Steinbrockerのstage分類　267
stooping exercise
　············ 39, 40, 48, 53
straight leg raising（SLR）
　····················· 320, 330
superior band ············ 220
SVA（sagittal vertical axis）
　························· 311
SW-T評価 ················· 118

T

TBW ······················· 67
TENS（transcutaneous
　electrical stimulation）療法 9
tensile strength ··········· 90
tension band writing法 ··· 202
tension cerclage法 ········ 202
terrible triad ·············· 77
thoracic outlet syndrome　54
tie-grip縫合 ·············· 195
TKA ······················ 178
too many toes sign········ 228
TOS ······················· 54
TOS test ·················· 55
total knee arthroplasty（TKA）
　························· 178

W

Westhues法 ·············· 236
Wiberg's and Baugartl's分類
　························· 201
widening ················· 210
Wright test ················ 55

数字

2-part外科頸骨折 ····· 49, 50
2-part大結節骨折 ·········· 50
4-part骨折 ················· 50
8の字包帯法 ··········· 47, 48

運動器疾患の治療とリハビリテーション
手術・保存療法とリハビリテーションプログラム

2016年10月1日　第1版第1刷発行
2023年3月10日　　　　　第6刷発行

- ■編集　島田洋一　しまだ　よういち
　　　　高橋仁美　たかはし　ひとみ

- ■発行者　吉田富生

- ■発行所　株式会社メジカルビュー社
　　　　〒162-0845　東京都新宿区市谷本村町2-30
　　　　電話　03(5228)2050(代表)
　　　　ホームページ　https://www.medicalview.co.jp

　　　　営業部　FAX　03(5228)2059
　　　　　　　　E-mail　eigyo@medicalview.co.jp

　　　　編集部　FAX　03(5228)2062
　　　　　　　　E-mail　ed@medicalview.co.jp

- ■印刷所　シナノ印刷株式会社

ISBN 978-4-7583-1720-7　C3047

©MEDICAL VIEW, 2016.　Printed in Japan

- 本書に掲載された著作物の複写・複製・転載・翻訳・データベースへの取り込みおよび送信（送信可能化権を含む）・上映・譲渡に関する許諾権は，(株)メジカルビュー社が保有しています．
- JCOPY〈出版者著作権管理機構 委託出版物〉
本書の無断複製は著作権法上での例外を除き禁じられています．複製される場合は，そのつど事前に，出版者著作権管理機構（電話 03-5244-5088, FAX 03-5244-5089, e-mail：info@jcopy.or.jp）の許諾を得てください．

- 本書をコピー，スキャン，デジタルデータ化するなどの複製を無許諾で行う行為は，著作権法上での限られた例外（「私的使用のための複製」など）を除き禁じられています．大学，病院，企業などにおいて，研究活動，診察を含み業務上使用する目的で上記の行為を行うことは私的使用には該当せず違法です．また私的使用のためであっても，代行業者等の第三者に依頼して上記の行為を行うことは違法となります．

改訂第2版
運動療法のための 機能解剖学的触診技術
動画プラス

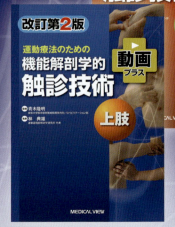

監修 青木 隆明　岐阜大学大学院医学系研究科医科学専攻 感覚運動医学講座リハビリテーション科

執筆 林 典雄　運動器機能解剖学研究所 代表

運動器リハビリテーションの必携定番書に，動画220分超を追加！ スマホをかざして手技がわかる・できる！

頼れるロングセラーが動画を加えてさらにパワーアップ！

書籍の内容はそのままに，アプリ版『**動画でマスター！ 機能解剖学的触診技術**』収載の動画を追加。

『上肢』編 105本/100分，『下肢・体幹』編 127本/122分

紙面のQRコードから関連する動画を **ストリーミング配信** で視聴可能。

複数カメラで撮影した **エキスパートの手技** によって写真だけではイメージが難しい **立体的な動き** がよくわかり，ちょっとした移動時間にも観られるので知識・技術の学習に役立つ内容となりました。

上肢 【発売中】

目次

Ⅰ 触診の基本
基本的立位肢位と解剖学的立位肢位／運動の面・軸・方向／姿勢の表し方／触診を行う際の指のあて方

Ⅱ 上肢の骨
肩甲骨 scapula／鎖骨 clavicle／上腕骨 humerus／橈骨 radius／尺骨 ulnar／手根骨と指骨 carpal bone & phalnageal bone

Ⅲ 上肢の靱帯
肩関節複合体に関連する靱帯／肘関節複合体に関連する靱帯

Ⅳ 上肢の筋
肩甲上腕関節に関わる筋／肩甲胸郭関節に関わる筋／肘関節に関わる筋／手関節および手指に関わる筋

定価 6,600円 (本体6,000円+税10%)　B5判・384頁・オールカラー・イラスト450点，写真660点　ISBN978-4-7583-2093-

下肢・体幹 【発売中】

目次

Ⅰ 下肢の骨
骨盤 pelvis／大腿骨 femur／膝関節周辺 around the knee joint／足関節および足部周辺 around the ankle joint & foot

Ⅱ 下肢の靱帯
スカルパ三角に関連する靱帯／膝関節に関連する靱帯／足関節に関連する靱帯

Ⅲ 下肢の筋
股関節に関わる筋／膝関節に関わる筋／足関節および足部に関わる筋

Ⅳ 体幹－胸郭・脊柱関連組織
胸郭に関連する緒組織／脊柱に関連する緒組織

定価 6,600円 (本体6,000円+税10%)　B5判・356頁・オールカラー・イラスト360点，写真640点　ISBN978-4-7583-2094-

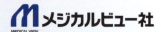

運動療法に必要な機能解剖学の知識と治療に必要な技術を症例を通して解説——オールカラー改訂第2版！

改訂第2版 関節機能解剖学に基づく 整形外科運動療法ナビゲーション

編集　整形外科リハビリテーション学会
[編集委員]　林 典雄　運動器機能解剖学研究所 代表
　　　　　浅野昭裕　中部学院大学 看護リハビリテーション学部 理学療法学科 教授

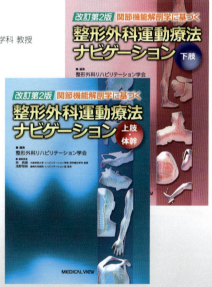

整形外科疾患に対する運動療法は，各手術に応じて適切に，また疾患の種類・病期に応じた適切な運動療法の選択が，良好な結果を生む。診断名が同じでも，バリエーションが非常に多く，その対応には多くの知識と豊富な経験が必要である。「症例から学ぶ」ことは最も基本的なスタイルであり，症例を通して何を学ぶかが，臨床家としての成長に必要である。本書では，治療に必要な整形外科的知識，関節機能解剖学の臨床への応用，具体的な運動療法の技術と留意点について，症例を通して解説する。

上肢・体幹

【主な内容】

肩関節　上腕骨骨幹部骨折に対する運動療法／肩鎖関節脱臼に対する修復術後の運動療法／非定型乳房切除術後の運動療法　ほか

肘関節　肘頭骨折に対する骨接合術後の運動療法／筋皮神経障害に対する運動療法／内側型投球障害肘に対する運動療法　ほか

手関節・手　舟状骨骨折に対する術後運動療法／MP関節伸展拘縮に対する運動療法／PIP関節屈曲拘縮に対する運動療法　ほか

体幹　腰椎変性後彎症に対する運動療法／頸椎神経根症に対する運動療法／外傷性頸部症候群に合併する頭痛に対する運動療法　ほか

定価7,480円（本体6,800円＋税10％）　ISBN 978-4-7583-1478-7 C3347
B5判・416頁・オールカラー

下肢

【主な内容】

股関節　変形性股関節症に対する寛骨臼回転骨切り術後の運動療法／股関節可動域制限が原因となる術後跛行に対する運動療法／鼠径管で生じた大腿神経障害に対する運動療法　ほか

膝関節　膝蓋上包に起因する膝関節拘縮に対する運動療法／TKA術後に生じた膝窩筋痛に対する運動療法／後十字靭帯付着部裂離骨折に対する運動療法／半月板縫合術後の運動療法　ほか

足関節・足　下腿骨折後の外旋変形により生じた足部内側痛に対する運動療法／足根管症候群に対する運動療法／距骨骨折に対する術後運動療法／前脛骨筋腱炎に対する運動療法　ほか

定価7,480円（本体6,800円＋税10％）　ISBN 978-4-7583-1479-4 C3347
B5判・408頁・オールカラー

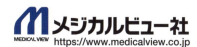

※ご注文，お問い合わせは最寄りの医書取扱店または直接弊社営業部まで。
〒162-0845　東京都新宿区市谷本村町2番30号
TEL.03（5228）2050　FAX.03（5228）2059
E-mail（営業部）eigyo@medicalview.co.jp

スマートフォンで書籍の内容紹介や目次がご覧いただけます。

運動療法に活かす単純X線像のロングセラー書籍が，待望の増強改訂！

運動療法に役立つ
単純X線像の読み方 改訂第2版

オールカラー化や解剖図・新規症例の大幅な追加により，さらにパワーアップして登場！

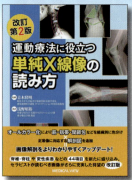

監修 青木 隆明　岐阜大学大学院医学系研究科 医科学専攻 感覚運動医学講座リハビリテーション科 特任准教授
著者 浅野 昭裕　中部学院大学看護リハビリテーション学部 理学療法学科 教授

単純X線像における骨の状態を読むだけでなく，「画像に写っていない筋や靱帯などの組織がどのような構造になっていて，どう運動療法に役立てられるか」まで解説するロングセラー書籍が待望の改訂。

改訂にあたっては，紙面をオールカラー化して筋・靱帯・関節包などを組織別に色分けし，また骨と筋・靱帯・関節包の位置関係を示す正常解剖のイラストを追加して単純X線像上の画像解剖がよりわかりやすい紙面構成とした。さらに，国家試験の過去問などの分析に基づいて代表的な疾患・障害や脊椎・脊柱の部位を新項目として追加し，頸椎症性脊髄症やペルテス病，O脚といった変性疾患の症例画像も数多く追加した。

定価 6,820円 （本体6,200円＋税10%）
B5判・480頁・オールカラー
イラスト350点，写真800点
ISBN978-4-7583-2082-5

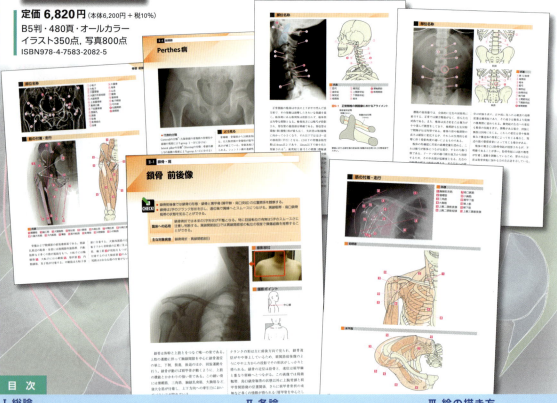

目次

I 総論
単純X線像の運動療法への利用
骨を読む
固定状態を読む
軟部組織を読む
経過を読む
骨の変性疾患を読む

II 各論
1 鎖骨・肩
2 上腕・肘
3 前腕・手
4 股関節
5 大腿
6 膝
7 下腿
8 足
9 脊椎・脊柱

III 絵の描き方

付録
単純X線像を読むうえで基本となる数字（角度）

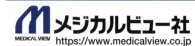

〒162-0845　東京都新宿区市谷本村町2番30号
TEL 03（5228）2050　FAX 03（5228）2059
E-mail　eigyo@medicalview.co.jp
https://www.medicalview.co.jp

※ご注文，お問い合わせは最寄りの医書取扱店または直接弊社営業部まで。

スマートフォンで書籍の内容紹介や目次がご覧いただけます。